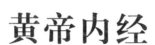

黄帝内经

（上古）黄帝 著　（清）张志聪 集注

〔第六卷〕

光明日报出版社

方盛衰论篇第八十

雷公向黄帝请教说：人体内阴阳之气的盛衰情况是怎样的？怎么样是逆？怎么样是顺？

黄帝说：阳气的运行是从左到右，阴气的运行是从右到左；老年人之气自上而下运行，少年人之气自下而上运行。如果阳气归于春夏季节，病人就能痊愈；归于秋冬二季，病人就会死亡。反之，如果阴气归于秋冬季节，病人就能痊愈；归于春夏二季，病人就会死亡。所以不论气盛或气衰，只要与主时之气相逆，就会引发厥症。

雷公问：气有余也会发生厥症吗？

黄帝说：阳气一味上升而不下降，厥冷就会从足底扩延至膝部。如果在秋冬季节患病，少年人会死亡，老年人会康复。阳气上升而不下降，一定会引发头痛以及其他的巅顶部疾病。这种厥病，说它属阳，找不出阳热；说它属阴，找不出阴寒，五藏之气隔绝，没有显著的征象，病人好像置身于旷野之外，又好像居住在空室之内，视物不清，对细微的东西，全神贯注也看不清楚。所以，少年的气厥症，使人会做荒诞的梦，五藏之气越虚弱，梦境越怪诞迷乱。三阳之脉悬绝，三阴之脉细微，就是少气形成厥症的脉象。肺气虚则会梦见白色的东西，或者杀人血肉横流的场面，如果遇到肺脏所主的秋季或庚辛日金旺之时，则会梦见战争。肾气虚则梦见从船上落水淹死，如果遇到肾脏所主的冬季或壬癸日水旺之时，就会梦见潜伏在水中，害怕而恐慌。肝气虚则梦见芬芳的草木，如果遇到肝脏所主的春季或甲乙日木旺之时，就会梦见藏匿在大树底下不敢出来。心气虚则梦见救火或雷电交加，如果遇到心脏所主的夏季或丙丁日火旺之时，就会梦见火在焚烧自己的身体。脾气虚则会梦到饮食不足而腹饿口渴，如果遇到脾脏所主的长夏季或戊己日土旺之时，就会梦见建造房屋。以上梦境都是因为五藏气虚，阳气有余，阴气不足所导致。治疗时要参照五藏的症状，调其阴阳，审察十二经脉的表里虚实。

诊法有十度，就是揆度人体的脉度、脏度、肉度、筋度、腧度。在掌握了阴阳属性虚实之后，对病情就可以有全面了解。脉动异常时，耗散阴气，就会使阳气亢盛；脉象虚弱不显时，诊断就没有常法可从。诊病时必须知道病人身份的高低贵贱与疾病的关系。如果对老师的传授不能全部领悟，医术就不能达到高深的境界；如果不能辨察阴阳之气的逆顺变化，诊病时就会倒行逆施。偏于补阴，阳气就会受到伤伐；偏于补阳，阴气就会受到损耗。不明白阴阳平衡的道理就不能准确诊察病情。将错误方法传给后世，荒谬的理论就暴露无遗。

地气虚弱，天之阳气就会衰绝；天气盛，地之阴气就会不足。能使阴阳之气相互交汇融通，这是作为有修养的医生所能做到的。阴阳之气交汇融通，是阳气先至，阴气后至。所以，圣人诊病的时候，是掌握了阴阳之气先后的规律，根据《奇恒之势》所载的六十篇诊法辨别正常和异常，把各种诊察所得的点滴细微的临床资料综合起来，追寻阴阳盛衰的变化规律，了解五藏的病情，做出准确无误的结论，并根据虚实纲要来确定测度脉、脏、肉、筋、腧的阴阳虚实，知道了这些，才可以诊断病情。所以切其阴气而不能了解其阳，这种诊脉的方法是不能在世上通行的；切其阳而不能了解其阴，其所学的技术也是不高明的。只知其一不知其二不能全面地了解，这样的医道就不会长久。知道了好的状况以及不好的情况；知道有病时候的症状，也要知道没有病时候的症状；既要知道高，也要了解下；既要知道坐，也要知道起；既要知道行，也要知道止。能做到这样有条不紊，反复推求，诊断的步骤才算全备，也才能永无过失。

举其有余的一面，就能知道其不足的一面，考虑到病人的上下各部，诊断就可穷究其理。例如形弱气虚的，必死；形气有余而脉气不足的，必死；脉气有余而形气不足的，可以得生。因此，诊病有一定的大法，医生应该起坐有准则，举动有规律，头脑灵活，而且一定要冷静地上下观察，来分辨四时八节的邪气，辨别邪气侵犯于五藏的哪一脏；触按脉息的动静，诊察尺部皮肤的滑涩寒温情况；观察病人大小便的变化，参合病态，以测知是逆是顺，同时也能知道疾病名称，这样诊视疾病，可以达到十全，也不会违背人情。所以诊病的时候，无论是观察病人呼吸，还是观察病人的神色，都不会失去条理。医理高明，就能长久无过失。如果不知道这些道理，违背了法则，乱谈病情，妄下结论，就不符合治病救人的医道。

解精微论篇第八十一

　　黄帝在明堂里，雷公说：我接受了您传给我的医道，并将其教授给别人，所教的内容是医经理论，如从容形法、阴阳刺灸以及汤药的作用。然而他们在临症上，因有聪明和愚笨的差别，所以未必能做到十全十美。我教授的方法是，首先告诉他们悲哀喜怒、燥湿寒暑等不同气候与诊病的关系，以及有关阴阳妇女等施治的情况，再让他们回答所以然的道理。至于贫贱富贵和人的形体等方面的情况，则具体结合病人来进行讲解。现在我还有一些很愚昧简单的问题，在经典中找不到，想请您讲解。

　　黄帝说：你提问很有深度啊！

　　雷公问道：人在哭泣时没有眼泪，或者流出很少的眼泪和一些鼻涕，这是怎么回事？

　　黄帝说：这个问题在医经中有记载。

　　雷公又问：眼泪是如何产生的？鼻涕又是从何而来的？

　　黄帝说：你问的这些问题，对治疗上虽没有多大帮助，但也是作为医生应该了解的，因为这些是医学中的基本常识。心是五脏中专主精气的器官，双眼是它在外的孔窍，面色是它的外在表现。所以一个人在心里有得意的事，则神气和喜悦之色在双眸；如果遇到失意的事，忧愁的神色就会表现在面色上。

　　因此，人悲伤时就会哭泣，所流出的泪水来源于体内积聚的水液。水液聚集的地方是人的至阴，至阴就是肾藏之精，来源于肾精的水液，之所以在平时不外泄，是因为肾精能制约它、夹持它、包裹它的缘故。肾水的精气是志，心火的精气是神，肾水与心火之气相互感应，神和志都感受到了悲伤之情，泪水就产生了。所以俗语说：心悲叫做志悲。这是因为肾志与心精共同会合于双目。

　　所以心肾俱悲，则神气传于心精，而不传于肾志，肾志独悲，水失去了精的制约，泪水就出来了。哭泣并且鼻涕流出来的，原因在于脑，脑属阴。骨髓，是骨的充养物质，而藏在脑中，鼻窍又通于脑，所以脑髓渗出就形成了鼻涕。

肾志是骨的主宰，因此泪水流出后，鼻涕也会随之而出，鼻涕和泪是同类的关系。鼻涕和眼泪，就好像兄弟，危急则同死，安乐则共存。如果肾志悲伤，脑髓也随之悲伤，所以鼻涕会随着眼泪一起流出。鼻涕和眼泪之所以能随之流出，是因为它们都同属于水。

　　雷公说：你讲的道理太深奥博大了！那么，人哭泣时没有眼泪，或者即使有眼泪也很少，而且鼻涕也不跟着流出，是为什么呢？

　　黄帝说：哭泣时没有眼泪，是内心不够悲伤。遇到悲哀之事而不哭泣，是心神缺少爱怜之情，所以肾志就不会悲伤，心神和肾志相持而不能相互交感，眼泪怎么会流出来呢？

　　志悲，就会有凄惨之意。凄惨的情绪冲于脑际，肾志就会离目而去；肾志离目而去，则神不能守精；精和神都离开了眼睛，眼泪和鼻涕就会流出来。你难道没有读过或没有想到医经上所说的话吗？医经上说，人患了厥症后，眼睛就会看不见东西。人患了厥症，阳气就会并走于上部，阴气会并走于下部。阳气在上部，则上部亢热，阴气在下部，则足部发冷，足寒就会发胀。一水不胜五火，所以眼睛看不见东西。

　　所以，人迎风就会流泪不止的，是因为风邪侵袭双目时，阳气内守于精，火气燔目，所以风吹就会流泪。这就好像自然界中火热之气亢盛就会产生风，疾风过后往往要下雨一样。

灵 枢

九针十二原第一

黄帝问岐伯说：我就像爱护自己儿女一样爱护万千民众，抚养他们，并向他们征收钱粮赋税。我同情他们在生活上不能自给自足，而且他们还时不时地发生疾病。所以为了更好地治疗他们的病，我不想采用药物和砭石的治疗方法，而只是希望用细小的针扎进皮肤里，用来疏通他们的经脉，调和气血，并且使气血能够在经脉中循环畅通，用来达到祛除疾病的目的。要想让这种疗法流传于后世，必须阐明它的使用规则，令它永远不消匿，永远不失传。同时，这个规则要做到容易操作才能不被忘掉，就必须条理有序，章节清楚，明辨表里关系，还要遵循气血在人的身体运行的规律。要加以说明各种针具的形状和用途，基于以上考虑，我先编写了一部针经。我想知道您对此有怎样的看法。

岐伯回答道：请允许我按照次序，从第一种针到第九种针，条理清晰地一一陈述。下面我就先来谈谈运用针来治病的道理。掌握用小针来治病的方法，说起来是很容易的，但是要达到更高的境界就比较困难了。医术粗浅的医生仅仅通过病人的外表就诊断病情，医术精湛的医生则会根据病人精神状况和气血盛衰状况来诊断病情。医术精湛的医生能够判断气血盛衰，还能知道积聚在人体内的邪气出入的地方。医生判断不出疾病的性质，怎么能知道发病的根源从而进行正确的治疗呢？

针刺的巧妙，关键在于正确运用疾徐的手法。医术低下的医生仅仅是根据症状，对在关节附近的与病情对应症状的穴位进行治疗，而医术高超的医生注重观察病人经络气机的变化，以找到正确的穴位来治疗疾病。人体经络气机的循行与气穴是息息相关的。这些气穴能将气血虚实盛衰的变化，微妙地表现出来。邪气旺盛的时候，千万不能使用迎上而补的方法，当邪气衰退的时候，千万不能用泻法来驱除邪气。懂得经络气机的运行变化道理的医生能小心把握气来去的时机，灵活地运用补泻的手法，不会有丝毫的差失；不懂得经络气机的运行变化道理的医生在应该补泻时不能及时治疗，就好像是箭在弦上却没有射出的道理一样。所以运用针刺疗法的医生一定要掌握气机往来顺逆盛衰的变化，才能正确地把握住针刺施行的时间，达到最佳的治疗效果。对于这一点，医术粗浅的医生无法懂得；只有医术精湛的医生才能体会到个中的奥妙。什么是气的逆顺？气去的时候，经脉是虚弱、微小的，这就是逆；气来的时候，经脉是平稳、柔和的，就是顺。掌握气逆顺变化的道理，就可以大胆地使用针刺而不用犹豫了。依照经气的循行方向，向经气所来的方向刺针，与它的来势相悖，采用泻法，正气怎么会不更加虚弱呢？相应地，顺着经气的去路刺针，顺应它的去势，用补法补其不足，邪气怎么会不更加充盈呢？所以，无论是用泻法迎其邪而泄，还是用补法随其去而补，要想调和虚实，都要在仔细观察气机变化后，加以灵活应用。用心体会这里面的奥妙，针刺的道理也就尽在其中了。

凡是用针刺的运用之法是属于虚证的，正气虚弱时就用补法充实，邪气满实时就用泻法疏泄，对于气血淤结而产生的病症，就需要用泻血法来排除积压的病邪，邪气旺盛也应用泻法，使邪气外泄，由实转虚。《大要》里面说：进针的时候要慢出针的时候要快，能使正气充实，不外泄，这就是补法，快进针并且慢出针，能使邪气外泄，由盛转虚，这就是泻法。书中所说的实和虚，是指针刺下去之后感觉到的，针下有气就是实，针下无气就是虚。然而，得气的时候，气的往来迅速，只有用心体验才有所感觉。依据针刺后气来的先后顺序，能知道正气的虚实和邪气的存亡，从而给予适宜的治疗。通常情况下，运用补泻法之时，对正气虚的人要用补法使其充实，让他若有所得；对于邪气盛的人，要用泻法使其虚，让他好像有所失。

虚实补泻的要点，以九针最为奇妙。补和泻各自有适宜的时机，都可以通过针刺来配合当时气的开和往来。泻法是指要迅速地持针刺入，得到气之后则要徐缓出针，这是为了通过针刺在属阳的体表打开一条通道，以此来泄去邪气。假如病症适宜用泻法，出针时候按闭针孔的话，就会让邪气闭于体内，血气不能疏散，这就是常说的内温。内温会使淤血不散，邪气不外泄。补法是指顺着经气将去的方向施针，以补其气。在气之后随时施针，医者的意念和手法，好像是若无其事、轻松自在。而在施针导气和按穴下针时，又要十分轻快，就好像有只蚊子叮在皮肤似有若无的感觉。在留针和出针时，则要像蚊子叮咬完皮肤虽已飞走，感觉上却像蚊子依然在皮肤上停留般的轻妙；出针时，像离弦的箭一样的利落、迅疾。用右手来出针，用左手急按住针孔，以防止中气外泄，这就如同关闭外面的窗户一样，这样，中气就会充实，淤血也不会停留。这种补正祛邪的疗法需要避免的是滞留恶血，如果络脉上留下了恶血，要及时用刺络放血法将其除掉。

持针的准则，以有坚定的力量最宝贵。进针时用右手的拇指、食指和中指捏住针具，端正直刺，万不可偏左或偏右。在运针时，持针者要把精神集中到针端，还要留意观察病人的情况。与此同时能够审察病人血脉的虚实，进行针刺时才不会造成恶果。将要进行针刺的时候，要注意观察病人的双眼和面部神色的改变，通过观察病人的神气和五藏六腑的气是否消散，就能判断病是存在还是消失。至于有些病症，血脉横布在经穴之间，更加容易看清，在用手摸按的时候，因为邪气郁结，会感觉有病的部位十分坚实。

九针的名称和形状各不相同：第一种叫镵针，一寸六分长；第二种叫员针，一寸六分长；第三种叫鍉针，三寸五分长；第四种叫锋针，一寸六分长；第五种叫铍针，四寸长，二分半宽；第六种叫员利针，一寸六分长；第七种叫毫针，三寸六分长；第八种叫长针，七寸长；第九种叫大针，四寸长。

镵针，针头大、针尖锐利，可用于泻去肌肤表面的邪热；员针，针尖犹如卵形，适于按摩，可治疗分肉之间的病邪，不会对肌肉有所损伤，还能疏泄分肉之间的邪气；鍉针，针尖如米粒一样微圆而且尖锐，主要用于按压经脉，使气血畅通，使用时不可刺入肌肉，以免损伤正气；锋针，针尖锋利，三面有刃，可用来热血活络和治疗各种难治之症；铍针，针尖像剑锋般锐利，适用于治疗痈疡等疾病，可用于刺破除脓；员利针，针尖像牦尾，圆而且锐利，针身有点粗，适用于急性病的治疗；毫针，针尖和蚊虻的嘴一样细，用于等待气的徐徐到来，针身细小，适合长久地留针来养真气，此外，还可用于治疗痛痹；长针，针尖锐利、针身很细，可以用来治疗久治不愈的痹症；大针，针体如杖，又大又粗，针锋略微呈圆形，适于治疗因水气滞留在关节内而引起的浮肿疾病，可泻去壅滞的积水。以上就是关于九针的全部情况。

邪气侵犯经脉而引发疾病的具体情况是这样的：阳邪之气从头部入侵，因此在人的上部，饮食不节制引起的浊气常常留在人的肠胃里，因此处在人体的中部。寒湿之气常从脚部入侵，因此处在人体的下部。所以在施针的时候，针刺头部骨陷中的孔穴，就能使阳邪之气随针排出；针刺阳明之脉，就能排掉停留在肠胃里的浊气；如果病在浅层却把针刺得过深，邪气反而会被随之引到更深层，从而使得病势更加严重。所以说：皮、肉、筋、脉各有它们各自的位置，各种疾病的治疗也有着各自相对应的孔穴。病情各不相同，要依据情况选择相对应的孔穴，慎重施针。要区分清楚虚证和实证，不能用补法来治疗实证，用泻法来治疗虚证。如果在正气不足的时候采用泻法，或者在邪气充盛的时候采用补法，那么会使得病情加重，使病人更加痛苦。病人病重的时候，如果取阴经五藏的孔穴泻经气，病人就会死亡；如果取阳经六腑的孔穴泻经气，可使人身体羸弱，难以恢复。误伤阴经会使病人死亡，误伤了阳经会气使病人失志发狂。这些都是针刺不当的害处。

进针之后，假如没有得气的感觉，表明尚未得气，应该继续行针刺，不必局限于针刺的次数，总之要一直到获得经气为止。使用针刺以后如果已经得气，就要出针，不必再行针刺和留针了。九针各有不同的功能，针形也各不相同。要根据病情选择与之相适应的针。针刺的关键是得气，只有得气之后才能达到治疗的效果。治疗的可靠，就好像风吹云散之后看到晴朗的苍天，一切清明可见一样。这些都是针刺的道理。

黄帝说：我想听听您说一下五藏六腑经气发出之处的具体情况。

岐伯回答说：五藏各有一条经脉，每一条经脉各有井、荥、输、经、合五个腧穴，共有二十五个腧穴。六腑也各有一条经脉，每一条经脉各有井、荥、输、原、经、合六个腧穴，共有三十六个腧穴。人体里面共有经脉十二条，络脉十五条，加起来是二十七条经络，也就是二十七条脉气，它们在人的全身上下运行。脉气发的地方，像泉水之源，称为"井"，脉气经过的地方，像泉源开始流动的细水流，叫做"荥"，脉气所灌注的地方，像水流逐渐在深处汇合，称为"输"，脉气运行的地方，好像大水流快速地流过一样，叫做"经"，脉气注入的地方，像百川汇集在一起注入大海，称为"合"。十二经脉、十五络脉的二十七条气脉出入灌入运行的地方，就是井、荥、输、经、合这五腧穴之中了。全身上下，关节等部位的相交之处，共有三百六十五个腧穴。必须强调的是，这里所说的关节等部位的相交之处，是神气游走和内外出入的地方，而不是指皮、肉、筋、骨。知道了它的特点，掌握这其中奥妙要领的人，一句话就能清清楚楚地说明问题；而不懂得其中奥妙要领的人，就会感觉杂乱无章，不能完全了解这些腧穴了。

在行针时，一定要仔细观察病人的气色和眼神，了解他们神志气血是耗损了还是有所恢复，要尽量使诊断出来的疾病内在变化与在形体上反映出来的症状一致，还要诊脉，以脉象的动静了解他们体内虚邪与正邪之风的具体情况。进针时，用右手拿针、进针，用左手的两个手指夹持针身，以防偏斜或弯曲。针进入后，待到针下得气，就可以出针了。

只要是需要用针刺进行治疗的，都要首先给病人把脉，只有依据脉象所反映出来的病势，才能根据这些情况进行相对应的针刺治疗。如果体内的五藏之气已经衰竭了，就是阴虚，施针者反而用针补在外的阳经，阳越盛则阴越虚，虚上加虚，这种情况就叫"重竭"。得重竭的人一定会死，这是由于五藏之气虚绝致死，所以死得很安静。之所以造成重竭，是因为治疗者违背了经气运行的规则。阴气越虚越应该补阴气，误取腋下和胸前的脏气所出的腧穴，致使脏气更加衰竭。而五藏之气已虚于外的病人，是阳虚，如果施针者反而去补在内的阴经，阴气越盛则阳气越虚，就会导致阴气阳气不能相接的病症，这种结果就叫做"逆厥"。逆厥者也一定会死亡，这是五藏之气有余致死，所以死的时候很烦躁。这也是因为治疗者违背了经气的运行规则。阳气越虚应该补阳，而误取四肢末端的穴位，使得阳气更加衰竭。对于针刺用泻法的，如果针石刺中了病邪的要害却留针不去，就会导致精气外泄；在刺中了病害，但没有运用适宜的针刺手法，就立即出针，会使邪气滞留在针刺的地方，导致郁壅。假如出针太快，邪气滞留在气分上，则会引发痈疡。

五藏有在外的六腑与之相对应，五藏六腑之气表里相通。六腑与五藏之气相应的还有十二个原穴。十二原穴的经气注入的源头，多是出自肘膝以下的四肢关节，针刺这些四肢关节以下的腧穴，可以治疗五藏的疾病。五藏有疾病，都可以从十二原穴上治疗。因为十二个原穴，是五藏把全身三百六十五节的经气会聚在体表的部位。所以五藏有病，就会在十二原穴上有所反应。而十二原穴也各自有自己所反映的内脏，了解其各自在穴位上的表现，观察它们的情况，就能知道五藏的病变与否。

五藏中的心肺处于膈上的位置，属于阳位，但是又有阴阳之分，肺是属于阳位中的少阴。它的原穴是太渊，左右各一穴，共两穴。心属于阳部的阳脏，是阳中之太阳，它的原穴是大陵，也是左右各一穴。五藏中的肝、脾、肾都居于胸膈下的位置，是阴位，并且也有阴阳之分。肝是阴部的阳脏，其原穴是太冲，左右各一穴；脾是阴位中的至阴，其原穴是太白，左右各一穴；肾是阴位中的太阴，其原穴是太溪，左右各一穴。另外，膏和肓两个原穴，都在胸腹部脏器附近。膏的原穴是鸠尾，属任脉，只有一穴。肓的原穴是气海，属任脉，也是只有一穴。以上这五藏共有十穴，再加上膏和肓各一穴，共计十二个原穴，这些都是脏腑经络之气输注于体表的地方，通过它们能治疗五藏六腑的疾病。

治疗腹胀的病就取足三阳经，也就是足太阳膀胱经、足阳明胃经、足少阳胆经的穴位。治疗飧泄的病就取足三阴经，也就是足太阴脾经、足少阴肾经、足厥阴肝经的穴位。

如果五藏有病，就好像肌肉里被扎了刺、物体被污染、绳索被打了结，河道被泥沙淤塞住一样。但是，肌肉扎刺的时间虽然长，还是可以拔除的；物体沾染污渍的时日虽然久，仍是可以清洗掉的；即使绳子打结的时间很久，也还是可以解开的；即便江河淤塞得再久，也仍是可以被疏通的。

有人认为患病的时间长了就无法针刺治疗了，这种说法是不对的，擅长施针的人治疗疾病，就像在拔刺、洗污点、解开绳索、疏通河道一样。不管患病的时间多久，仍然还可以治愈，认为病的时间久了就无法救治的人，是因为他还没有掌握针刺的技术。

用针刺来治疗各种热症，应该用浅刺法，手法要轻而且迅捷，如同用手触摸滚热的水，刚刚触到就收回一样。用针刺来治疗寒性和肢体清冷的病患时，当用深刺留针法，静候得气，就应该像游子眷恋家乡而不愿远行一样。在内的阴分如果是阳邪侵入而伴有发热，治疗时应当取阳明胃经的足三里穴，准确地刺入，治疗方法要正确，不可懈怠大意，等到得气并且邪气退了才能停针。如果邪气不退，就应该继续用针刺治疗。如果病位出现在上部，而且属于内脏，治疗时就要取太阴脾经的阴陵泉穴；假如病位出现在上部，而属于外腑，治疗时就应该取少阳胆经的阳陵泉穴。

本输第二

　　黄帝问岐伯：所有想知道施针治病的道理的人，就一定得知道十二经脉和脉络出入运行的起点和终点，十五脉络从正经所别出的地方，井、荥、输、经、合这些五藏的腧穴处在四肢的哪个部位，六腑与五藏表里相通的联系，人体随着四季气候的变化而表现出来的相应的精血虚实情况，五藏的气血与经脉灌注会聚在体表的位置，经脉与络脉、孙络的尺寸，在深浅部的分布状况，以及上至头面、下至肢末的连接情况。我希望听听你对这些问题有何看法？

　　岐伯回答道：请让我依次来谈谈这些问题。肺脏的起点是少商穴。少商穴位于手的大指端的内侧，它叫井穴，五行中属木。脉气自井穴走出后，运行到鱼际穴。鱼际穴位置在手掌大鱼际的中后方，叫做荥穴。脉气在此灌注太渊穴。太渊穴的位置在手掌大鱼际后一寸的凹陷地方的中间位置，叫做腧穴。脉气从这里运行到经渠穴，经渠穴的位置在寸后方的凹陷中，也就是切脉时中指的位置，这里桡动脉始终不止息地跳动，叫做经穴。脉气从这里汇入尺泽穴，尺泽穴的位置在肘横纹中央的动脉应手的地方，叫做合穴。手太阴肺经所属的五腧穴就是这样的。

　　心脏脉气的起点是心包络经的中冲穴。中冲穴的位置在手中指的指端，叫做井穴，五行中属木。脉气自井穴走出后，运行到劳宫穴。劳宫穴的位置在手掌中央中指本节的后方中间，叫做荥穴。脉气从这里流注到大陵穴，大陵穴的位置在手掌后腕关节第一横纹的中央，桡骨和尺骨之间的桡侧腕屈肌腱的尺侧凹陷中，叫做腧穴。脉气由此通行到间使穴，间使穴位的位置在手掌后三寸的两筋之间的凹陷中。当本经发生病变的时候，就会在这个部位上有所表达，而在没有病变的时候就没有异常反应。它叫做经穴。脉气从这里汇入曲泽穴，曲泽穴的位置在肘横纹中，肱二头肌腱内侧，当肘窝横纹中央稍微偏于尺侧的凹陷时，取此穴时先使手臂稍微曲起，它叫做合穴。手少阴心经所属的五腧穴就是这样。

　　肝脏脉气的起点是大敦穴，大敦穴位于足大趾外侧离趾甲根一分支处，也可以说是在大趾被侧的三毛中（即大趾第一节的背面，趾甲根之后），它叫井穴，属五行中的木；脉气自井穴出发，游行到行间穴，行间穴位于足大趾和次趾之间，它叫荣穴；买齐自这里流注到太冲穴，太冲穴位于行间穴上二寸，第二趾骨连接部位前的凹陷里，它叫腧穴；脉气自这里运行到中封穴，中封穴位于足内踝前一寸五分处的凹陷中，针刺这个穴位时，假如与经气运行的方向相悖，就会使气血凝结，假如顺应经气运行的方向，就会使气血通畅，足部上仰，穴位的地方会出现凹陷，即得此穴，它叫经穴；脉气从此进入曲泉穴，曲泉穴位于膝内辅骨突起的下方和大筋上方的凹陷中，此穴在屈膝时即可准确得到，它叫合穴。足厥阴肝经所属的五腧穴就是这样的。

脾脏脉气的起点是隐白穴，隐白穴的位置在足大趾内侧前端，叫做井穴，五行中属木；脉气从井穴出发后游行到大都穴，大都穴的位置在足大趾本节之后的凹陷的中间，叫做荣穴；脉气由此灌注到太白穴，太白穴的位置在足内侧核骨下方的凹陷中，叫做腧穴；脉气再由此经行到商丘穴，商丘穴在足内踝下面的凹陷的地方，叫做经穴；脉气从这里汇入到阴陵泉穴，阴陵泉穴的位置在膝内侧辅骨突起的后下方的凹陷中，脚伸直，在胫骨头内侧后下方的凹陷中即可得此穴，叫做合穴。足太阴经所属的五腧穴运行情况就是这样。

肾脏脉气的起点是涌泉穴，涌泉穴的位置在足底心的凹陷中，叫做井穴，五行中属木；脉气自井穴出然后流行到然谷穴，然谷穴的位置在足内踝前方大骨下部凹陷中，它叫做荣穴；脉气在这里灌注到太溪穴，太溪穴的位置在内踝骨后方、跟骨上方的凹陷中，叫做腧穴；脉气从这里到复溜穴，复溜穴的位置在内踝上二寸、有动脉跳动不止的地方，叫做经穴；脉气在此汇入到阴谷穴，阴谷穴的位置在膝内侧辅骨后面，大筋的下面，小筋的上面，按压后能感觉到有动脉跳动之处，屈膝，在腘横纹内侧端二筋之间的凹陷中，即可得此穴，它叫合穴。足少阴肾经所属的五腧穴的运行情况就是这样。

膀胱经脉气的起点是至阴穴，至阴穴的位置在足小趾端外侧、离趾甲一分许之处，叫做井穴，五行之中属金；脉气自井穴出，然后流行到通谷穴，通谷穴在足小趾外侧本节前的凹陷中，叫做荣穴；脉气由此灌注到束骨穴，束骨穴的位置在足小趾外侧本节后面的凹陷的中间，叫做腧穴；脉气从这里进入京骨穴，京骨穴的位置在足外侧大骨下方赤白肉际处的凹陷中，叫做原穴；脉气再由此经行到昆仑穴，昆仑穴的位置在足外踝的后方、跟骨的上方的凹陷中，叫做经穴；脉气从此处到达委中穴，委中穴的位置在膝部腘横纹的中央，叫做合穴，屈膝即可取准此穴。足太阳膀胱经所属的五腧穴和原穴的运行情况就是这样。

胆腑脉气的起点是窍阴，窍阴穴的位置在第四足趾末端的外侧，叫做井穴，五行之中属金；脉气自井穴出发，然后流行到侠溪穴，侠溪穴的位置在足小趾次趾之间、本节前的凹陷中，叫做荥穴；脉气由此流注到临泣穴，临泣的位置在侠溪穴上行一寸五分、足小趾次趾本节后的凹陷中，叫做腧穴；脉气再由此过到丘墟穴，丘墟穴的位置在足外踝前下的凹陷中，叫做原穴；脉气从此运行到阳辅穴，阳辅穴的位置在足外踝上四寸、辅骨之前、绝骨末端之处，叫做经穴；脉气从这里到达阳陵泉穴，阳陵泉穴的位置在膝下一寸、外辅骨头前下方的凹陷中，叫做合穴，伸展下肢即可取准此穴。足少阳胆经所属的五腧穴和原穴的运行情况就是这样。

胃腑脉气的起点是厉兑穴，厉兑穴的位置在足大趾内侧、第二足趾的前端，叫做井穴，五行之中属金；脉气自井穴出发，然后流行到内庭穴，内庭穴的位置在第二足趾外侧的本节前的凹陷中，为荥穴；脉气由此灌注到陷谷穴，陷谷穴的位置在足中趾和次趾之间、内庭上两寸、本节后方的凹陷中，叫做腧穴；脉气再由此过到冲阳穴，冲阳穴的位置在足跗上五寸的凹陷中，叫做原穴，摇动足部可准确取到这个穴位；脉气从这里经行到解溪穴，解溪穴的位置在冲阳后一寸五分、足跗关节上的凹陷中，叫做经穴；脉气从此汇入到下陵穴，下陵穴的位置就是膝眼下三寸、胫骨外缘处的足三里穴，叫做合穴；脉气再自从此往下，在足三里穴下三寸的地方，叫上巨虚穴；再往下，在上巨虚穴下三寸处，叫做下巨虚穴。大肠的脉气寄属于上巨虚穴，小肠的脉气寄属于下巨虚穴，这两个穴位都属于足阳明胃经的腧穴。因此大肠和小肠都与胃相连，脉气相通。足阳明胃经所属的五腧穴和原穴的大致运行情况就是这样。

三焦腑横穿胸腹腔上中下三部，在上部与之相连的是手少阳三焦经。它的脉气出自关冲穴，关冲穴处于无名指前端靠近小指的一侧，叫做井穴，五行之中属金；脉气自井穴出发，然后流行到液门穴，液门穴的位置在小指和无名指的指缝间，叫做荥穴；脉气由此灌注到中渚穴，中渚穴的位置在本节之后、两骨之间的凹陷中，叫做腧穴；脉气再由此过到阳池穴，阳池穴的位置在手腕背侧横纹的凹陷中，叫做原穴；脉气然后经行到支沟穴，支沟穴的位置在腕后面三寸、两骨间凹陷处，叫做经穴；脉气从这里进入到天井穴，天井穴的位置在肘外大骨上面的凹陷的地方，叫做合穴，屈肘的时候就能准确取到这个穴位。三焦经的分布是由手至头，但是有一个与它脉气相通并由其所主而位于足部的下腧穴，其脉气在足太阳膀胱经之前，上行足少阳胆经之后，别出于膝腘正中外一寸处的两筋间的凹陷处，叫做委阳，它不仅是足太阳膀胱经的络穴，还是足太阳膀胱经的络脉所别出的地方。这就是手少阳三焦经所属的五腧穴、原穴以及下腧穴的大致情况。因为三焦和肾、膀胱关系密切，加上三焦的下腧穴是足太阳膀胱经的经脉别出之处，其脉气在足踝上方五寸的地方，并从本经分出而进入并横穿小腿肚，又从委阳穴进入体表，再从这里进入足太阳膀胱经的本经，并进入腹腔，与膀胱相连，束缚下焦。所以，委阳穴可主治三焦气化异常而导致的属于膀胱病症的病变，例如，病邪进入三焦后引起的小便不通一类的实证，或者因为三焦虚弱引发的小便失禁一类的虚证。治疗时，属虚的应该用补法，属实的应该用泻法。

　　手太阳小肠腑，位于腹部，它的经气向上与手太阳经相合。它的脉气源于少泽穴，少泽穴位于手小指前端的外侧，叫做井穴，五行之中属金；脉气自井穴出发，然后流行到前谷穴，前谷穴的位置在手小指外侧本节前的凹陷的地方，叫做荥穴；脉气由此灌注到后溪穴，后溪穴的位置在手小指外侧小指本节后的凹陷中，叫做腧穴；脉气再由此过到腕骨穴，腕骨穴的位置在手外侧腕骨前方的凹陷中，叫做原穴；脉气然后经行到阳谷穴，阳谷穴的位置在手掌后方锐骨下的凹陷的地方，叫做经穴；脉气最后汇入到小海穴，小海穴的位置在肘内侧离大骨外缘五分处的凹陷中，需要手臂的伸展方能准确取得此穴，它叫做合穴。以上就是手太阳小肠经所属的五腧穴和原穴运行的情况。

　　大肠腑位于下部，它的经气却向上与手阳明经相合。它的脉气从商阳穴开始，商阳穴的位置在大拇指内侧、食指的前端外侧部，叫做井穴，五行之中属金；脉气自井穴流出，然后流行到二间穴，它叫荥穴；脉气从此处注入食指桡侧本节后方凹陷中的三间穴，叫做腧穴；脉气由此过到合谷穴，合谷穴的位置在手上拇指与食指的掌骨间，叫做原穴；脉气然后经行到阳溪穴，阳溪穴的位置在腕关节桡侧、两筋之间的凹陷处，叫做经穴；脉气最后汇入到曲池穴，曲池穴的位置在肘外侧辅骨内的凹陷的地方，屈肘方能取得该穴位，它被称为合穴。手阳明大肠经所属的五腧穴和原穴的运行情况就是这样。

以上这些就是五藏六腑脉气出入流注所经过的主要腧穴，五藏各有五穴，总共二十五个腧穴，六腑各有六穴，总共三十六个腧穴。六腑的经气都经由足太阳、足阳明、足少阳这三条阳经出发的，而其中的三焦腑、大肠腑、小肠腑的经气又向上分别合于手三阳经。因此，每腑都有各自与之相对应的经脉，彼此之间的关系也十分密切。

　　左右两缺盆学的中间的正中线，就是任脉的天突穴。天突穴两边的第二行经脉上的穴位，靠近任脉侧面动脉搏动的地方，属于足阳明胃经，叫人迎穴；人迎穴之外的第三行经脉上的穴位，属于手阳明大肠经，叫扶突穴；扶突穴外的第四行经脉上的穴位，属于手太阳小肠经，叫天窗穴；天窗穴之后的第五行经脉上的穴位，属于足少阳胆经，叫天容穴；天容穴之后的第六行经脉上的穴位，属于手少阳三焦经，叫天牖穴；天牖穴之后的第七行经脉上的穴位，属于足太阳膀胱经，叫天柱穴；天柱穴之后的位于颈部正中间的第八行经脉上的穴位，属于督脉，叫风府穴。位于腋内动脉搏搏动处的穴位，属于手太阴肺经，叫天府穴；此外，位于腋下三寸的地方的穴位，属于手厥阴心包络经，叫天池穴。用针刺上关穴的时候，只有张开嘴巴才能看到穴位所在的凹陷，因此取穴时要张嘴，不能闭嘴。相反刺下关穴的时候，只有闭嘴才能看到穴位所在的凹陷，如果张嘴，凹陷就会消失，因此取穴时应该闭嘴，切忌张嘴。在刺犊鼻穴的时候，穴位所在的凹陷要在屈膝时才能得到，因此取穴时要弯曲膝盖而不能伸直。在刺内关穴与外关穴时，取穴则要伸手而不能使之弯曲。足阳明经的人迎穴位处在结喉两边的动脉搏动处，该经腧穴则分布在胸壁中，与它脉气相通。其次是手阳明大肠经的扶突穴，它处在足阳明经的人迎穴之外，没有到达曲颊，在曲颊下一寸远之处。从该处向四周展开的是手太阳小肠经的天窗穴，它正位于当下颌角下方动脉搏动处的凹陷中。此处斜上的位置是足少阳胆经的天容穴，它位于耳下部、下颌角后方。从这里向四周展开的是手太阳三焦经的天牖穴，它位于耳后方，由此处往上即是完骨穴。由该处向四周展开的是足太阳膀胱经的天柱穴，它位于颈部大筋外侧沿发际的凹陷中。属阴的尺动脉，位于手阳明大肠经的五里穴的地方，如果误刺此穴，会致使运行于井、荥、腧、经、合五腧穴的脏气衰绝，因此不可针刺此穴。

　　肺与大肠相互贯通，大肠是输送废物、排泄粪便的腑。心和小肠相互贯通，小肠是接受由胃下移的腐熟的食物，并区分水液和污物的腑。肝和胆相互贯通，胆是储存和排泄胆汁的腑。脾和胃相互贯通，胃是接受和消化食物的腑。肾和膀胱相互贯通，膀胱是储存和排泄小便的腑。手少阳三焦属于肾，肾脏的经脉在上部与肺相连，肺能通调水道，因此肾脏能掌控三焦和膀胱两个水腑，负责水液代谢。三焦，是周围水液通行的途径，可以排解水道，与膀胱相连。但是就像上面说的一样，肺、心、肝、脾、肾这五藏都各有一腑与之贯通，可六腑中，只有三焦没有其他的器脏来配合，因此它被称为孤腑。六腑与五藏相配合的情况就是这样。

在春季施针时，应该施针于浅表部位的络脉、十二经的荥穴或大经的分肉之间的穴位，病重的就刺深一点，病轻的就刺浅一点；在夏季施针时，应该施针于十二经的腧穴、孙络或者浮于皮肤表面的浅表部位；在秋季施针时，应取十二经的合穴，其他的就参照春季的施针方法，也应该在大经分肉之间取位，并依据病势的轻重程度，把握针刺的深浅度；在冬季施针时，应该施针于十二经的井穴或者各经的腧穴以及背腧穴等，要刺深针还要留针。采用这些针刺之法，不仅是顺应四时气候的规律，还因为经气应和四季有不同的流注部位、病邪在四季居留部位的不同，以及五藏在四季各有不同特点。如果要治转筋病，针刺时就让病人站着来受针，这样可以迅速消除痉挛的现象。如果要治四肢偏废的痿厥病，就让病人仰卧并舒展四肢来受针，这样才能使气血通畅地运行，可以让病人感到轻快。

小针解第三

所说的"易陈"，是指运用小针的要领说起来简单。"难入"是指它的精妙之处并不明显，难于了解。医术粗浅的医生只知道死板地拘泥于刺法。医术精湛的医生能辨别病人的血气情况来决定补泻之法。正气和邪气都滞留在血脉中，彼此争斗，才引发了各种病变的。"神"，是指正气，"客"，是指邪气。邪气从正气出入的地方侵入人体，并在人体周身循行，无一处不去。事先没弄清楚疾病的性质和病症之所在，就盲目地进行治疗是错误的，要针刺就一定要先知道邪正的虚实情况和发生病变的经脉。这些都没有诊明，又如何了解病源在哪里呢？所以，只有先知道哪个经脉发生了病变，才能决定应该取用哪个经脉和穴位，这才是正确的治疗方法。

针刺的精妙之处在于掌握进针和出针速度的快慢。医术低浅的医生只会根据病症在关节附近取用跟症状相对应的穴位，而并不知道诊断血气的盛衰和邪气与正气的进退变化等情况。技术精湛的医生能诊察和掌握气机的虚实变化，并据此采取补泻之法。气机的活动情况都反应在腧穴上，只能了解了气机的虚实变化变化规律，就可采取正确的补泻手法了。

穴位中气血活动的变化情况是精而微妙的，在针下已经得气的时候，还必须仔细体察气的出入循环情况，这样才能掌握下针的最佳时机。邪气旺盛的时候，切不能迎势而上采用补法。邪气已退正气还很虚弱的时候，不可妄自使用泻法，以防止真气衰竭。针下得气时候，一定要把握时机来运用针刺手法，不可有毫发的差失，因为得气的感觉是转瞬即逝的。不懂得随气机的虚实变化而适时进行补泻的医生，常常会丢掉好时机，就如同箭扣在弓弦上，该射的时候却没有射出去一样，这只会损伤病人的血气，终归无法消除邪气。

能掌握气的出入循行情况，才能掌握气机的虚实盛衰。知道了奇迹变化的重要性，就能掌握针刺的最佳时机。医术粗浅的医生似乎浑然不知，不能体察气机变化的精妙。医术精湛的医生总是异乎寻常，能准确运用针法和体察气机的出入循行变化的意义。经气已退时，脉气虚弱、微小的叫逆。经气慢慢到来时，脉象平稳、柔和，平和的叫顺。了解气机的顺逆关系，就可以准确无误地选取恰当的穴位，并毫无疑问地决定治疗的方法了。迎着经气运行的方向下针，属于泻法；顺着经气运行的去势下针，是补法。

在寸口脉象虚的时候，应该采用补法补益正气；在寸口脉象旺盛的时候，应该使用泻法泄出邪气。体内有郁积已久的血脉恶血就要用泻血法去排除去；假如各个经脉的邪气都已经很旺盛的时候，就应当使用泻法把邪气驱除。缓慢地进针而迅速出针，此针法为补法，可使正气充实；快速地进针而缓慢地出针的针法为泻法，能泄除邪气。所说的虚实是指施针后针下是否得气。得气的属于正气实，不得气属于正气虚；要根据各条经脉经气的虚实情况，来确定补法和泻法施针的先后顺序。采用补法补充正气时，患者会感觉到体内气血有充实的感觉，好像有所得一样；如若使用泻法排除邪气，患者会有轻快的感觉，好像有所失去一样。

不同的邪气侵入人体后，会侵犯不同的部位，风寒外邪之气入侵人体时，通常先在头部发病，因此说邪气在上部。人喝的水，吃的五谷杂粮，都是被胃所消化后，再经脾的吸收、运化，把产生的精微之气上输到肺部，通过肺气的分布输送到全身各处，而其中的浊气滞留在肠胃之中，通过大小便排出体外。所以说如果寒热不合适，饮食没有节制的话，就会影响消化、吸收以及排泄功能，进而引发肠胃疾病，因此说浊气在中部。而清冷潮湿的地气一般是从脚部开始侵入人体的，因此说清气在下部。邪气入侵人的上部，并在头部发病时，应知道外邪侵入的经脉，然后在头部取穴，使邪气随针泄出。要想排掉那些停留在肠胃中的浊气，治疗时就要施针于足阳明胃经的合穴足三里穴。那些邪气处在浅表部位的疾病，进行治疗的时候不适合施针过深，假如误用深刺，会使浅表的邪气顺着针进入到人的体内，因此说"反沉"。皮、肉、筋、脉各有自己固定的部位，每个部位都有各自对应着的经络，它们即是经络出现病症的地方，也是主治此病的地方。如果病邪处在内脏而使五脏之气虚弱的，却用针在五脏的各条阴经上用泻法排气，就会使五脏之气衰竭而致死。不顾及虚实情况，就在病人六腑的三阳经上猛泻其气，就会使患者身体虚衰而最终难以恢复。假如取尺泽穴上三寸的动脉，也就是肘上三寸属于手阳明大肠经的五里穴（五脏的阴气出于此），连续泻五次，就会泄尽五脏的阴气，导致死亡。如果误泻三阳经的正气，就会损伤阳气，令人发狂，这是对错误施针的正面告诫。医生一定要给以重视，千万不可漠不关心。

医术精湛的医生能够懂得观察病人的神色和眼部的色泽变化，并且懂得分析病人寸口脉象所表达出的大小缓急滑涩的不同情况，进而诊明属于何种病变。"知其邪正"是说可以知道疾病是由四时八节的贼风（虚邪）引起的，还是由于过度疲惫后腠理开泄所遭受的风邪（正邪）引起的。"右主推之，左持而御之"是说进出针时左手与右手的姿势和动作。"气至而去之"，是说在用针补泻的方法的时候，下针后一定要使针下得气，等到调和的气机后，才可以出针。"调气在于终始一"，是说医生运针调气最重要的是自始至终都要专心致志。"节之交三百六十五会"，指的全身三百六十五个穴位，都是经脉中的血气由络脉渗灌到全身筋骨皮肉各个部位的融会贯通的地方。

五脏在内的精气已经衰竭，脉口出现虚弱，似有若无的现象。像这样的阴虚证，应当采取补其阴精的治疗方法，可是如果在针刺时取用气显现出来的病症所处的腧穴和阳经的合穴，并用留针充实在外的阳气，就会使阳气更加的充溢，阴气更加损耗，从而加重五脏精气的衰竭，这样，已经内竭的五脏精气有一次遭到损伤，必会致死。临死时，病人因脏气虚弱、衰竭，阴不补阳，没有力气，而显得十分安静。

五脏在外的精气已经衰竭，而脉口出现脉象虚弱、轻取欲无的现象，属于阳气衰竭的重症，应当采取补实阳气的方法进行治疗，可是在施针治疗的时候取位于四肢末端的腧穴，并留针来补充内在的阴气，从而使阴气过盛而让已衰竭的阳气内陷，并且更加衰竭，阳气内入会引发阴阳逆乱的厥逆证，厥逆会导致死亡。死亡时，由于阳并于阴，阴气过盛，阴阳逆乱，所以会出现烦躁的现象。

在前面所说的"睹其色，察其目"等句子中，要特别强调"察其目"的作用。五脏精气的旺盛能使眼睛炯炯有神和面部五色明朗，因此要察目，精气旺盛的话，发出的声音就会高而响亮。声音高而响亮，此处的响亮是指发出的声音与平常不同。

邪气藏府病形第四

黄帝问岐伯：风天、雨天、寒天、暑天里的邪气（外邪）是如何侵犯人体的？

岐伯回答：外邪更容易从上部侵犯人体。

黄帝又问：邪气侵袭的部位在上还是在下，是否有固定的规律？

岐伯答：出现在上半身的病症，是因为感染了风寒等外邪；出现在下半身的病症，是由湿邪所引发的。但这只不过是普遍的规律罢了，实际并不一定这样。因为邪气侵袭人体后，发病的部位不一定在它侵入的地方。外邪侵犯了五藏的阴经，会流传到属阳的六腑；外邪侵犯了阳经，会流传至这条经往来运行的路径上，并在那里发病。

黄帝说：阴经与阳经虽然名称不同，但它们都是属于经络系统，是运行气血的组织，它们各自汇合在人体的上部或下部，贯通全身的经脉，就好像圆环一样没有终点。邪气在侵害人体的时候，有的侵入阴经，有的侵入阳经，而发病的地点可以在上、下、左、右的任何位置，没有一定的规律，这是为什么呢？

岐伯回答：手足三阳经都是在头部会合的。邪气来袭的时候也是在人体正气不足时乘虚而入的，或是在耗费力气而疲惫之时，或是在饮食汗出导致腠理开张之时乘虚侵入。因为足三阳经的运行通路，都是从头到脚的。所以邪气侵犯面部就往下运行到足阳明胃经；邪气侵犯颈部就往下运行到足太阳膀胱经；侵犯颊部就往下运行到足少阳胆经；邪气侵犯胸背两胁部位，也会分别侵袭以上这三阳经并在它们各自所属的运行通路上发病。

黄帝问：外邪是怎样侵犯阴经的呢？

岐伯回答：外邪侵犯阴经的时候，经常从手臂和足胫内侧开始侵入，因为这些部位的内侧皮肤薄，肌肉也比较润滑。所以当身体的各部位都感染风邪的时候，这些薄弱部位更容易被侵犯。

黄帝又问：邪气侵犯了阴经之后，是否就会损伤五藏呢？

岐伯答：即便身体染上了风邪，五藏未必都会损伤。当邪气侵入阴经的时候，如果五藏充实而不虚弱，即使邪气入侵，也不能在那里停留，而是顺着经气从五藏退至六腑。所以，阳经感染邪气后，会直接导致本经发病；而阴经感染邪气后，如果脏气充溢，邪气就会从内里发至表面，散布至五藏融会贯通的六腑，并引发病症。

黄帝问：病邪是如何侵犯人体的五藏的呢？

岐伯回答：精神常处于忧愁恐惧的时候心脏会受到伤害。身体受了寒气，却又饮用冷水，两寒共同侵袭，肺脏会受到伤害。这是因为内外两种寒邪之气相互感应，相会交合，会同时损伤内里的肺脏和外在的皮毛，所以就会使肺气不能清肃下降而上逆，并引发哮喘、咳嗽等病症。如果是从高处摔下而导致的淤血积留在体内的情况，这时情绪过于愤怒，就会使气上逆不下，血也会随之上行，在胸胁以下郁结，肝脏就会受到伤害。如果是受到了击打摔倒在地上，或者是在酗酒后行房事、发汗后受了风凉，脾脏就会受到伤害。如果太过尽力举起重物，或者是房事过度，出汗后直接凉水浴洗，肾脏都会受到伤害。

黄帝问：那么五藏受到风邪侵袭的具体情况是怎么样的呢？

岐伯回答：只有在属阴的五藏在内受了伤，属阳的六腑在外有所感应，导致内外都很虚弱的情况下，邪气才会长驱直入地侵入到五藏。

黄帝说：你说得太好了。

黄帝问岐伯：人的头脸和身体与周身的各个部位，所有的筋骨都紧密相连，气血也相通、相合循行。然而在天气寒冷的时候，地都被冻裂、冰雪寒意袭人，这个时候如果突然寒冷，人们通常会缩手缩脚，懒于动作，然而他们的面部却能裸露在外，并不需要像身体那样用什么东西来遮盖，这是什么原因呢？

岐伯回答：人体的十二经脉和与它相通的三百六十五络，它们的血气都从头面部而起，并且分注到各个孔窍之中。其中精阳之气上注到眼中，使眼睛能够看见；旁行之气向上运行注入耳中，使耳能够听见；其积在胸内的宗气向上运行而于鼻中出来，使鼻能够闻到；而胃腑的谷气，从胃中运行出来上达唇舌，使唇舌能有味觉。特别是各种精气的津液也都上行熏蒸到面部，而且面部的皮肤很厚，肌肉也很紧实，所以就算天气非常寒冷，它也能抵抗风寒。

黄帝问：外邪侵犯人体，其表现在外的病情是怎样的呢？

岐伯回答：虚邪之气侵袭人的身体后，病情较重，表现在外就是病人会感觉冷得瑟瑟发抖；正邪之气侵袭人体后，病情较轻，最初只是在人的面色上有所反应，而在身体的其他部位并没有显现，这种感觉好像有病又好像没有病，邪气好像已经消退又好像还滞留在体内，在外表上，可能会表现出一些病的迹象，也可能一点迹象都没有。因此很难掌握它的病情。

黄帝说道：您说得很对！

黄帝问岐伯：我听说，通过诊察面色就能掌握病情的人，可以称之为智慧明达的人；通过为病人切按脉象就能掌握病情的人，可以称之为医术精湛的人；通过询问病情就能掌握患病的位置的人，可以称之为医术精熟的人。我想听你解释一下为什么通过诊察面色就能了解病情、通过切按脉象就能掌握病情，通过询问病情就能探究患病部位的所在呢？

岐伯回答：这是因为病人的气色、脉象、尺肤都和疾病密切相连。就好像用鼓槌来敲打鼓之后就能听到鼓声一样，一定不会出现差失；这也如同树木的根与叶的关系一样。树木的根气死后它的枝叶也会枯败。病人的气色、脉象和身体肌肉的变化，都是相统一的，它们都是内里疾病在外的表现。所以只知道从问诊这第一个方面去把握的医生是一般的技术熟练的医生，能够从切诊这第二个方面去把握的医生就是智慧超群的医生，而只有能够从望诊这第三个方面去把握的医生才是技术精湛而又智慧明达的医生。

黄帝说：我想听您详细说说有关气色和脉象等方面的问题。

岐伯说：如果面色发青的病人，那么跟它相对应的脉象应该表现为笔直而且长的弦脉；如果面色发赤的病人，那么与它相对应的脉象应该表现为来时充实去时衰竭的钩脉；如果面色发黄的病人，那么与它相对应的脉象应该表现为柔软、虚弱的代脉；如果面色发白的病人，那么与它对应的脉象应该表现为虚肿而轻微的毛脉；如果面色发黑的病人，那么与它相对应的脉象应该表现为沉稳、坚定的石脉。上面所说的就是气色和脉象之间的对应情况，假如观察到病人的某种面色却切诊不到与之对应的脉象，反而切诊出与它相克的脉象，这就是死脉，这表明患者情况十分危急，甚至会死亡；如果切诊到与其相应的脉象，那么即便有病，疾病必然也会痊愈。

黄帝问岐伯：五藏发生的疾病，以及它的内里变化和在体表的表现是怎样的呢？

岐伯回答：只有首先明确了五藏和五色、五脉的相生关系，然后才能辨别五藏所生的各种疾病。

黄帝问道：明确了气色、脉象和五藏的对应关系后，如何辨别病情呢？

岐伯回答：只要再诊察出脉象的缓急、小大、滑涩等情况之后，才能确定五藏疾病的变化情况。

黄帝问道：如何诊察脉象和尺肤的情况呢？

岐伯回答：脉象急促的病人，尺部的皮肤也会表现得很紧张；脉象徐缓的病人，尺部的皮肤就会表现得放松；脉象细小的病人，尺部的皮肤也会显得消瘦而少气；脉象粗大的病人，尺部的皮肤也会显得大而突起；脉象滑利的病人，尺部的皮肤也会显得平滑；脉象蹇涩的病人，尺部的皮肤也会显得干涩。所有这些变化，有的表现得明显，有的表现得不明显。因此，善于诊察尺肤的医生可以不用诊察寸口的脉象；善于切脉的医生可以不用观察面部的气色。如果能够在诊断疾病过程中综合地运用察色、诊脉和观察尺肤的医生可称之为"上工"，这样的上工在医治人的时候十个病人中就有九个人被治愈；能够在诊断疾病过程中运用气色、脉象、尺肤这三种中的两种方法的医生可称之为"中工"，这样的中工在医治人的时候十个病人之中就有七人能被治愈；能够在诊断疾病过程中运用气色、脉象、尺肤这三种中的一种方法的医生可称之为"下工"，这样的下工在医治人的时候十个病人之中就有六个人能被治愈。

黄帝问道：那么缓急、小大、滑涩的脉象所对应的病状是怎样的呢？

岐伯回答：我根据与五藏对应的脉象的病症一一说明吧。心脉非常急促的人，会发生手脚抽搐；如果是略微急促的话，就会发生心痛扩散到背部，牵引背部也痛，并且难以下咽食物。心脉非常缓慢的人，会表现出神散而狂笑不止；如果是略微徐缓的话，就是潜伏在心胸下的伏梁病，堵塞感有时上行有时下行，有时还会吐血。心脉非常粗大的人，喉咙梗塞不通；如果是略微粗大的话，就会发现血脉运行不畅的心痹，痛感会扩散到肩背部，并引起肩背痛，让人容易流眼泪。心脉显得非常细小的人，时常会发生呃逆；而心脉略微细小的人，会发生进食过多却又容易饥饿的消瘅病。心脉非常滑利的人，因血热而躁，会常常感觉干渴；而略微滑利的人，会出现热在于下的现象，就会发生心疝并扩散到脐部，并伴有小腹中有鸣响的声音。心脉非常蹇涩的人，会发现嗓子沙哑，不能说话；如果是略微蹇涩的话，会因血盛而发生吐血等病症，或者四肢厥逆和耳鸣等头部的疾患。

　　肺脉非常急促的人会得癫痫；而如果是略微急促的，就是肺中寒气和热气共存的病症，多表现为倦怠无力，还会咳嗽吐血，并且会扩散到腰背和胸部作痛，还可能表现为鼻中生出赘肉导致呼吸不畅。如果肺脉非常徐缓的人，就比较多汗；如果是略微徐缓的话，会出现手脚软弱无力的痿症、瘘疮病、半身瘫痪，以及头部不断发汗的病症。肺脉非常粗大的人，一般会足胫发肿；如果是肺脉略微粗大的话，就是肺痹，此病发作时还会扩散到胸背作痛，并且怕见日光。肺脉非常细小的人，会得泄泻病；如果是略微细小的话，就是消瘅病。肺脉非常滑利的人，会发生喘息气急，肺气上升；而如果是略微滑利的话，就会发生口鼻出血和前后阴出血。肺脉非常寒涩的人，会发生呕血；如果是略微寒涩的话，就会得鼠瘘病，此病在颈项和腋肋下发病，使人感到下轻上重，难以支撑身体。另外，病人还总是感到下肢疲软无力。

　　肝脉非常急促的人，会出现情绪失常，胡言乱语；而如果是略微急促，就会出现肝气郁结在胁下的肥气病，就像是倒置的杯子。肝脉非常徐缓的人，会常常呕吐；而如果是略微徐缓的，就会发生水湿结聚胁下的水瘕痹。肝脉非常粗大的人，应为肝气郁盛而内里有臃肿，这种病常表现为经常发生呕吐和流鼻血；如果是略微粗大的，就会得肝痹，此时阴器萎缩，咳嗽也会牵引起小腹的作痛。肝脉非常细小的人，会出现口渴多饮；如果是略微细小的，就会得消瘅病。肝脉非常滑利的人，会发生阴囊肿大的癀疝病；而如果是略微滑利的，就会发生遗尿病。肝脉非常寒涩的人，会出现饮水流行归于四肢的溢饮病；而如果是略微寒涩的，就会出现因血虚而引发的筋脉拘挛不舒的筋痹。

　　脾脉非常急促的人，会发生四肢抽搐；而如果是略微急促的话，就会发生膈中病，症状是脾气不能上行，饮食之后立即吐出，大便中会有涎沫等。脾脉非常徐缓的人，会出现四肢疲软无力，发冷；徐缓的，就会得风痿，常表现为四肢痿弱无力，活动不灵敏，但此病发生在经络而不是内脏，所以病人神态很清醒，就好像没有患病一样。脾脉非常粗大的人，会出现猝然昏厥之症；略微粗大的，会出现疝气，此病是由脾气郁滞而引起的，腹中有许多脓血但在肠胃之外。脾脉非常细小的人，会发生寒热交迫之症；略微细小的，就是得了消瘅病。脾脉非常滑利的人，会发生阴囊肿大和小便不通；略微滑利的，会出现因腹中的湿热熏蒸在脾而生发的各种虫病。脾脉非常蹇涩的人、略微蹇涩的，会出现肠腑溃烂腐化的内溃病，症状是大便中有脓血。

肾脉非常急促的人，会得骨癫疾，此病邪已深入骨髓；略微急促的，会出现由肾气沉滞而导致的失神昏厥之症和肾脏积气的奔豚证，还会出现两肢难以屈伸，不通大小便的症状。肾脉非常徐缓的人，会得脊痛如折的病症；略微徐缓的，就会是洞病。洞病的症状不能消化饮食、食入之后立即吐出。肾脉非常粗大的人，会发生阳痿病；略微粗大的，就会是石水病，症状是从脐下开始肿胀，肿胀之势往下直抵小腹，使之胀满下坠，有不适的感觉。如果肿胀再上行到胃脘部位的话，这就是很难治愈的死症。肾脉非常细小的人，会发生洞泄病；略微细小的，就会得消瘅。肾脉非常滑利的人，会发生小便不通、阴囊肿大；略微滑利的，就会得骨痿病，常表现为坐下后就不能再站起来，勉强站起来后眼前却看不见任何东西。肾脉非常涩的人，会出现因血气阻塞而外发的大痈；略微涩的，就会出现妇女月经不调和久治不愈的痔疾。

黄帝问：那么在疾病变化过程中出现的六种脉象，应该采用怎么样的施针方法呢？

岐伯回答：出现各种急促的病脉，常常是因为寒邪；出现徐缓的病脉，常常是因为热邪；出现粗大的病脉，常常是因为阳盛而多气，阴气衰竭而血不足；出现细小的病脉，常常是因为阳盛阴衰，气血都不足；出现滑利的病脉，常常是因为阳气偏盛而微有热；出现涩的病脉，常常是因为气阻滞不畅，而且阳气衰弱而少有寒。所以，在对急促脉象的病变进行施针的时候，应当较深地进针并且长久地留针；在对徐缓脉象的病变进行施针的时候，应当较浅地进针并且迅疾地出针，使热邪随针外泄；在对粗大脉象的病变进行施针治疗的时候，应当轻轻地泻去其中有余的气，但是不要使其出血；在对滑利脉象的病变进行施针的时候，应该在进针后立即出针，进针要浅，以疏泄体表的阳气，驱散热邪；在对涩脉象的病变进行施针的时候，一定要刺中病人的经脉，再顺着经气的运行方向行针，并且要长久地留针，在施针前首先要按摩经脉循行通路，使其气血畅通利于经气循行，在出针之后，要立即按住针孔，以防出血，从而调和经脉中的气血；出现各种细小脉象的病变，都是因为阳虚阴弱、气血不足、内外精气都很少造成的，所以不要施针治疗，而应该使用缓和的药物加以调养。

黄帝说：我听说五藏六腑的脉气都是自井穴出发，灌注到荥穴和腧穴，最终进入合穴的。那么这些脉气是如何进入合穴的，进入之后又跟哪些脏腑经脉相合呢？我想听您讲讲其中的原因。

岐伯回答：您说的是手足各阳经从别络进入内部并与六腑相连属的情况。

黄帝问道：荥穴、腧穴与合穴，都有各自相应的治疗作用吗？

岐伯回答：荥穴、腧穴的脉气都浮现在较浅的部位，因此它们适合于治疗那些显现在体表和经脉上的病变；而合穴的脉气深陷在内里，适合于治疗内腑的疾病。

黄帝问：怎么治疗人体内腑的病变呢？

岐伯回答：应该取各腑之气和足三阳经相合的部位（即下合穴）进行治疗。

黄帝问道：六腑的腑气分别与足三阳经相合的部位都各有名称吗？

岐伯回答说：胃腑的腑气与本经的合穴足三里穴相合；大肠腑的腑气与足阳明胃经的上巨虚穴相合；小肠腑的腑气与足阳明胃经的下巨虚穴相合；三焦腑的腑气与足太阳膀胱经的委阳穴相合；膀胱腑的腑气与本经的合穴委中穴相合；胆腑的腑气与本经的合穴陵泉穴相合。

黄帝问：这些合穴都如何取穴？

岐伯回答：取足三里穴的时候，要把足背放得低平才取得准；取上、下巨虚穴的时候，要把足抬起才能取准；取委阳穴的时候，要先屈伸下肢找准腘窝横纹的位置，然后在腘窝横纹的外侧取穴；取委中穴的时候，要把膝屈起来才取得准；取阳陵泉穴的时候，要身体端正地蹲坐，并竖起膝盖，然后沿膝盖外缘一直向下，从委阳穴的外侧来取穴。此外，在取浅表经脉上的荥输各穴治疗外经疾病时，都必须伸展四肢，使经脉平顺、气血畅通后，再取穴。

黄帝说道：我想听你谈谈六腑的发病的情况。

岐伯回答：如果是面部发热，就表明是足阳明经胃腑有了疾病；如果是手鱼际部位络脉充血，就可能是手阳明大肠腑发生了病变；如果两足跗上侧（冲阳穴处）的动脉坚实而竖或者虚软下陷，就可能是足阳明胃腑发生了病变，因为这个动脉（冲阳脉）也是观察胃气的要脉。大肠发病的时候，肠中会一阵一阵地剧烈作痛，同时伴有因水气在肠中来回冲荡而发出的肠鸣。在冬季的时候，倘若再感受了寒邪，会很快发生泄泻，同时肚脐周围也会感到疼痛难忍，病人难以长时间地站立。由于大肠发病的症状与胃相似，故应取足阳明胃经的上巨虚穴进行治疗。

胃腑病变的症状是腹部胀满，在胃脘部的心窝部位非常疼痛，甚至疼痛感从此处向上移，牵引两侧的胸胁疼痛，胸膈和咽部之间阻滞不通，还会饮食不下，这时候就可以取胃腑的下合穴，也就是本经（足阳明胃经）的足三里穴。

小肠腑发病的时候，症状表现为小腹作痛，睾丸受腰脊牵连而疼痛，并常常有小便困难或下腹不适很想排除大便，又无法一泄为快的现象。此外，在小肠运行的通路上常会有以下情况发生：或是耳前发热或发冷，只有肩上很热，或是小指和无名指之间发热，还会表现为络脉凹陷不起等。这些症状都是小肠腑一类疾病的反应。对于手太阳小肠腑的疾病，取穴治疗时，可以施针于小肠腑的下肢的下合穴，也就是足阳明胃经的下巨虚穴。

三焦腑疾病的症状是由气滞所引起的腹气胀满，尤其是小腹部常常胀得发硬，会出现小便不通并且窘迫难受；小便不利则水道不利，水道不利则水液不出，水溢于皮下的时候就会形成水肿，但是留在腹中也会导致胀病。三焦腑的病变会显现在足太阳膀胱经外侧的大络上，这个大络在足太阳膀胱经与足少阳胆经之间。另外，此病变还会表现在其本经（手少阳三焦经）的经脉上，三焦腑发生疾病时，应该取三焦腑在下肢的下合穴，也就是足太阳膀胱经的委阳穴进行治疗。

膀胱腑病变的症状是小腹偏肿而且疼痛，如果用手按压小腹的话，就会很想小便却又尿不出来。同时，在膀胱经运行的通路上会出现肩背部发热，肩背部经脉所在的地方下陷不起，足小趾的外侧、胫骨、踝骨的后部都可能会同时发热，或者这些部位的经脉运行的地方下陷不起的现象。治疗这些病变时，就可以取用膀胱腑的下合穴，也就是本经中的委中穴。

胆腑病变的症状是常常叹息并长出气，口中觉得苦，因为胆汁上溢还会常常呕吐苦水；心悸总是不安，就好像有人要来逮捕自己一样处于恐惧之中，心跳不止，像怕被人捉到似的；喉中像被东西堵塞住一样，总想往外吐，却什么也没有。出现这样的情况的时候，可以在足少阳胆经运行通路的起点或终点处取穴，即可治疗此类病变，或者找到因血气不足而引起的络脉凹陷不起的部位进行施针治疗。如果是出现寒热往来交替的病症，取穴治疗时应取胆腑的下合穴，也就是本经的阳陵泉穴。

黄帝问：针刺以上各穴，是否有固定的规律？

岐伯回答：在针刺这些穴位的时候，切记要刺中气穴，而千万不能误刺在皮肉之间或骨节相连的地方。如果刺中了气穴，医生手下就会有针尖在空荡的街巷中游行的感觉，针体进出流畅；如果是刺中皮肉之间或骨节相连的地方，不但医生会有针体进出涩滞的感觉，病人也会感到疼痛；假如应该用补法却误用了泻法，或者应该用泻法而误用了补法，会加重病情；如果是误刺在筋上的话，就会损伤筋脉，引起筋弛缓不收，另外邪气也不会除去，反而和真气交争纠缠着不肯离开，就会使气机逆乱，可邪气不仅无法驱散，反而是内陷，加重病情。这些都是因为用针不够审慎、错误诊察病的性质和妄用刺法所致。

根结第五

　　岐伯说：天地之气是相互感应的，寒暖也相交推移。从阴阳的属性上来看，春夏秋冬四季所含的阴和阳，阴阳的象数不同，双数是阴，单数是阳。由此也就是形成了阴阳盛衰的种种现象。如果发病的时间在春夏，因为春夏属阳，昼长夜短，就会阴气过少而阳气过多，所以其病性也通常是阴气少而阳气多，对于这种阴阳不调和的疾病，应该在哪个经脉上用补法和泻法？如果发病的时间是在秋冬，因为秋冬属阴，昼短夜长，这个季节阳气少、阴气多，所以其病性也通常是阳气少而阴气多。此时就会阳气衰而阴气盛，所以草木的茎叶因得不到阳光的温暖都会枯萎，雨水、露水、湿气都会下渗并滋润到根部，使它更粗壮，这就顺应了自然界阴阳消长的规律，完成了阴阳的转移变化。依据阴阳盛衰相互转化的情况，又该在哪条经脉上使用补法和泻法呢？在经受了因四季气候不正常而引起的病邪后，因为治疗方法错误致使病邪离开经脉，流无定所，甚至深入脏脏，这种情况数不胜数，这主要是不知根结的所在。不懂五藏六腑的开、阖、枢的作用，就会导致关枢破败，脏腑开阖失常精气流失无法存留体内，阴阳之气大受损伤了，正气无法抵抗病邪，这样病就更加难治了。九针的妙用，了解经脉根结是关键。如果知道了经脉根结的含义，九针的道理一句话就能说清楚了。如果不知道经脉根结的含义，针刺的理论就要消亡了。

　　足太阳膀胱经从足小趾外侧的至阴穴开始，终点在面部的面门。命门的位置就是内眼角的睛明穴。足阳明胃经从足次趾端的厉兑穴开始，终点在额角处的颡大穴。颡大穴的位置就是位于耳上、额角处的发际边缘的头维穴。足少阳胆经从足小趾之侧的次趾端的足窍阴穴开始，终点在耳部的窗笼穴。窗笼穴的位置就是位于耳孔前、耳屏之前的凹陷中的听宫穴。太阳是三阳之表，主表为开；阳明是三阳之里，主里而为阖；少阳介于表里之间，传输内外，就好像是门户的枢一样，为枢。因为太阳主表为开，敷布在皮肤表层的阳气能够抵御外邪的侵入，所以开的功能受到损伤，就会使皮肤表层的阳气不固定、皮肤粗劣，外邪容易侵犯人体导致暴病的发生。因此在暴病发生的时候就可以施针于太阳膀胱经的腧穴，并根据病症的虚实用补泻的方法进行治疗。所谓"渎"，是指皮肉的干枯和萎弱。阳明主里，为阖，禀受阳气来供养内脏，如果阖的功能遭受到损害，阳气就会无所止息地交争从而引起痿病发生。因此在痿病发生的时候可以施针于足阳明胃经的腧穴，并根据病症的虚实情况用补泻的方法进行治疗。所谓"无所止息"，是说胃气留滞不畅，就会导致真气的滞留，病邪停留不去而引发痿病。少阳介于表里之间，传输内外，为枢。如果是枢的转输功能丧失，就会发生骨繇病，两腿不能稳定着地。因此在发生骨繇的时候，可以施针于少阳胆经的腧穴，并根据病症的虚实情况用补泻的方法进行治疗。此病称为骨繇，是由于患了这种病后病人会肢体瘫痪，身体震颤不定。要治疗上述的这些病，应该依据三阳经开、阖、枢的特定作用和与之对应的病变，从各种病变的具体症状中找出发病原因，这样才能采取有效的治疗方法。

足太阴脾经从足大趾内侧之端的隐白穴开始，以中脘穴为终。足少阴肾经从足心的涌泉穴开始，以咽喉部的廉泉穴为终。足厥阴肝经从足大趾之端的大敦穴开始，以在胸部的玉堂穴为终，向下与膻中穴相连。太阴经是三阴之表，为开；厥阴经为三阴之里，为阖；少阴经处于表里之间，为枢。因为足太阴主脾，在表为开，如果损伤开的功能，脾就无法消化，脾胃里所产生的水谷之气就没有办法转输，从而导致上部出现阻滞不通的膈塞，下部出现空洞无底的洞泄。膈塞、洞泄症发生的时候，就应该施针于足太阴脾经的腧位，并根据病症的虚实情况和泻其有余、补其不足的原则进行治疗。所以，一旦足太阴脾开的功能受损，就会导致阴中的阳气亏损，进而引发此类疾病。足厥阴主肝，在里为阖，如果阖的功能丧失，病人就会气机不畅通从而容易觉得悲愁，精神忧郁。在治疗情绪悲愁病人，就可以施针于足厥阴肝经的腧穴，并根据病症的虚实情况用泻其有余、补其不足的原则进行治疗。足少阴主肾，处于表里之间，为枢，如果枢的转输功能丧失，脉气就会郁结不通畅，进而导致大小便不利。在肾经脉气不通的时候，就可以施针于足少阴肾经的腧穴，并根据病症的虚实情况适当地采用泻其有余、补其不足的原则进行治疗。所有这类经气郁结阻滞的疾病，都属于虚证，治疗时应采取补其不足的方法

足太阳膀胱经的根部在本经的井穴至阴穴，它的脉气流到原穴京骨穴，然后灌注到昆仑穴，接着往上运行到天柱穴，往下运行汇入飞扬穴。足少阳胆经的根部在本经的井穴历兑穴，它的脉气流到原穴丘墟穴，灌入

井穴阳辅穴，向上运行汇入天冲穴，往下运行汇入光明穴。足阳明胃经的根部在本经的井穴厉兑穴，它的脉气流到原穴冲阳穴，灌入合穴足三里穴，往上运行汇入人迎穴，往下运行汇入丰隆穴。手太阳小肠经的根部在本经的井穴少泽穴，它的脉气流到原穴阳谷穴，灌注合穴小海穴，往上运行汇入天窗穴，往下运行汇入支正穴。手少阳三焦经的根部在本经的井穴关冲穴，它的脉气流到原穴阳池穴，灌注到井穴支沟穴。往上运行汇入天牖穴，往下运行汇入外关穴。手阳明大肠经的根部在本经的井穴商阳穴，它的脉气流到原穴合谷穴，灌注到井穴阳溪穴，往上运行汇入扶突穴，往下运行汇入偏历穴。上面所说的这些，就是手足三阳经左右共十二条经脉的起点、流入之处、注入之处和进入之处，只要是因气血在经络中满盛而引发的疾病，都可以取这些穴位泻其有余。

脉气在一个昼夜中在人体上下循行五十次，为五藏运输精气。如果它循行的次数过多或过少，不能达到周行五十次的次数，就属失常的状态，叫做"狂生"。所以说的周行五十次，最重要的作用就是令五藏都能得到精气的营养。要想知道这种内在的功能是否健全，可以通过切按寸口的脉象，来计算它的跳动次数。如果在切按寸口脉象时，脉搏的跳动在五十次中没有一次中止，这就表明五藏精气充盈，能够得到精气的营养；假如脉搏的跳动四十次中有一次中止的情况，表明五藏中有一个脏器没有受到精气的营养而衰竭了；假如脉搏的跳动三十次中有一次中止的情况，表明五藏中有两个脏器没有受到精气的营养而衰竭；假如脉搏的跳动二十次中有一次中止的情况，表明五藏中有个三脏器没有受到精气的营养而衰竭；假如脉搏的跳动十次中有一次的中止的情况，表明五藏中有四个脏器没有受到精气的营养而衰竭；脉搏的跳动不满十次中有一次中止的情况，表明五藏全都没有受到精气的灌注而衰竭。因此，依据脉搏跳动停歇的情况，就可以预知病人死亡的实践，对于它的要点，本经《始终》篇中已经详尽叙述。总而言之，如果脉搏在五十次跳动过程中没有一次停歇，就是五藏健全、脏气充足的正常脉象；如果脉搏在跳动过程中出现停歇或者时快时慢的不规则现象，就表明病人短期内可能死亡。

黄帝问：人的五种不同形体之间的差别，以及正常形体与异常形体之间的差别，是说各种人的骨节有大小之别，肌肉有坚脆之别，皮肤有厚薄之别，血液有清浊之别，气的运行有滑涩之别，经脉有长短之别，血分多少之别以及经络数目有差别。对于这些情况我都已经懂得了。可是，这都是针对一般的平民而说的。对于那些王公贵族、生活优裕的居士，他们的生活优越，身体柔弱，肌肉绵软，血气运行迅速、润滑，跟那些辛苦劳动的人在身体状况和生活水平上大相径庭，那么给他们施针来治疗疾病的时候，入针出针的速度，进针的深浅，取穴的多少，是一样的吗？

岐伯回答：对于肉食细粮的人与吃粗粮豆叶的人所得的疾病的治疗方法怎么能一样呢？通常的针刺原则是气行平滑的，要早出针；气行涩滞的，要晚出针；因为气行滑润的，针感出现比较快，要用小针，浅刺；气行涩滞的，针感出现比较慢，要用大针，深刺。深刺的时候要长久地针，浅刺时要迅疾地出针。依据上述的针刺原则，给一般平民施针的时候，应该要深刺还要留针；给王公贵族施针的时候，应该用小针并且慢刺，迅速出针。原因是这类人的经气运行迅疾而滑润。

黄帝问：外表形体的表现和得病的脏腑功能的表现有时一致，有时不一致，对于这种情况，应怎样区分并进行治疗呢？

岐伯回答：如果外表身体并不壮实，受病脏腑的功能却亢进，外表看似虚弱而内里强实，这就是邪气在体内占上风的表现，理所当然要用泻法来泄除体内的邪气；如果外表看起来很壮实，受病腑脏功能却低下，外表看似强壮而内里虚弱，就要用补法来补益正气；如果病人外表看起来也很虚弱，受病脏腑的功能也很低下，这表明阴阳表里的血气都已虚竭。针对这种情况，不能使用施针的方法来治疗，假如误用针刺，就会导致虚上加虚，进而导致内外阴阳全部衰绝，血气亏尽，五藏精气衰竭，筋骨萎缩软弱，骨髓干枯。精气衰竭的老年人，会因此渐趋衰绝，甚至死亡；精气充盈的青年人，会因此而损耗严重，身体也将难再康复。如果外表壮实，而受病脏腑的功能也亢进，这表明阴阳表里的血气全都盛实的情况，也应该尽快用泄法来泻除体内的邪气，排除病邪，调整正气。因此，病气有余的属实证，宜用泻法治疗；病气不足的，属虚证，宜用补法治疗，就是这个道理。因此，用针刺治疗却不懂形体病气顺逆的意义和补泻的作用，就会使得正气与邪气的相互搏斗挣扎。如果是邪气却采用了补法，就会导致阴阳各经的血气阻滞不畅，并积聚腹内，导致腹部胀满，也会出现因肝肺的脏气得不到疏通致使气机在内郁积，阴阳运行失常并发生错乱的现象。如果是正气虚却采用了泻法，就会导致经脉空虚，气血亏损直至枯竭，肠胃运化软弱无力，皮肤病弱包骨，毛发脱落，皮肤的纹理萎缩软弱，看此情况，即可知病人将死了。因此，施针治疗的关键，就是要懂得调和阴阳平衡。只有调和好了阴阳，精气才可以充足，形体与神气才能相合，神气内藏而不散。由此看来，高明的医生，能使失常的气血运行恢复常态；而一般的医生，诊断得不够准确，治疗得不够恰当，就会扰乱经气；医生医术粗浅，不辨虚实，乱用补泄之法，则有可能亏绝精气而危及病人生命。因此，医术粗浅的医生在诊断病情和治疗疾病时一定要审慎小心。针刺之前，一定要先明察由五藏引发的各种病症，五藏的脉象与病症的相应情况，经络的虚实状况，以及皮肤的柔粗，在此之后才能适当地选取经穴进行施针治疗。

寿夭刚柔第六

　　黄帝问少师：我听说人生在世，因为每个人的天资不同，性情有刚柔之分，身体强弱有不同，身长也有高矮的差异，所有的生理病理的现象，从性质上来说，都有阴阳的分别，我想听你谈谈这其中的差异和针对这些差别应该采取的不同针刺之法。

　　少师回答：人体内部的阴阳，是方方面面的，它们的属性只是相对而言。阴中可以再分出阴，阳中还可以再分出阳。只有先掌握了阴阳的规律，才能找到适宜的针刺方法来调和它们。只有了解发病时的病情是属于阴还是阳，治疗时才有依据。同时，必须细心推测开始发病的原因，依据四季气候的变化来掌握病的性质和特点。另外，所采取的治疗方法，在内与五藏六腑的病症相应和，在外与筋骨皮肤的病症相应和，如此才能得到好的治疗效果。不只是体内有阴阳的分别，体表之上也有阴阳之别。在体内，五藏属阴，六腑属阳；而在体表之上，筋骨是阴，皮肤是阳。依据这种内外阴阳的关系和病症发生的部位，就能基本选定取用哪个穴位进行针刺治疗。因此，内为阴，体内的五藏也属于阴，假如五藏发病，也就是所说的病在阴中之阴，就可以施针于阴经的荥穴和腧穴；同样的，外为阳，体外的皮肤也属于阳，假如皮肤发病，也就是所说的病在阳中之阳，就可以施针于阳经的合穴；另外，外为阳，体外的筋骨却属于阴，假如筋骨发病，也就是说病在阳中之阴，就可以施针在阴经的经穴；同样的，内为阴，体内的六腑却属于阳，假如六腑有了疾病，也就是说病在阴中之阳，就可以施针于络穴。至于疾病的征象，发病的部位也可用阴阳划分。如果病邪在体表阳分的叫风；病邪在体表阴分的叫痹；如果表里阴分和阳分都发生病变的话，叫做"风痹"疾病在外表有形态变化而病人自己却感觉不到不适，那么疾病在浅表，此类疾病属阳；疾病在外表没有形体变化而病人自己却能感受到疼痛的，病在阴处，此类疾病属阴。在病人的体表是无恙的，却有疼痛感的疾病，这是属阳的。属阳的体表完好无恙，属阴的五藏六腑发生了病变，因此应该赶快治疗属阴的五藏六腑，而无须医治病人属阳的皮肉筋骨。相反，如果是外部有病症的形态而病人却感觉不到疼痛感的疾病，是属阴的五藏六腑没有病，属阳的体表遭到了损害，就应该迅速治疗属阳的皮肉筋骨，而无须治疗病人属阴的五藏六腑。如果表里阴阳同时有病，有时会在体表有病态反应，有时会因病在脏腑而体表没有任何病态表现。如果病者心情焦躁不安的话，那么就是阴病甚于阳病，也就是属阴的五藏病得较重，这种情况是生病既不完全在体表，也不完全在五藏六腑，如果疾病发展到表里阴阳都有病的阶段，就不好治愈了，不久后就会形体衰败了。

黄帝问伯高：我听说外在的形体和内在的气机有疾病的时候，发病的先后和发生在内或外的疾病都与病因相合，关于此的具体情况是怎样的呢？

伯高回答：风寒从外表侵入时，一定最先侵袭外在的形体；忧愁、恐惧和愤怒等情绪刺激，一定最先扰乱体内气机的运行。气机的运行失调，就会导致五藏不和谐，使五藏发病；寒邪侵犯形体时，令外在的形体受到伤害，同时在肌肤之表出现与之相应的疾病；风邪伤及了筋脉时，筋脉也会出现相应的病患。这就是形体和气机受到损伤后，在外与在内相应发病的情形。

黄帝问：该怎样依据患病时间的长短恰当地施针呢？

伯高回答：病了九天的话，只要施针三次就可痊愈了；如果是病了一个月，也只是施针十次就可治愈了。不管患病的时间是长还是短，都可根据一病三天针刺一次的原则，来估算针刺治疗的最合理的次数。如果是长久地患痹病而没有被治愈的话，就要观察病人的血络，在有淤血的地方用刺络放血的方法把恶血泄尽。

黄帝问：由外因和内因所导致的不同病症，在针刺时难易程度也有所不同，那么具体的情况是怎么样的呢？

伯高回答：外邪损伤人体，形体先发病而没有转入内脏的，此病在浅表，针刺的次数可在一般标准的基础上减去一半，也就是说，原来得病一个月需要针刺十次的，现在只需针刺五次即可；内因致病的，内脏先发病，然后由里及表，使在外面的形体也出现相应疾患的，是病在深处，对此，针刺的次数要在一般标准的基础上增加一倍，也就是说，原来得病一个月需要针刺十次的，现在需要针刺二十次。这是以患病一个月为标准，来说明治疗由外因和内因致病时的难易。

黄帝问伯高：我听说人的外形有缓急的分别，元气也有盛衰的区分，骨骼有大小之别，肌肉有坚脆之别，皮肤有厚薄之别，如何根据这些来判断一个人寿命的长短呢？

伯高回答：如果形体和元气相称，内外平衡，寿命就长；如果形体与元气不相称，不平衡的话，就命短。皮肤厚重，肌肉坚实，能够相称的人就长寿；皮肤厚重，肌肉松脆，不相称的人就命短。血气经络满溢充足，比外表形体强的人就长寿；内在的血气经络衰竭虚空，情况比形体糟的人就命短。

黄帝又问：什么是形体的缓急？

伯高回答：形体充实、皮肤柔缓的人，寿命就长；形体充实而皮肤紧绷的人，就命短。形体壮实，脉象坚大有力的，是表里一致，在内在外都很强盛，叫顺；外形虽然壮实但是脉象弱小无力的，是外实内虚，脉气空虚，叫气衰。如果出现气衰就是说明寿命不长了。如果形体虽然壮实但是颧骨低凹的，是骨骼小，有这种状况的人通常会短命。如果形体壮实，而且臀部肌肉丰腴，肩、肘、髀、膝等肌肉突起之处也都坚固紧实、肤纹清晰的，叫肉坚，肉坚实的人通常都会长寿；形体充实而臀部肌肉消瘦，没有肤纹也不够坚固紧实的，是肉脆，肉脆的人通常都会短命。正是因为每个人的先天禀赋的不同才造成这些情况，所以要根据这些体形的强弱、在内元气的盛衰，以及形体和气血是否平衡协调，从而推断病人的寿命长短的情况。医生一定要掌握这个道理，只有了解怎样判断形体的强弱、确定元气的盛衰，诊察形体和元气是否平衡统一，才能准确地诊断病情、决定治疗方法、判断病人的生死。

黄帝说：我听说可通过观察人的某些部位来判断人的寿命的长短，可是一个人到底能活多大年纪，我还是无法猜度。

伯高回答：就面部而言，假如耳朵周围的骨骼低陷，矮平短小，还不如耳前的肌肉高，这样的人不到三十岁就会死。如果加上因外感内伤等原因所致的疾病，这个人又可能活不过二十岁。

黄帝问：形体有时比元气胜，有时候比元气弱，如何通过这个来判断人的寿命长短呢？

伯高回答：普通人，气比形体强的，即使外表瘦弱矮小，也会长寿；病人，肌肉都已经极度消瘦了，即使是元气胜过形体，也就是说元气还未衰竭，可是形体很难恢复，形体脱陷则元气很难单独存在，所以也最终会死亡；如果是外形胜过元气的情况，因为元气已衰绝，气衰神也衰，所以即便在外的形体和肌肉没有消瘦，病情也十分严重，不会长寿。

黄帝问：我听说刺法中有"三变"之说，"三变"指的是什么？

伯高回答："三变"就是依据不同的病症而制定的三种相应的针刺方法，包括，刺病在营分的，刺病在卫分的，以及刺寒痹滞留在经络中的。

黄帝问：针刺治疗这三种病应采用什么方法？

伯高回答：刺营分的时候，要用点刺放血地方法，使营分的病邪随淤血外泄；刺卫分的时候，用摇大针孔的方法，疏泄卫气，驱散病邪；刺寒邪留滞经络而形成的痹证，采用针后药熨的方法，使热气进入内里温暖经脉，消散寒邪。

黄帝问：营分、卫分、寒痹的病状各有什么表现呢？

伯高回答：营分病主要表现在恶寒与发热交替发作，气虚弱而无力，病邪在营血并上下恣意运行的情况。卫分病则表现为因气机不通所导致的气痛，即形体无异，却有疼痛之感，忽来忽去，时好时坏，并伴有胸腹的满闷或者肠鸣等症状，这是因为风寒等外邪客居在肠胃中，使得气机不畅而引起的。寒痹症是因为寒邪停滞在经络之间，血脉凝结不行所导致的，症状表现为久病不愈，肌肉常常疼痛，还伴有皮肤麻木的感觉。

黄帝问：刺寒痹时使热气内入的方法是什么样的呢？

伯高回答：病人的体质不同，方法也有所不同。对于普通的老百姓，他们身体健壮，皮肤丰厚，肌肉坚实，治疗时可以用火针的治疗方法；而对于王公贵族，他们养尊处优，皮肤薄弱，肌肉松弛，就用针后药熨的方法来治疗。

黄帝问：药熨的制法和应用是怎样的呢？

伯高回答：药熨之法是用二十升醇酒，一升蜀椒，一斤干姜、一斤桂心，总计四种药料。将后三种药用牙齿嚼成豆粒一样大小的碎屑后，用酒来浸泡；再用一斤丝绵，四丈细白布，一起放入酒里面浸泡。然后把盛酒的容器，放在燃烧的干马粪上煨烤，给酒器加盖，并且用泥来封固住，不要让它泄气。烤五天五夜后再把细布与丝绵拿出来晒干，晒干后再浸在酒里面，这样反复地把药酒浸干为止。每浸泡一次，都要浸泡一整天的时间，然后取出来晒干。等到酒完全被吸干以后，就把药渣拿出去晒干，并把药渣和丝绵都放在夹袋里。夹袋是双层的布对折以后制成的，每个夹袋有六尺到七尺长，总共需要做成六七个夹袋。要用夹袋的时候，把夹袋放在上面桑炭火上烤热，再用它温熨寒痹局部进行针刺的部位，让热气可以深透到病邪所在之处。夹袋如果冷了，就再将它放到桑炭火上烘热，考热后再熨，像这样熨敷三十次。熨后患者会出汗，出汗后就用手巾来揩身，也要做三十遍。擦干液体后，病人要在无风的室内活动，千万不能受风。根据这样的方法，每次施针治疗的时候一定要用药熨的方法，这样的话，病就会被治好了，这就是用药熨使热气内入的方法。

官针第七

　　针治的关键，就是要选用符合规格的针具。临床治疗之所以会需要九种针具，就是应为九种针各有不同的治疗效果，长针、短针、大针、小针，每一种针都有不同的施针对象。如果不能选用适当，就不能治疗疾病。如果病痛在皮肤表面，而针却刺得很深，那么就容易使肌肉受到伤害，从而引发皮肤脓肿；如果病痛在肌肉深处，却针刺得很浅，那么不但病邪不能排除，反而会使皮肤产生大面积的疮疡；病变轻浅却使用大针来治疗，会导致元气外泄而加剧病情；疾病深重却使用小针来治疗，邪气就会得不到排泄，治疗也就没有效果了。可见，在施针的时候没有选择适宜的针具，应该用小针的情况下用了大针，针刺过度，就会伤害元气；应该用大针的情况却用了小针，针刺力度不够，就会导致疾病不能被治好。上文中我已经阐述了错误使用针具的害处，下面就让我来说一说针具的正确使用方法。

　　病在皮肤的位置并不是固定不变的，可采用针刺病痛之处，以便消散风热，可如果患处的皮肤苍白无红肿，就表明风热已经散去，就不可再使用针刺了。病痛位于皮下浅层肌肉中或肌腱之间，可采用员针来按摩病痛之处，使血气顺畅。如果病痛位于经络，属顽固性痹症的，可采用锋针医治，刺络放血。病痛位于经脉，属脉气不足的虚证，要用补法来施针治疗的，可采用针按压在经脉上的井、荥、输、经、合等腧穴，令其血气畅通。如果是化脓性的疾病，可采用剑形的铍针切割排除脓血。如果是突然发生的痹症，可采用员利针来治疗，将其深刺入人体，可治疗暴痛。而如果是疼痛久治不愈的痹症，就应该用毫针来治疗，毫针可以长时间留针于病人身上，以消除痛痹。如果病位深在里面，就应该要选用长针来治疗，去除内在的邪气。如果是患了水肿病，关节间因积水而导致关节无法通利的，可采用针锋略圆的大针来针刺关节，以泄去关节间的积水。如果病痛固留于五藏，也可采用锋针医治，在个经脉的井穴、荥穴等腧穴上施行泻法，同时依据腧穴与四时的关系灵活治疗。

　　通常来说，针刺的方法有九种，分别适应九种不同病变。第一种是输刺法，输刺，即针刺十二经位于四肢的荥穴、腧穴和背部位于足太阳膀胱经上的五藏腧穴。第二种是远道刺法，远道刺，指病在人的上半身，却针刺离病痛处较远的下半身的腧穴，即足三阳经所属的下肢腧穴；第三种是经刺法，经刺，即针刺病人经脉中经和络间纠结不顺之处；第四种是络刺法，络刺，即针刺皮下浅处小脉络隶属的细小静脉，令其出血，以便泄除邪气；第五种是分刺法，分刺，即针刺肌与肉的空隙，此法适用于邪气位于经脉分肉之间的情况；第六种是大泻刺法，大泻刺，即用铍针针刺脓疡的地方，此法适用于比较严重的化脓情况；第七种是毛刺法，毛刺，毛刺是浅刺的一种，即针刺入皮肤却不入肉，此法适用于皮肤表层的痹症；第八种是巨刺法，巨刺，即病痛在身体的左侧却针刺身体右侧的腧穴，用火病痛在身体右侧却针刺身体左侧的腧穴；第九种是焠刺，即将针烧热后来医治寒痹症。

还有十二种刺法，分别来医治十二经的不同疾病。第一种是偶刺法。偶刺，即将手对准胸口和后背，当痛之所在，一针刺在前胸，一针刺在后背。此法可以用来治疗因心气闭塞而导致胸口疼痛的心痹。使用这种方法的时候一定要用斜针来刺进病人的身体，以免损伤内脏。第二种是报刺。报刺，用来治疗痛无所定、痛势时上时下的疾病。针刺时在痛处用右手将针直刺入体内，不立刻拔针，用左手沿着疼痛处循按，按到新的痛处后再拔针，然后将针刺入新的痛处。第三种是恢刺法，恢刺，即是把针直接刺入筋旁，然后前后左右地提插捻转行针，使针孔变大，令筋急之症得以舒缓。这种方法一般用来治疗因为筋脉拘挛而导致疼痛的痹症。第四种是齐刺法，齐刺，即是先在病痛部位正中刺一针，然后再在其两旁各刺一针。这个方法用来治疗寒气侵入的范围小但是部位很深的疾病。因为此法三针并用，所以也被称为三刺。三刺主要用来治疗那些寒气范围小但居在人体内部较深的疾病。第五种是扬刺法，扬刺，即先将一针刺入病变正中，另外再刺四针在四周，五针都用浅刺。此法用来治疗寒气滞留范围广但居于人体浅处的病症。第六种是直针刺法，直针刺，针刺时提起穴位处的皮肤，然后把针刺入皮肤，但不刺入肌肉。此法治疗寒气滞留部位比较浅显的病症。第七种是输刺法，输刺，在实施时，进针和出针的动作都必须迅速，而且应当直入直出。虽然它取用的穴位很少，但刺入却很深。一般用来治疗气盛的热病，主要功能是退热。第八种是短刺法，短刺，主要用于治疗骨节浮肿，无法行动，身体局部发寒的骨痹。施针时慢慢地进针，进针后稍微摇动针身，然后逐渐往深处进针，等到针尖到达骨头附近，要提插针具，使针尖与骨头发生摩擦。第九种是浮刺法，浮刺，即将针斜刺入人体病痛之处的旁边，只浅刺人的肌表。此法用来治疗肌肉挛急且病性属寒的病变。第十种是阴刺法，阴刺，即左右都刺。此法用于医治阴寒内盛的寒厥症。因为寒厥症和足少阴肾经有关，所以医治寒厥症的人，必须针刺其足内踝后方之肾经的原穴太溪穴，并且穴位左右都要施针。第十一种是傍针刺法，傍针刺，即在病痛部位直刺一针，另外位于其旁再刺一针。此法用于治疗邪气久滞不去的留痹症。第十二种是赞刺法，赞刺，进针和出针都很迅速，且直入直出。施用此法时，需快速地在病痛处浅刺多针，令其出血以泻淤血、消除痈肿。

对于那些深居在人体内部不显露在外、人用肉眼无法看见的经脉，施针的时候要轻轻地进入其内，留针时间稍久，目的是为了引导孔穴中的脉气上行，使人产生针感。而对于那些位于人体浅表，显露在外的经脉，则不能直接急刺，而应当先按绝其脉，避开血管，然后施针。这样做可避免经脉出血，也不会使精气外泄，只会将邪气驱散。"三刺"是一种能使谷气出现而产生针感的刺法。先将针浅刺进皮肤，以此来泻除卫分的阳邪；之后将针刺入深处，用这种方法来泄除营分的阴邪之气。而这深刺也仅是稍微深刺一点，比皮肤的浅层略深，此时针穿过皮肤，靠近肌肉，但还不到分肉之间。最后将针刺入分肉的中间，使谷气出，病人就会产生酸胀的针感。因此古代医书《刺法》中说道："先浅刺皮肤。使人体浅表的邪气得以驱散，从而让人血气顺畅，之后再深刺一些，以泻去阴分的邪气，最后刺得极深，等针到达一定深度时，就能够通导谷气而使人产生针感。"这段话所说的正是"三刺"。可见，医生使用针法治疗病痛，如果不知道一年中风、寒、暑、湿、燥、火六气盛行的时间，不能掌握节气中六气的盛衰虚实，以及其所引起的疾病状况，这种人就不能当医生。

此外还有五种刺法，用于治疗与五藏有关的疾病。方法一是半刺法，半刺，即先将针浅刺进皮肤，不损伤肌肉，其施针的动作就像从身体上拔毫毛一样。此法是为了轻微地刺激体表皮肤，以便泄出皮肤浅表的邪气。由于肺主皮毛，所以这就是肺脏相对应的刺法。方法二是豹文刺法，豹文刺，即在病变处的周围多次行针，以至皮肤上的针孔呈豹纹状。此法用来刺中络脉、泄出郁血为准，主要用来消散经络间的郁血。由于心主血脉，因此这是与心脏相对应的刺法。方法三是关刺法，关刺，直接针刺四肢关节附近筋腱的尽端，一般用来治疗筋痹。施针的时候不能出血。由于肝主筋腱，因此这是与肝脏相对应的刺法，此法又叫渊刺法，也叫岂刺法。方法四是合谷刺法，合谷刺，即在病痛处正入一针，左右斜入两针，使针呈"个"字状如同鸡足，合谷刺是将针刺入分肉间，用来治疗肌痹。由于脾主肌肉，因此这是与脾脏相对应的刺法。方法五是输刺法，实施输刺时，进针和出针的速度都要十分迅速，用针既要直入直出，又要深刺到骨头附近。此法一般用来治疗骨痹。由于肾主骨，因此这是与肾脏相对应的刺法。

本神第八

黄帝问岐伯：只要使用针刺法，务必先以病人的精神活动情况为治疗依据。血、脉、营、气、精、神，这些都是藏守在五藏里面的人类生命活动的物质基础和精神动力，而其中又以神气的功用最大。如果人过分放任七情六欲而导致神气从五藏离失，那么五藏的精气就会消散，魂魄就会飘荡，意志就会烦乱，同时还会失去聪慧以及思索能力。可人为什么会出现这种症状呢？是天意的惩罚？还是人为的过失？另外，什么是德气，它为什么会产生精、神、魂、魄、心、意、志、思、虑、智，产生的过程又是怎样的呢？请你告诉我其中的道理。

岐伯回答：天给予我们生化之机，地给予我们长养之气，长养之气随着生化之机而变动，阴阳二气交合抟聚，于是世间万物才化生而成形。因此，阴阳两气交合而演化成生命的原始物质叫精；阴阳两精结合而产生的生命活力叫做神；随着神来往活动而出现的知觉机能叫做魂；跟精气同出入而产生的神气功能叫做魄；让人自发地去了解客观事物的主观能动性叫做心；心里有记忆而产生欲念的过程叫做意；决定将留存的欲念贯彻的过程叫做志；为了使志成为现实而反复考虑的过往叫做思；因思索而推想出结果的过程叫做虑；因思虑而定出巧妙处理事物之法的过程叫做智。因此，智者的养生之法，定当顺应四时，以适应气候的寒暑转化，他们不过喜、不过怒，能很好地适应四周的环境变化，并能协调阴阳盛衰，使刚柔相济。如此，他们便可百病不侵，延年益寿，不易衰老。

恐惧、担忧、思索、焦躁太过会伤害神气。损伤了神气，病人就会有恐惧、畏缩之感，而五藏的精气也会流失不止。因过分哀伤而损伤了内脏的人，就会气机竭绝而亡；过度喜乐的人，会导致神气四散而不能藏守在内；过度愁忧的人，会导致气机闭塞而不能正常运行；大怒的人，就会神智昏迷而失去常态；过度恐惧的人，神气散失而无法收敛。

神藏于心，惊惧、警惕、思索、焦虑，会伤害神气。神伤的人，时常感到恐惧而丧失自控能力，并出现膝髌等处的肌肉塌陷以及遍身肌肉萎缩的症状。长久下去的话，等到皮毛显得憔悴、气色显得枯槁的时候，人就会在冬季水旺的时候身亡。意藏于脾，忧虑过度又长期无法消除，就会伤害意。意受到损伤，人便会觉得胸膈烦闷，手足举动无力的症状。进一步发展，等到毛发零落、肤色暗淡的时候，人就会在春季木旺的时候身亡。魂藏于肝，过分悲伤影响到内脏，就会伤害魂。魂伤，人就会精神迷乱而无法清醒地了解四周状况，以至于意识不清而举动失常，同时还会出现前阴器萎缩，筋脉拘挛，两胁骨痛的症状。进一步发展，等到皮毛憔悴、气色枯夭的时候，人就会在秋季金旺的时候身亡。魄藏于肺，过度喜乐不知节制，就会伤害魄。魄受到损伤，人就会癫狂，以至进入意识全无、旁若无人的状态，还会出现皮肤枯黄等症状。进一步发展，等到皮毛憔悴、气色枯夭的时候，人就会在夏季火旺的时候身亡。志藏于肾，大怒无法遏止，就会伤害志。志受到损伤，人就会因为记忆力衰退而常常忘记自己说的话，还会出现腰际难以转动，无法任意俯仰屈伸等症状。进一步发展，等到皮毛憔悴，气色枯夭的时候，人就会在夏季土旺的时候身亡。恐惧过度又长时间无法消除，就会伤害精。精受到损伤，人就会出现骨节酸软痿弱，四肢发冷，常常遗精滑泄等症状。综上所述，五藏是主要藏精的地方，而精气又是生命活动的物质基础，因此五藏中的任何一脏都不能受到损伤。如果五藏受了损伤，那么五藏所藏的精就会失守，精气流失殆尽，人就会出现阴虚。阴是阳的物质基础，精气流失而导致阴虚，就会使人缺乏营养，从而不能化成阳气，更无法进行气化活动。缺乏阳气和气化活动，人的身体就无法吸收和传输养分，那么人的生命就会终结。所以，施针治病的医生，应该要仔细观看病人的神情和病态，从而掌握他们精、神、魂、魄、意、志的旺盛或衰竭的情况。如果五藏的精气都已经耗伤，那么就不能用针刺进行治疗了。

血液藏于肝中，而代表人精神状态的魂又依附在肝血中。肝气空虚，肝血缺乏，人就会容易产生恐惧；肝气旺盛，人就容易发怒。

营气藏于脾中，而隶属人精神活动的意又依附在营气中。脾气虚弱，人就会四肢不便运动、五藏不能调和，脾气积压，运行不畅，人就容易发生腹中胀满，大小便不利的症状。心支配人全身血液运行，而代表人全部思维活动的神又依附在血液中。心气虚弱了，人容易产生悲哀之感；心气旺盛，人就会嬉笑不止。人的真气藏于肺中，而代表人体器官运动功能的魄又依附在血液中，肺气虚弱了，人容易感到鼻塞不利呼吸，或者是短气；肺气壅实，人就会喘促、胸部胀闷、仰面呼吸等症状。五藏六腑的阴精藏于肾中，而隶属人精神活动的志又依附在阴精中。肾气虚弱，元气不足，人就会四肢厥冷；肾气旺盛，人就会下腹肿胀，五藏运行异常。因此，医治时，医生首先要诊察五藏疾患的病状，分析各脏元气的虚实，然后依据病症谨慎地予以调理，才能取得好的治疗效果。

终始第九

　　针刺的所有道理和原则，都在《始终》中有详细的记载。熟练地掌握《始终》篇的内容和要旨，遵守五藏的原则，就可以明确阴经、阳经的关系。五藏控制着人的手足三阴经，六腑控制着人的手足三阳经。阳经承接的脉气来源于四肢末梢，阴经承接的脉气来源于五藏。因此，泻法是直面脉气的来向刺针，夺取其势；补法是随着脉气的去向刺针，补充其势。掌握了迎顺补泻的原则的人，就可以调和脉气。不过想掌握调和脉气的方法，还需要明白阴阳的含义和规律，如五藏在内属阴，六腑在外属阳。如果要向后世传授这些道理，让后世人受益，学习者要歃血盟誓，严肃地学习它，刻苦地钻研它。郑重认真学习，应用这些知识，就能够使医治达到好的治疗效果；相反，轻视它，就无法取得医治的应有效果，甚至这些知识就会消亡。医生如果不按照这些知识中所标明的准则去做，而是一意孤行，那么就让病人的生命受到危害，从而导致严重后果。世间万物的演化发展都是遵循自然规律。在此，让我根据自然规律的原则来谈谈始终的含义。始终，就是以人体内部的十二经脉为纲纪，通过诊察寸口和人迎两处的脉象，来了解人体五藏六腑虚实盛衰的变化和人体内部阴阳的平衡与否。这样自然规律作用于人体的大致情况就知道了。所说的平人，就是没有病的人。没有生病的人的脉口和人迎的脉象与四季的阴阳虚实是相适应的；其脉气也是相互呼应，往来不息的；其手足六经的脉搏，不过慢，也不过快；其属于本的内部脏气和属于末的外部皮肤，能在寒温之性上协调一致；其形肉和血气也能彼此协调。这种人就叫做"平人"。气短的病人，其脉口和人迎的脉象都会表现出虚弱无力，并且脉搏的长度还低于正常水平。这种情况是阴阳都不足症状。治疗的时候，补其阳气，会使得阴气衰竭；泻其阴气，又会使得阳气脱泄。这种情况只能用温和的药剂来调补，无法用大补大泻的汤剂来医治。这种情况也一定不能用针灸治疗，如果施用了针灸就会使病人阴气耗竭。如果由于病人长时间无法康复，就用泻法来治疗，那么病人五藏的精气就会被伤害。

　　人迎脉比寸口脉大一倍的，疾病应在足少阳胆经；大了一倍的同时又有躁动的表现，病邪的位置在手少阳三焦经。人迎脉比寸口脉大两倍的，疾病应在足少阳膀胱经；大了二倍的同时又有躁动的表现，病邪的位置在手太阳小肠经。人迎脉比寸口脉大三倍的，疾病应在足阳明胃经；大了三倍的同时又有躁动的表现，病邪的位置在手阳明大肠经。人迎脉比寸口脉大四倍的，并且脉象又大又快的，那是六阳经的脉气旺盛至极而流溢在外的表现，此种情况叫做"溢阳"；出现溢阳时，阳气旺盛至极就会拒绝阴气，阴气无法外达就会出现阴阳无法交合的情况，这种情况被称为"外格"。寸口脉比人迎脉大一倍的，病邪的位置在足厥阴肝经；大了一倍的同时又有躁动的现象，病邪的位置在手厥阴心包经。寸口脉比人迎脉大两倍的，病邪的位置在足少阴肾经，大了二倍的同时又有躁动的现象，病邪的位置在手少阴心经。寸口脉比人迎脉大三倍的，病邪的位置在足太阴脾经；大了三倍的同时又有躁动的现象，病邪的位置在手太阴肺经。寸口脉比人迎脉大四倍，而且脉象表现得又大又数，那是六阴经的脉气旺盛至极流溢在外的现象，这就是"溢阴"的情况了；出现溢阴时，阴气旺盛至极，阳气无法内入，以致阴阳无法交合，这种情况被称为"内关"。内关是阴阳表里不通的表现，是不治之症。人迎处和手太阴经所属的寸口处，如果人迎与寸口的脉象都大于平常的四倍以上，那就说明阴阳两气都旺盛至极从而导致了阴阳互斥的现象，就是"关格"；病人如果有关格的脉象，那就距离死亡不远了。

人迎脉比寸口脉大一倍的，疾病应在足少阳胆经，治疗此病应该用泻法来泻足少阳胆经，又因为肝胆相表里，胆实则肝虚，所以用补法来补足厥阴肝经。医治的时候需要选择两个泻法穴位、一个补法穴位来进行针刺，一天施针一次，同时还必须按切人迎与脉口的脉象，以审查病情有无好转，治疗有无效果。如果切按到躁动的脉象，就需要针刺肝胆二经的脉气所出的穴位，脉气和了再止针。人迎脉比寸口脉大两倍的，疾病应在足太阳膀胱经，治疗此病应该用泻法来泻足太阳膀胱经，又因为膀胱与肾相表里，膀胱实则肾虚，所以用补法来补足少阴肾经。医治的时候选择两个泻法穴位、一个补法穴位来进行针刺，每两天施针一次，同时还必须按切人迎与寸口的脉象，以审查病情有无好转，治疗有无效果。如果切按到躁动的脉象，就需要针刺膀胱经和肾经的脉气所出的穴位，脉气和了再止针。人迎脉比寸口脉大三倍的，疾病应在足阳明胃经，治疗此病应该用泻法泻足阳明胃经，又因为胃与脾相表里，所以还需用补法补其足太阴脾经。医治的时候选择两个泻法的穴位、一个补法的穴位来进行针刺，每日刺两次，同时还必须按切人迎和寸口的脉象，以审查病情有无好转，治疗有无效果。如果切按到躁动的脉象，就需要针刺脾经和胃经的脉气所在的穴位，脉气和了再止针。此处，一日内可针刺两次的原因是，胃处于中焦，支配水谷的消化和吸收，为足太阴脾经和足阳明胃经提供脉气，由于胃所受纳的谷气最为丰富，所以它的脉气也最为充盛，故而在脾胃二经上一日内可针刺两次。如果人迎与寸口的脉象都比平常的脉象大了三倍以上的，说明人体阴气、阳气都旺盛至极而流溢于腑脏，这种情况叫做"阴阳俱溢"。出现此病，人的内外不畅通，就会导致血脉闭塞，气机不通，真气无处可行而流溢于内，这样便会损伤人的五藏。此种情况下，如果误用灸法妄图打破内外，就会引起病变而导致其他的病症。

凡是针刺的原则，都能以调和阴气和阳气为目标。阴阳之气通过治疗而调和后，针刺就要立刻停止，不能针刺过度，过度就会发生病变。内属阴，外属阳，补法补其内在的正气，泻法来泻其外来的邪气，如此五藏就会气势充沛、功能健全，病人就会声音响亮、耳朵清晰、眼睛明亮，身体健康。否则，倘若是泻法泻其内在的正气，补法补其外在的邪气，抑或是医治过度，都会让患者血气运行不通畅。医治实证时如果针下有感应，那么针刺就取得了疗效。这时，倘若再用泻法，就会使病人的病气更加减弱。这个时候病人的脉象和之前的一样大，但是反而不如患病时候脉象的坚实有力。如果使用泻法后，病人的脉象和患病时一样坚实，那么就算病人说他已经恢复了，事实上他的病也仍未去除。治疗虚证时，当针下有感应而表明针刺已经产生疗效时，这个时候如果对病人采用补法，那么病人的正气就会更加充沛，这时，病人的脉象和患病时一样大，但比患病时坚实。如果使用补法后，病人的脉象和患病时一样不坚实，这时候虽然病人已经感到轻快舒服，病邪却还是没有被除去。因此正确地使用补法，就会使正气充实；正确地使用了泻法，就会使病痛减弱。如此，即使病痛不能随着针刺的进行而立即驱除，病人的病情也一定会有所减轻进而会全然恢复。要取得如此满意的疗效，医生一定要首先通晓十二经脉的相关知识和其病发症状乃至病理转机，然后才能明白《始终》篇的真正含义，从而在临床上达到好的效果。阴经和阳经都有各自归属的脏腑，并且此种对应的关系不会变更。所以要治疗不同的疾病，只要依据病状确定患病的脏腑，从患病脏腑所属经脉上的腧穴着手治疗就可以了。

凡是施针治疗的方法，均需使用三刺法从浅到深地分成三个步骤来针刺，以引导谷气来复使人产生针感，从而达到良好的治疗效果。如邪僻不正之气乱与血气混合；或本该深居于内的阴越位于外、本该处于外的阳却深陷于内而引发的内外阴阳错乱；或由血气循行逆顺颠倒而导致的血气运行异常；或经脉之气沉浮异常而导致的内外经气各失其所、杂乱而行；或脉气无法与四时相适应而出现的升降变化；或外部邪气滞留在人体内部，充斥于腑脏经脉。这些疾病都应当用针刺来消除。应用三刺法时，一刺，将针刺入皮肤浅表处，把阳邪除去；二刺，将针刺进略深之处，把阴邪除去；三刺，将针刺进更深处，当针到达一定深度时，人就会因谷气出而产生针感，当人感觉到正气而至时就说明疗效已经产生，可以拔针了。"谷气至"就是说，施用补法，病人就表现出正气充盈的样子；施用泻法，病人就会表现出病邪衰退的样子。医生通过这些表现就能判断出"谷气至"。如果针刺排除人体病邪，即使这时病人的阴阳血气还未调和，也能得知病就要被治愈了。因此说正确使用补法，就一定能使病人正气充盈；正确使用泻法，就一定能使病人病邪衰竭。如此，就算病痛没有随着出针而痊愈。病人的病情也一定会有所减轻进而全然康复。

　　对于阴经邪气旺盛而阳经的正气虚弱的病，医治时就应该首先用补法补正气，再用泻法泻除阴经的邪气，如此才能使阴阳调和。对于阴经正气虚弱而阳经邪气旺盛的病，医治时，要先补其正气，再泻其阴经的邪气，如此才能阴阳调和。足阳明胃经、足厥阴肝经和足少阴肾经这三条经脉的疾病，都可以通过它们所属的位于足大趾附近的动脉搏动情况反映。施针的时候，一定要先明辨这三条经脉上的病症的虚实，然后再确定治疗之法。如果是虚证的情况下却用了泻法，就会使病人虚上加虚，这叫"重虚"。得了重虚，病势就会加剧。所以，只要这三条经脉发生疾病需要针刺时，应该先用手指切按它们所属的动脉，脉象如果又实又快的话，就用泻法来泻除邪气；如果是又虚又慢，就用补法来补益正气；如果针法使用恰巧相反，以补法对实证，以泻法对虚证，病势就会加剧。这三经之脉在其所属的动脉上搏动部位各不相同，足阳明胃经位于冲阳穴，在足趾之上；足厥阴肝经位于太冲穴，在足趾之内；足少阴肾经位于太溪穴，在足附的下面。阴经的运行要经过膺部，膺腧是散布在胸部两侧的腧穴，取之可以治疗病状出现在膺部的、属于阴经的疾病。阳经的运行经过背部的腧穴，取之可以医治出现在内部的、属于阳经的疾病。如果肩膊出现肿胀麻木等虚证的话，可以从上肢经脉所属的腧穴治疗，因为上肢经脉运行经过肩膊部。对于患舌病的病人，可以用剑形铍针，刺其舌下大筋脉，以排出恶血。手指弯曲无法伸直的人，病在筋腱；手指伸直无法弯曲的人，病在骨上，应该治疗骨，而不能错误地治疗筋腱；病在筋腱，应该治疗筋腱，而不能错误的治疗骨。以针刺之法治疗时，选用补法或泻法，需依据脉象的虚实来定。脉象实而有力的，取深刺之法，出针后缓按针孔，以便令里面的邪气尽量排出。脉象虚而无力，取浅刺法，以保养经脉，令其不会过分损耗，出针后急按针孔，防止邪气从此处侵入。邪气入侵，来势凶猛，脉象紧而急；谷气来至，正气旺盛，脉象缓而平。因此脉象坚实的，说明邪气充盛，当取用深刺之法以排出邪气；脉象虚弱的，说明正气赢弱，当取用浅刺之法以保存精气、保养脉气，仅让邪气泻出。

以针刺法医治各种疼痛之病，要一律采用泻法，因为疼痛之病的脉象都是坚实的。所以说：依据循经近刺的取穴原则，从腰部往上的疾病，都是属于手太阴肺经和手阳明大肠经的主治范围；从腰部往下的疾病，都是属于足太阴脾经和足阳明胃经主治的范围。依据循经远刺的取穴原则，如果疾病发生在上部，可施针于下部的腧穴来进行医治；如果疾病发生在下部，可施针于上部的腧穴来进行医治；如果疾病发生在头部，头必然会觉得重；疾病生在手部，手臂必然会觉得重；疾病生在足部，足必然会觉得重。治疗这些疾病的时候，依据治病求本的原则，需要先刺最初患病之处，以治其本。

邪气侵入人体，常常会因季节不同而深浅有别。春天阳气生发，病邪多侵入体表的皮毛；夏天阳气旺盛，病邪多侵入皮下浅层；秋天阳气收敛，病邪多侵入分肉处；冬天阳气闭藏，病邪多侵入人体筋骨。因此治疗这些与四时有关的疾病时，针刺的深浅要随着季节的不同和发病处的深浅而变化。此外，针刺的深浅还应当因人而异，就算相同的季节，倘若病人体质各异，那么对其针刺的深浅就应当有别。如，对于肥胖的人，不管何时，施针的时候，都应当对其使用通常在秋冬季节才使用的深刺之法；给瘦弱的人，不管何时，施针的时候，都应当对其使用通常在春夏季节才使用的浅刺法。感到疼痛的疾病，多半是寒邪滞留不散导致的，属阴；按压在疼痛之处却无压痛感的疾病，病邪深藏在人体深处，也属阴。治疗这些阴证，都应该用深针。由于阳主升，因此疾病的位置在上部，大多属阳证；由于阴主降，疾病的位置在下部，大多是属阴证。病人皮肤瘙痒，则表明病邪位于皮肤浅表，是属于阳证，应该用浅针。对于起于阴经而传于阳经的疾病，应该首先治疗阴经，先治其本，然后再治疗阳经，以治其末；相反，对于起于阳经而传于阴经的疾病，应该首先治疗阳经，先治其本，然后再治疗阴经，以治其末。用针刺的方法医治热厥病时，如果留针太久，就会使病性从热变成寒；用针刺的方法医治寒厥症时，如果留针太久，就会使病性从寒变成热。施针于热厥证的时候，如果想达到令阴气充盈、阳气衰退的目的，就应以补法针刺阴经两次，并以泻法刺阳经一次；施针于寒厥证时，如果想达到令阳气充盈、阴气衰退的目的，就应以补法针刺阳经两次，并以泻法针刺阴经一次。所说的"二阴"，是说在阴经施针两次；"一阳"，是指在阳经施针一次。患病的时间长了，邪气已经是深入体内。针治此类宿疾，应该用深针，并且长久地留针，如此才能去除深藏于内的病邪。此外还需要一日针刺一次，这样连续不断的针刺一直到病好为止。另外，认得经脉之气是左右贯通的，因此医生需要审视病人身体左右病邪的盛衰情况，医治时也要首先调和病人身体左右的脉气，而如果有淤血的存在，医治时还得先是施与泻血法，以除去血脉中的郁结，这样才能达到好的疗效。掌握了上述方法，针刺的原则也就大致通晓了。

只要是针刺的法则，都是规定医生需要先诊察病人的形体的强弱和元气的盛衰。如果形肉还没有极度消瘦，只有元气衰竭、脉象躁动，那么对于此种气虚脉躁而厥逆的病症，治疗这种病一定要使用谬刺法，即右病刺左络、左病刺右络。这样的话，病人散失的精气就可以收聚，郁结的邪气就可以散开了。施针的时候，医生必须神定气静，如同居住在深幽之处，这样才能细心诊察患者的神气活动的情况。此外，医生还必须精神内守，如同关上门窗隔绝外界，这样医生才能专心致志，才能诊察到病人精气的分合变化。针刺时，医生不应留心其他声音，这样才能收敛意念，当意念收敛后，医生一定要集中精神，全神贯注于针刺上，之后才可以开始行针。病人初次接受针治或畏惧针治的，对其采用浅刺留针法。如果病人仍觉不适，那么医生捻针就需要更加轻微，同时还要将针尖提至皮下，以转移病人注意力，消除其紧张心理。之后，医生需耐心行针，等到针下气时方可停止。使用针刺的治疗方法时，还应严守如下禁忌：不久之前行过房事的不能施针；在施针后不久也不能行房事。正当醉酒的人，不能施针；已经施针过的人，不能紧接着就酗酒；方才发怒的人，不可以施针；施针后的人，不能发怒；劳累的人，不能施针；已经施针过的人，不要过度劳累。饱食之后的人，不可以施针；已经施针过的人，不能食得过饱。饥饿的人，不可以施针；已经施针过的人，不能受饥饿。正渴的人，不可以施针；已经施针过的人，不要受渴。至于异常惊恐的人，医生需要等到他的精神、血气平静之后才能行针。病人若乘车来治病，医生应该让他躺在床上休息大约一顿饭的时间后再给他施针；病人若步行很远前来就诊，医生应该叫他坐下休息大约走十里路的时间，才可以施针。病人只要触犯了上面这十二种针刺禁忌，脉象大多会紊乱，正气就会耗散，营卫也会失调，而经脉的经气不能正常循行，血气也无法正常地周流全身。这时，医生如果不首先诊察病人是否触犯了这些禁忌，而是根据病症草率地施针，就会导致病人位于浅表的疾病侵入内脏，或者令原来位于内脏的疾病外出而在人体浅表产生病症。这样，病人的邪气就会更加充盈，而正气就会更加衰竭。庸医不体察这些禁忌，而妄自针刺，可以说是在摧残患者的身体，这种情况就叫做"伐身"。"伐身"会导致病人身形瘦弱、身体虚弱，脑髓消损，津液没有办法化生，甚至会使病人无法运化饮食五味的精微以产生精气，而造成真气耗竭，这种情况就是所说的"失气"。

手足太阳二经脉气，在它将要断绝的时候，病人的眼睛往上看，角弓反张开，手足不停地抽搐，脸色苍白，全身的皮肤没有血色，并且汗水暴下，暴汗一出，人也就快死了。手足少阳二经脉气，在它将要断绝的时候，病人会出现耳聋，周身关节松弛没有力气，因联系眼球和脑的脉气竭绝而导致眼珠不能够转动的症状。当病人眼珠无法转动时，过一日半的时间病人就会死亡。病人临死的时候，脸色由青转白，立刻死去。手足阳明二经脉气，在它将要断绝的时候，病人就会出现口眼抽动并歪斜，时作惊恐，并且胡言乱语，脸色蜡黄等症状。手阳明经所属的动脉在上，足阳明经所属的动脉在下，当病人上下手足二经的动脉脉象躁动时，说明他的胃气已经断绝，脉气不能运行，病人当时就会死亡。手足少阴二经脉气，在它就要断绝的时候，病人会出现脸色发黑，牙龈变短，牙齿变长而且有很多污垢，腹部显得胀满，上下气机不通等症状，这时也已经接近死亡了。手足厥阴二经脉气，在它就要断绝的时候，病人会出现胸中燥热，咽喉易干，小便频繁，心烦闷等症状，严重时还会出现舌卷，睾丸上缩等症状，然后就会死亡。手足太阴二经脉气，在它就要断绝的时候，病人会出现腹部胀闷，呼吸不畅，多嗳气，多呕吐等症状。病人呕吐的时候，气机向上逆行，气机向上逆行就会脸色赤红。如果气不向上逆行，就说明病人上下不通，上下不通，就会使病人脸色发黑，皮毛显得焦枯，人也因此而死亡。

经脉第十

雷公问黄帝：《禁脉》篇上说，要通晓针刺的原理，应该首先了解经脉系统，知道经脉循行的部位和起止处，明白经脉长、短、大、小的衡量标准，知晓经脉在内与五藏相属、在外与六腑相通的关系。这些原理，我想听您更详尽地解说一次。

黄帝回答：人最初被孕育之时，先是父母的阴阳之气交合而生成人之精，精发育成熟后就生成了脑髓，之后人体才会渐渐形成，用骨骼来支撑身体，用脉道来营藏气血，永恒刚韧的筋来加固骨骼，用肌肉来保护脏腑、筋骨和血脉的墙壁，皮肤坚韧毛发就会长出来，这样人的形体就形成了。在人出生后，五谷入胃，化生精微而营养全身，脉道因此贯通，而后血气便能在脉道中运行不止，滋养身体，维持生命。

雷公说：我希望了解经脉的起始之处和它们在全身运行、分布的状况。

黄帝说：经脉除了可以承载血气的运行、滋补身体以外，还能够被用来判断人的生死，诊断和治疗许多疾病、调和虚实，因此掌握经脉的知识是必要的。

手太阴经是肺的经脉，它开始于中焦胃脘部，向下面绕行而与大肠相联络，又返回来环绕着胃的上口运行，继而上穿横膈膜，联络它所隶属的肺，而后从气管横走，从腋下出来，又向下运行沿着上臂的内侧，运行在手少阴心经和手厥阴心包经的前面，继而向下运行到肘内，再顺着前臂内侧和桡骨的下缘，入桡骨小头内侧、动脉搏动处的寸口处，接着上行至大拇指根部手掌肌肉隆起处的鱼际，再顺着鱼际的边沿循行到大拇指尖端。它的一条支脉，从手腕后与其分出，一直走向食指的内侧端，和手阳明大肠经相接。

当手太阴肺经的经气出现不寻常的变化时，病人则会有肺部胀闷、咳嗽、气喘、缺盆处作痛等症状。剧烈咳嗽时，病人经常双手交叉按抚胸部，同时还会出现头晕眼花的症状，这就是臂厥病，此病由肺经的经气上逆所致。由于手太阴肺经上的腧穴主治肺部所生的病，病状主要有：咳嗽上气，喘促。口渴，心烦胸闷，上臂内侧的前端有痛感，掌心发热等。如果本经经气过盛，病人肩背部便会感染风寒的时候感到疼痛，因出汗而容易感染风寒，就会出现小便频繁但是量少等症状；如果本经气虚弱不足，也会引起肩背部遇寒疼痛，同时也会气短不足，呼吸不畅，尿液颜色有变等症状。上述疾病在治疗时，由经气充盛所致就应该施与泻法，由经气缺乏所致就应该施与补法；病性属热的，就要用速针法，病性属寒的，就需要用留针法；属于阳气衰竭而导致脉道虚陷的，施与灸法；不是由经气充盛而导致，也不是由经气虚乏所致，而是由经气循行异常所致的，就可以从本经所属的腧穴着手治疗。由本经经气充盛而导致的疾病，病人寸口脉的脉象比人迎脉的大三倍；由本经经气衰弱而导致的疾病，病人寸口脉的脉象小于人迎脉的脉象。

手阳明经是大肠的经脉，它从食指的前端开始，顺着食指的上缘，穿过拇指和食指歧骨中间的合谷穴，向上运行，到达拇指后方、腕部外侧两筋间的凹陷处，然后再沿上臂外侧的前沿进入肘部的外侧，后顺着上臂的外侧前缘上行到肩部，沿着肩峰的前缘出，再上行至脊柱骨上，在大椎穴和诸阳经会合，再向下运行进入缺盆，而后下行和与本经相对应的肺相接，然后再通过横膈，归入到大肠。它的一条支脉，从缺盆分出后向上运行到颈部，经过面颊，再进入下齿龈中，再出口腔挟行于口唇旁，而后左右两脉在人中处交叉，左脉向右方运行，右脉向左方运行，最后向上挟行于鼻孔的两侧，在鼻翼边的迎香穴与足阳明胃经相接。

当手阳明大肠经的经气出现不正常变化时，病人就会出现牙齿疼痛、颈部肿胀的症状。由于手阳明大肠经上的腧穴主治的是津液缺乏之病，病状是眼睛黄浊，口中干渴，鼻中流清涕并伴有出血，喉咙肿闭，肩前和上臂疼痛，食指疼痛得无法活动。如果本经经气旺盛有余的话，在经脉经过的地方就会发热发肿；如果本经经气虚弱不足，病人就会出现发冷发抖，不易回暖等病状。上述疾病在医治时，由经气充盛而导致的就要施与泻法，由经气缺乏所导致的就要施与补法；如果是热症的话就应该用速刺法，如果是寒症的话就应该用留针法；属于阳气衰竭而导致脉道虚陷的，需施与灸法；不是经气充盛所导致，也不是由经气虚乏所致，而是由经气循行异常所致的，就可以从本经所属的腧穴着手治疗。由本经经气充盛而导致的疾病，病人人迎脉的脉象比寸口脉的大三倍；由本经经气缺乏而导致的疾病，病人人迎脉的脉象小于寸口脉的脉象。

足阳明经是胃的经脉，它自鼻孔两旁的迎香穴始，上行，在鼻根部时左右互相相交，同时和旁侧的足太阳膀胱经相交会，接着行至眼角睛明穴，而后往下循行到鼻的外侧，又向上运行进入齿龈里面，继后退出来挟行于口旁，环绕口唇，之后下行，在嘴唇之下的承浆穴的地方交会，接着沿着口腮后下边缘行出大迎穴，再沿着下颌角处的颊车向上运行到耳前，穿过足少阳胆经所属的客主人穴，顺着发际，到达额颅部。它的一条支脉，从大迎前分出来后就向下运行，到了颈处的人迎穴处，再沿着喉咙进到缺盆，又向下运行通过横膈，联属于本经的胃，并且和与本经相对应的脾相连接；它的一条直行经脉，从缺盆向下运行，走入乳内侧，再向下挟行于脐两侧，最后入阴毛毛际两旁的气街部位气冲穴，它的另一条支脉，从胃下口幽门开始，沿着腹里向下运行，至气街部与前文提到的直行经脉会合，再由此向下运行，顺着大腿外侧的前缘行至髀关穴处，继而直行到伏兔穴，接着又向下运行到膝盖，再向下运行，顺着小腿胫部外侧的前缘下达足背，最终入足次趾的内侧；此外，它的另一条支脉，从膝下三寸的地方分出别行，下至足中趾的外侧；它的又一条支脉，从足背面冲阳穴处别行，外向斜行至足厥阴肝经的外侧，入足大趾，继而直行到大脚趾尖端和足太阴脾经相接。

当足阳明胃经的经气出现不正常的变化时，病人就会出现浑身寒冷发抖、时时呻吟、哈欠频频、额部有发暗等病状。病人疾病发作的时候，畏惧见人和火光，听到木的声音就会惊怕而心跳不安，所以患这种病的人通常门窗紧闭，独居屋内。病势严重的人，还会出现登上高处大声歌唱，想脱去衣服到处乱跑，同时出现肠鸣腹胀的症状，这种疾病叫做骨干厥病。足阳明胃经上的腧穴主治血所生之病，像发高烧而神志不清的疟疾，热邪过盛而导致的出暴汗，鼻塞或鼻出血，口唇生疮，颈部肿胀，喉咙肿闭，上腹部位发生水肿，膝盖肿痛，足阳明胃经循行经过的胸侧、乳房、气街、两股、伏兔、胫骨外缘和足背等部位都有疼痛发作，足中趾不能灵活动弹等。如果是本经气旺盛有余，病人就会有胸腹部发热的病状，如果本经经气旺盛而充于胃腑，令胃腑之气过盛，那么病人就会表现出因胃热而产生的谷食易消、频繁饥饿的病状，以及尿液发黄等症状；如果本经经气缺乏，病人就会出现胸腹部位发冷发抖的症状，如果胃中有寒气，就会导致病人消化无力、水谷滞留中焦，从而产生胀满的病状。

上述疾病在医治时，由经气充盛导致的就施与泻法，由经气缺乏所导致就施以补法；如果是病性属热的话就应该用速刺法，如果是病性属寒的话就应该用留针法；属于阳气衰竭而导致脉道虚陷的，就应该用灸法；不是经气充盛所致，也不是经气虚乏所致，而是由经气循行异常所致的，就可以在本经所属的腧穴着手治疗。由本经经气充盛而导致的疾病，病人人迎脉的脉象比寸口脉的大三倍；由本经经气虚乏儿导致的疾病，病人人迎脉的脉象小于寸口脉的脉象。

　　足太阴经是脾的经脉，它自从足大趾的尖端开始，然后顺着大趾内侧的白肉处走行，经过脚大趾本节后面的核骨，继而向上运行到内踝的前缘，接着再向上运行到小腿的内侧，后沿着胫骨的后面走行，和足厥阴经交叉而出于其前，继而再向上运行，通过膝部和大腿内侧的前沿进入到腹中，联属于本经所属的脾，并且和本经相照应的胃相连，而后再向上运行穿过横膈，挟行于咽喉两侧，和舌根相连接，同时在舌下广泛分布。它的一条支脉，是从胃腑分行，向上运行贯穿横膈，进入心脏和手少阴心经相接。

　　当足太阴脾经的经气出现不正常变化时，病人就会有舌根僵直、食后呕吐、胃脘疼痛、腹胀闷，多嗳气。病人在大便或放出矢气之后，便会感到腹腔爽快，如同病邪已经消除。然而在上述病症外，病人还会有周身备感沉重的病症出现。足太阴脾经上的腧穴主治脾脏所生之病，像舌根疼痛，身体活动不方便，食欲不振，心情烦闷，心下牵引作痛，大便溏泻，腹中结气，小便不通，出现黄疸，无法安睡，勉强站起，股膝部内侧经脉经过的地方肿胀而发寒，足大趾无法动弹等。上述疾病在医治时，由经气充盛所导致的要施以泻法，由经气缺乏所导致的要施以补法；病性属热的就应该用速刺法，病性属寒的就应该用留针法；属于阳气衰竭而导致脉道虚陷的，就应该用灸法；不是由经气充盛所致，也不是由经气虚乏所致，而是经气循行异常所致的，就可以从本经所属的腧穴着手治疗。由本经经气充盛而导致的疾病，病人寸口脉的脉象比人迎脉的大三倍；由本经经气虚乏而导致的疾病，病人寸口脉的脉象小于人迎脉的脉象。

　　手少阴经是心的经脉，它从心脏开始，出心脏而连属于心的脉络，然后向下运行贯穿横膈，和与本经相对应的小肠相连。它的一条支脉，自心的脉络处与其分行，向上挟行于咽喉两侧，而后上行和目珠连接于脑的脉络相接；它直行的经脉，自心的脉络出上行，到达肺部后，再向下运行从腋窝下横出，后继续下行，又沿着上臂内侧的后缘走行，同时循行于手太阴肺经和手厥阳心包经的后面这个地方，再向下运行到肘内，再顺着前臂内侧后缘循行，到达掌后小指旁边的高骨尖端，在此进入到掌内侧后缘，然后顺着小指内侧至小指尖端与手太阳小肠经相接。

当手少阴心经的经气出现不正常变化时，病人会有咽喉干燥、心脏疼痛、口渴而想喝水等症状，这是臂厥证。本由手少阴经上的腧穴主治心脏所生的病，病状是眼睛发黄，胁间疼痛，上臂内侧后沿疼痛厥冷，手足冰凉但手心发热、疼痛。上述疾病在医治时，由经气充盛所导致的就要施以泻法，由经气缺乏所导致的就要施以补法；病性属热，应该用速刺法，病性属寒就应该用留针法；属于阳气衰竭而导致脉道虚陷的，就应该用灸法；不是经气充盛所致，也不是经气虚乏所致，而是由经气循行异常所致的，可以从本经所属的腧穴着手治疗。由本经经气充盛而导致的疾病，病人寸口脉的脉象比人迎脉的大两倍；由本经经气虚乏而导致的疾病，病人寸口脉的脉象小于人迎脉的脉象。

手太阳经是小肠的经脉，它从小指的末端开始，然后顺着手背外侧向上，而后运行到腕部，从腕部小指侧的高骨出，继而顺着前臂骨的下缘向上直走，从肘内两筋之间出来，然后向顺着上臂外侧的后沿上行，从肩背骨缝处出来，在肩胛部位绕行，然后交于肩上，再向下运行进入缺盆，接着进入体内深处和本经相对应的心脏相连，之后顺着食管向下运行，贯穿横膈，直抵胃腑，而后下行，最终连属于本经所属的小肠。它的一条支脉，从缺盆处于其分行，顺着颈部向上运行到面颊，而后到眼外角，自此向斜下走行，最后进入耳朵里；它的另一条支脉，从面颊与其别行，向上运行到眼眶下缘，到达鼻旁，再运行到眼内角，然后向外斜行至颧骨处和足太阳膀胱经相连。

当手太阳小肠经的经气出现不正常的变化时，病人就会有咽喉疼痛、颌部肿胀、头项转动不易、肩痛得好像被人拉扯、臂痛得好像快要折断般剧烈疼痛等症状。由手太阳小肠经上的腧穴主治的液所生之病，病状常表现为耳聋，眼睛发黄，面颊肿胀，颈部、颌部、肩部、上臂、肘部、前臂的外侧后沿都发痛。

上述疾病在医治时，由经气充盛所致的就要用泻法，由经气缺乏所导致的就要施以补法；病性属热的就应该用速刺法，病性属寒的就应该用留针法；属于阳气衰竭而导致脉道虚陷的，就应该用灸法；不是由经气充盛所致，也不是由经气虚乏所致，而是由经气循行异常所致的，就可以从本经所属的腧穴着手治疗。由本经经气充盛而导致的疾病，病人人迎脉的脉象比寸口脉的大两倍；由本经经气虚乏而导致的疾病，病人人迎脉的脉象小于寸口脉的脉象。

足太阳经是膀胱的经脉，它从眼内角开始，然后向上运行到额部，交会在头部的最高点，即巅顶。它的一条支脉。从巅顶向下运行到耳上角；它直行的经脉，从巅顶内部走行，与脑髓相接，继而退出，向下运行直至颈项后部，而后顺着肩胛部的内侧挟行于脊柱两旁，到达腰部后从脊柱旁肌肉进入腹内，之后和本经相对应的肾脏相接，并联属于本经所属的膀胱；它的一条支脉，在腰际与其分行，沿着脊柱两侧向下延伸，通过臀部，直入到膝部的腘窝中；它的又一条支脉，从左右肩胛骨处与其分行，向下运行，经过肩胛骨，沿着脊柱两侧于体内下行，通过股骨上端关节，之后顺着大腿外侧的后缘继续下行，在腘窝中与之前直入腘窝的那条支脉相交，再往下运行，通过腿肚内部，从外踝的后面出来，继而顺着足小趾本节后的圆骨，行至足小趾外侧的尖端与足少阴肾经相接。

当足少阳膀胱经的经气出现不正常的变化时，病人就会有如下症状：因为气冲导致的头痛，眼痛得好像快要脱落了一样、颈项痛的好像被人拔扯一样、腰脊痛得好像快要折断了一样、大腿不能屈伸自如、膝腘部痛得好像被捆绑住一样、小腿肚痛好像几乎要裂开了一样，这是得了踝厥证。足太阳膀胱经上的腧穴主治筋所生之病，像痔疮、疟疾、狂癫、囟门及颈部疼痛，眼睛发黄，流泪，鼻塞或鼻出血，项、背、腰、尻、踹、脚全都疼痛不已，小趾不能动弹。上述疾病在医治时，由经气充盛所导致的就要施以泻法，由经气缺乏所导致的就要施以补法；病性属热的就应该用速刺法，病性属寒的就应该用留针法；属于阳气衰竭而导致脉道虚陷的，就应该用灸法；不是由经气充盛所致，也不是有经气虚乏所致，而是经气循行异常所致的，就可以从本经所属的腧穴着手治疗。由本经经气充盛而导致的疾病，病人人迎脉的脉象比寸口脉的大两倍；由本经经气虚乏所导致的疾病，病人人迎脉的脉象小于寸口脉的脉象。

足少阴是肾经的经脉，它从足小趾的下端开始，斜着运行至足心，从内踝前面的然谷穴出来，再顺着内踝骨的后面下行，入足跟上行，到达小腿肚的内侧，然后从腘窝的内侧出来，此后顺着大腿内侧的后缘上行，贯穿脊柱，而后连属于本经所属的肾，并且和与本经相对应的膀胱相连。它的直行的经脉，从肾向上运行，通过肝脏和横膈，继而进入到肺脏，接着自肺脏顺喉咙向上走行，最后归结于舌根的位置；它还有一条支脉，在肺脏处与其分行，之后与心脏相连，最后流注到胸中与手厥阴心包经相接。

当足少阴肾经的经气出现不正常的变化时，病人就会出现一些病状，像病人会虽然觉得饥饿但不想进食、脸色和漆柴一样暗淡无光、咳唾带血、喘息有声、坐立不安、视力不清楚、心中悬空不安感到处于饥饿之中。气机虚弱的病人，会容易产生恐惧，病发时，病人心中常感到像是有人要来抓捕自己一样的惊恐不安。这就是骨厥证。由足少阴肾经上的腧穴主治的肾脏所生之病，病状常表现为口热舌干，咽部肿痛，肺气上逆，喉咙发干疼痛，心烦心痛，黄疸，痢疾，脊部与大腿内侧后沿疼痛，下肢痿软厥冷，嗜睡不起，足心发热伴有疼痛等。上述疾病在医治时，由经气充盛所导致的就要施以泻法，由经气缺乏所导致的就要施以补法；病性属热的就应该用速刺法，病症属寒的就应该用留针法；属于阳气衰竭而导致脉道虚陷的，就应该用灸法；不是由经气充盛所致，也不是由经气虚乏所致，而是经气循行异常所致的，就可以从本经所属的腧穴着手治疗。如果是使用灸法的病人，应该要增强营养来促使肌肉生长恢复，此外还要配合适当的放松，如使衣带放宽，使头发散开让形体舒展，这样做的目的是为了让周身气血能够通畅。另外，就算病人还未完全康复，也需要经常下床，手握持着大杖，脚穿着重履去散步，稍稍做些运动，以便舒展身体筋骨。由本经经气充盛而导致疾病的，病人寸口脉的脉象比人迎脉的大两倍；由本经经气虚乏而导致的疾病，病人寸口脉的脉象小于人迎脉的脉象。

心主之经脉手厥阴心包络经，它从胸中开始，向外走行而连属于本经所属的脏腑——心包络，之后它向下运行经过横膈，和与本经相对应的脏腑——三焦相连。它的一条支脉，沿着胸中运行到胁部出来，向下运行到腋下三寸处，再向上运行抵达腋下，顺着上臂内侧，下行于手太阴经和手少阴经之间，然后进入肘中，继而顺着前臂内侧两筋之间向下走行，然后进入掌中，而后顺着中指行至其尖端；它的又一条支脉，自掌心处与其分行，顺着无名指走行，在无名指尖端与手少阳三焦经相接。

当手厥阴心包络经的经气出现不正常的变化时，病人就会有手心发热、臂肘部拘挛疼痛不已、腋部肿胀等病状，严重时就会感到胸胀闷、心中惊动不安而导致心脏猛跳、脸赤目黄、大笑不止等症状。由于手厥阴心包经经络上的腧穴主治的脉所生之病，病状为心烦心痛，掌心发热。上述疾病在医治时，由经气充盛而导致的要施以泻法，由经气缺乏所导致的要施以补法；病性属热的就应该用速刺法，病性属寒的就应该用留针法；属于阳气衰竭而导致脉道虚陷的，就应该用灸法；不是由经气充盛所致，也不是由经气缺乏所导致，而是由经气循行异常所致的，就可以从本经所属的腧穴着手治疗。由本经经气充盛所导致的疾病，病人寸口脉的脉象比人迎脉的大一倍；由本经经气缺乏所导致的疾病，病人寸口脉的脉象小于人迎脉的脉象。

手少阳经是三焦的经脉，它自无名指的末端开始，向上运行，从小拇指和无名指之间出，顺着手背运行至腕部，从前臂外侧的桡骨和尺骨的中间出来，向上运行，穿过肘尖，顺着上臂外侧抵达肩部，和足少阳胆经相交叉，再向前运行进入缺盆，分布在两乳之间的膻中，并散布联络与本经相对应的脏器——心包络，接着向下延伸，贯穿横胸膜，依次连属于本经所属的脏器——上、中、下三焦。它的一条支脉，是从胸部的膻中处分开向上运行，从缺盆出来，再向上运行进入颈部，夹于耳后，再向上直行，出于耳上角，再从这个地方曲折向下运行到颊部，抵达眼眶下沿；它的又一条支脉，从耳朵后面进入耳朵里，然后出耳，再运行到耳朵前面，通过足少阳胆经所属的客主穴的前方，在面颊与上述的那条经脉相遇，最后抵达眼外角，在那里和足少阳胆经相接。

当足少阳三焦经的经气出现不正常的变化时，病人就会有听力模糊、咽喉肿闭，喉咙不畅通等病状。

由手少阳三焦经上的腧穴主治的气所生之病，病状常表现为出汗，眼外角痛，颊痛，还有耳后、肩、臑、肘、臂的外侧都痛，无名指不能动弹。上述的疾病在医治时，由经气充盛所导致就要施以泻法，由经气缺乏所导致的就要施以补法；病性属热的就应该用速刺法，病性属寒的就应该用留针法；属于阳气衰竭而导致脉道虚陷的，就应该用灸法；不是由经气充盛所致，也不是由经气缺乏所导致，而是由经气循行异常所致的，就可以从本经所属的腧穴着手治疗。由本经经气充盛所导致的疾病，病人人迎脉的脉象比寸口脉的大一倍；由本经经气缺乏所导致的疾病，病人人迎脉的脉象小于寸口脉的脉象。

足少阳经是胆的经脉，它从眼外角开始，向上运行抵达额角，然后再向下运行，绕行到耳朵后面，之后再顺着颈部运行在手少阳三焦经的前面，抵达肩部，而后与手少阴三焦经交叉并出行其后，最后运行进入缺盆中。它的一条支脉，从耳朵后面分出进入耳朵里面，再出走到耳朵前面，最终运行到眼外角的后面；它的又一条支脉，自外眼角处与其分行，向下运行到大迎穴处，而后向上转和手少阳三焦交会，到达眼眶下方后向下运行到经颊车，再向下运行到经颈部，在缺盆部与本经主干交会，再向下运行到胸中，横贯横膈，和与本经相对应的肝脏相联络，并连属于本经所属的胆，再顺着胁内往下运行，在少腹两侧的气街部出，绕过阴毛的边缘，横行入环跳穴所在处；它直行的经脉，从缺盆向上运行到腋部，顺着胸部，经过季胁向下运行，与上文提到的第二条之脉在环跳穴处会合，再从这个地方顺着大腿外侧抵达膝部外缘，接着向下延伸到腓骨的前面，而后向下运行到外踝上方腓骨末端的凹陷处，再向下运行到外踝骨之前出来，然后顺着足背进入足小趾和第四趾之间；它的又一条支脉，是从足背别行的，入足大趾和次趾之间，而后顺着足大趾内侧延伸，到达足大趾尖端，转而回行，过足大趾爪甲处，于趾甲后方的三毛处出，与足厥阴肝经相连。

当足少阳胆经的经气发生不正常的变化时，病人会口苦、多嗳气、心胁痛、身体不能转动等病症，病情严重的时候，病人面色灰暗好像泥土，肌肤枯槁没有光泽，脚外侧发热等病状。这就叫做阳厥证。由足少阳胆经上的腧穴主治骨生之病，病症常表现为头、颔、眼外角疼痛，缺盆中肿胀疼痛，腋下肿胀，腋下或颈部的瘰疬发作，汗出而颤抖畏寒，疟疾，胸、胁、肋、髀、膝等处的外侧以及小腿外侧、绝骨、外踝前等处作痛，胆经经脉运行所经过的各个关节也都作痛，足第四趾不能活动自如。上述疾病在医治时，由经气充盛而导致的就要施以泻法，由经气缺乏所导致的就要施以补法。病性属热的就应该用速刺法，病性属寒的就应该用留针法；属于阳气衰竭而导致脉道虚陷的，应该用灸法；不是由经气充盛所致，也不是由经气缺乏所导致，而是由经气循行异常所致的，就可以从本经上的腧穴着手治疗。由本经经气充盛所导致的疾病，病人人迎脉的脉象比寸口脉的大一倍；由本经经气缺乏所导致的疾病，病人人迎脉的脉象小于寸口脉的脉象。

足厥阴经是肝的经脉，它从足大趾爪甲后丛毛生长的边缘开始，而后顺着脚背上缘上行到内踝前一寸处，运行到内踝上面八寸的地方，继而与足太阴脾经交叉并出行其后，之后再向上运行到膝腘窝的内侧，顺着股骨内侧进入阴毛部位，环绕并通过阴器到达小腹，自此处开始挟行于胃腑的两旁，在与本经对应的胆相接，再向上运行贯穿横膈，在胁肋之间分布，然后顺着喉咙的后面向上运行进入鼻腔后部鼻后孔处，再上行和眼球深处的脉络相接，向上运行从前额出来，在头顶的最高点和督脉相会合。它的一条支脉，从连接眼球与脑的脉络处分出，向下运行到颊内，在唇内环绕；它的又一条支脉，从肝脏分出，贯穿横膈，向上运行流注到肺脏中和手太阴肺经相连。

当足厥阴肝经的经气出现不正常变化时，病人就会发生腰部疼痛难以俯仰的病，男性病人㿗疝生病，女性病人是小腹肿胀。病情严重的时候，病人会出现咽喉干燥、面如蒙尘、面无血色等症状。足厥阴肝经上的腧穴主治肝脏所生之病，常表现为胸中满闷，呕吐气不顺，顽固不化，狐疝，遗尿，小便不通畅等。上述疾病在医治时，由经气充盛而导致的就要用泻法，由经气衰竭而导致的就用补法；病性属热的就应该用速刺法，病性属寒的就应该用留针法；属于阳气衰竭而导致脉道的虚陷，应施以补法；不是由经气充盛所致，也不是由经气虚乏所致，而是经气循行异常所致的，就可以从本经上的腧穴着手治疗。由本经经气充盛而导致的疾病，病人寸口脉的脉象比人迎脉的脉象大一倍；由本经经气缺乏所导致的疾病，病人寸口脉象小于人迎脉的脉象。

如果手太阴肺经的经气竭绝，病人的毛发就会焦枯。由于手太阴肺经可以运行血气，从而使人体的皮毛得到滋润，所以一旦肺经经气缺乏，血气就无法运行，皮毛得不到营养就会焦枯了；当病人有皮毛焦枯的症状时，说明其皮毛已经失去了津液。皮毛没有津液的滋养，病人就会出现爪甲干枯、毫毛断折等症状。当毫毛开始脱落时，就说明毫毛已经凋亡了。此病，遇丙日病情便加剧，在逢丁的日子死亡。原因是丙、丁属火，肺属金，而火能克金。

如果手少阴心经的经气竭绝，病人的脉道就会无法畅通。脉道不通畅，人的血液就无法流动。血液不能流动，病人的头发的颜色就会失去光泽。因此如果病人面色黯黑得如同烧焦的木炭，那么就说明其营血已经衰败了。此病，在逢壬的日子病情加剧，在逢癸的日子里死亡。原因是壬、癸属水，而水能克火。

如果足太阴脾经的经气竭绝，病人的经脉就不能输送水谷精微来营养肌肉。脾主肌肉，唇舌为本。因为脾经的经脉和舌根相连并散布于舌下，所以通过观测就可以得知肌肉的状况，这就是所谓的唇舌为本。经脉若无法输布水谷精微去滋养肌肉，病人的肌肉就会松软。肌肉松软就会导致舌根萎缩、人中胀满。人中胀满，就会导致人的口唇外翻。如果病人出现了口唇外翻的症状，那么就说明肌肉已经萎缩了。此病，预示着病人一定在逢甲的日子病情加剧，在逢乙的日子死亡。原因是甲、乙属木，脾属土，而木能克土。

如果足少阴肾经的经气竭绝，病人的骨骼就会枯槁。由于足少阴肾经是对应冬季的经脉，它穿行于体内深处并濡养骨髓的经络，因此如果足少阴肾经的经气衰竭，人的骨髓就会得不到濡养而枯槁，肌肉就无法依附在它的上面生长。骨、肉无法相连，肌肉就会松软萎缩，人就会出现牙齿看起来相对变长而且满是污垢，头发丧失光泽等病症。如果病人出现头发干枯无光泽的症状，就说明骨骼已经衰败了。此病，逢戊的日子病情加剧，逢己的日子里病人就会死亡。原因是戊、己属土，肾属水，而土能克水。

如果足厥阴肝经的经气竭绝，病人的筋就会拘急挛缩，无法动弹。由于足厥阴是连属于肝脏的经脉，而肝脏又与筋外合，因此足厥阴肝经与筋的活动关系密切。另外，各条经筋又在阴器会聚并且和舌根相联络，因此，如果足厥阴肝经缺乏经气而无法滋养筋脉，筋就会因为得不到营养而出现挛缩拘急。筋出现了挛缩拘急，人就会出现舌头卷曲和睾丸上缩的症状。因此如果病人口唇发青、舌头卷曲、阴囊上缩等病状，那么就说明其筋脉已经衰败了。此病在逢庚的日子病情加剧，在逢辛的日子死亡。原因是庚、辛属金，肝属木，而金能克木。

如果五藏阴经的脉气全都竭绝了的话，那么人体中的眼球和脑相连的络脉就会发生转动。如果眼球和脑相连的络脉发生转动，人的眼睛就会上翻。当病人有这种眼睛上翻的症状时，说明其神志已经衰败了。如果病人神志已经衰散，可以判断不超过一天半病人就会死亡。

如果六腑所主的六条阳经的经气全都竭绝了的话，那么人的阴阳之气就会两相分离。阴阳之气互相分离，就会导致腠理不固、精气外泄，从而出现如串珠般大小、凝滞不流的绝汗。此病症表明人体精气已经衰败，如果病人早上出现这种情况，病人在当天夜间就会死亡；如果病人是夜间出现这种情况，病人会在第二天早上死亡。

手足阴阳十二经脉，大多都潜伏在人体内部并运行于分肉之间，它们处在深处的位置，因此无法在体表被肉眼所见。人可用肉眼看见的，只有足太阴脾经之脉通过内踝之上的那一部分，这是因为该处骨露皮薄，经脉无法隐匿。因此，大部分显露在人体浅表、肉眼可见的经脉，都称为络脉。在手阴阳六经的络脉里面，手阳明大肠经与手少阳三焦经的大络最清楚可见且容易诊察，它们分别自手的五指之间始，向上运行而在肘关节之中交会。人在饮酒后，由于酒气具有剽疾滑利之性，因此酒气就会随着卫气迅速地被输送到皮肤上面，充满人体浅表的络脉，使得络脉迅速地旺盛起来。之后，就算是在卫气已经充盈且有剩余，那么人体内的营气也会随之满盈，进而人经脉中的血气也就满盈起来了。如果病人喝酒，经脉就会忽然满盈并出现不正常的变化，这是因为邪气从络脉侵入到经脉里面，并滞留在经脉的运行道路上。由于外邪入侵人体时，总是先进入络再进入经，因此倘若经脉没有发生不正常的变化，则表明外邪尚且位于人体浅表的络脉，这时邪气无法流动，就会郁结而变热，从而导致脉形变坚实。如果经脉的脉形不够坚实，则表明邪气已深入经脉，使络脉之气虚空了。只要是被邪气入侵的经脉，就会表现出和其他正常经脉不一样的异状，这样，我们就能够得知究竟是哪一条经脉被邪气入侵了。

雷公问：怎么才能得知经脉或络脉中出现病变了呢？

黄帝回答：经脉潜伏在人体内部，所以就算它出现了病变，从体表也无法得知，它虚实的情况，可以通过气口处的脉象变化来知晓。那些位于人体浅表能够被看见的病变，实际上都是络脉的病变。

雷公说：我仍然无法理解这种说法的道理。

黄帝回答：任何经脉都不经过大关节所在之处，所以当它们行至大关节处时，都会行走于没有经脉的地方，然后出皮表，越过大关节，之后再入里与经脉会合于皮中，而经、络的交会的地方都表现在体表上。所以，只要用针刺法来治疗络脉之病，就应当针刺络脉中淤血结节处，这样才能达到良好的治疗效果。然而，血气郁积之病，即使它还未表现出淤血结节的病状，也应赶快施针于络脉，用以泻出人体内部病邪、排出里面的恶血。倘若将淤血留于人体内，就会使人患上血络凝滞、络脉不通的痹症。诊察络脉的时候，倘若络脉所在之处呈青色，就说明此病为寒邪滞留体内、气血不畅而发生疼痛；倘若络脉所在处呈红色，就说明体内有热邪。如果胃中有寒气的病人，其鱼际部的络脉经常呈青色；如果是胃中有邪热的病人，鱼际部的络脉就会呈赤色；如果该部位的络脉突然呈现黑色的话，则说明此病是日久不愈的痹病；倘若络脉处有时呈红色，有时呈黑色，有时呈青色，则说明此病为寒热杂错之病；如果是络脉呈现色青而且脉形短，就会呈现出气虚的症状。针刺邪在浅表以致寒热并作的疾病时，由于病邪还没有深入经脉，医生通常需要多刺人体浅表的血络，隔一日刺一次的方法，直到排尽恶血而止，之后医生应查明病症的虚实，并依此来治疗病人。如络脉色青且脉形短小，就说明是气虚。对于极度气虚的病人错误地使用了泻法，就会使得病人心里烦闷，烦闷至极甚至突然昏倒并且不能说话等症状；对于此种病人，应当在他已经出现了头昏胸闷现象却还未晕厥时，赶紧扶他起身，使其身体呈半坐半卧状，然后再对其进行救治。

手太阴肺经络脉的别出脉络，叫做"列缺"。它从手腕上的分肉之间开始，并行于手太阴肺经，而后入到手掌内侧，同时在鱼际处广泛分布。如果这个络脉发生病变，是实证，病人就会出现腕后的锐骨部和手掌部发热的病状；如果是虚证，病人就会经常伸腰打哈欠、小便失禁频繁等病症。治疗上述病症，应该要施针于腕后一寸半的列缺穴。此络脉是手太阴肺经走向并连接手阳明大肠经的主要支脉。

手少阴心经别出的络脉，叫做"通里"。它自手掌后方距腕关节一寸处与手少阴心经分行，顺着手少阴心经的主经向上运行，继而进入心中，而后再向上运行和舌根相连，之后它连属于眼球内连于脑的脉络。如果这个络脉发生病变，是实证，病人就会出现膈间有支撑不舒的病状；如果是虚证，病人就表现为失去说话能力的病症。治疗上述病症，应该施针于掌后一寸的地方的通里穴。此络脉是手少阴心经走向并连接手太阳小肠经的主要支脉。

手厥阴心包经的别出的络脉，叫做"内关"。它从距手腕二寸的地方开始，别行出于两筋之间，顺着手厥阴心包络经的主经向上运行，接着与心脏相连，继而包绕并联络于心脏与其他腑脏相连的脉络。如果这个络脉发生病变，是实证，就会出现心痛的病状，如果是虚证，就会有头颈部僵直的病状。治疗上述疾病，应该要施针于手掌后方、两筋中间的内关穴。

手太阳小肠经的别出络脉，叫做"支正"。它自腕关节上方五寸处与手太阳小肠经分行，而后向内运行注入手少阴心经。它有一条支脉，在支正穴处与其分行，接着向上运行入肘中，和手阳明大肠经在肩穴处相连接。如果络脉发生病变，是实证，就会出现骨节松弛，肘关节萎缩而无法活动等病状；如果是虚证，病人皮肤上就会生赘疣，而小赘疣也有指头中间的痂疥那么大。治疗上述病症，应该施针于手太阳小肠经的络脉与其本经分行处的络穴——支正穴。

手阳明大肠经别出络脉，叫做"偏历"。它自手掌后方距腕关节三寸处与主经分行，而后入手太阴肺经的经脉中。它的一条支脉，在偏历穴处与其分行，之后向上运行顺着上臂登上肩，通过肩穴所在处，而后再向上运行经过曲颊，继而斜行至牙龈，并与牙根相连；它的另一条经脉，运行进入耳中，与耳部的宗脉相接。当此脉络产生病变，若病是实证，那么病人会生龋齿，患耳聋等病状；如果是虚证，病人就会出现牙齿发冷，膈间闭塞等病状。治疗上述病症，应该施针于手太阳小肠经的脉络与其本经分行处的络穴——偏历穴。

手少阳三焦经的别出络脉，叫做"外关"。它自手掌后方距离腕关节两寸处与主经分行，别出后在臂外侧绕行，再向上运行注入胸中，与手厥阴心包经相接。这个络脉发生病变，若病为实证，那么病人就会出现肘关节拘挛的病状；如果病为虚证，病人就会出现肘关节松弛不收的病状。治疗上述病症，应该要施针于手少阳三焦经的络脉与其本经分行处的络穴——外关穴。

足太阳膀胱经分出的络脉，叫做"飞扬"。它处于足上方，在离外踝七寸远的部位分出于本经，并从此另走他途向足少阴肾经的经络运行。如果这个络脉发生病变，病性是实证，那么就会出现鼻塞而流清涕或流鼻血等病状出现。针对上面这些疾病，皆可选取足太阳膀胱经的络脉别出于其本经部位的络穴——飞扬穴来加以诊治。

足少阳胆经分出的络脉，叫做"光明"。它位于足上方，在离外踝五寸远的部位分出于本经，并从此另走他途向足厥阴肝经的经脉行去，再向下运行和足背相连接。如果这个络脉发生病变，病性是实证，病人就会出现下肢厥冷的病状；如果病性是虚证，就会出现腿脚痿软无力，挛缩不行，坐下后不容易站起等症状。针对上面这些疾病，皆可选取足少阳胆经的脉络分别出于其本经部位的络穴——光明穴来加以诊治。

足阳明胃经分出的络脉叫做"丰隆"。它位于足上方，在离外踝八寸远的部位分出于本经，并从此另走他途向足太阴脾经的经脉行去。它还有一条支脉从丰隆穴处分行，分出后它又顺着胫骨的外沿上行，自此一直走到头颈部，和从这里经过的各经的经气会合，接着向下运行，最后与咽喉部相连。如果这个络脉发生病变，脉气逆行而上，病人就会出现咽喉肿闭和突然失音等症状。如果病性是实证的话，病人就会发作癫狂；如果病性是虚证的话，就会产生两足迟缓不回收、小腿肌肉枯瘦萎缩等病症。针对上面这些疾病，皆可选取足阳明胃经的脉络别出于其本经部位的络穴——丰隆穴来治疗。

足太阴脾经分出的络脉，名为"公孙"。它自足大趾本节后一寸的地方分出于本经，并从此另走他途向足阳明胃经的经脉行去。它还有一条支脉别出而行，上行，入腹与肠胃相联络。如果本络脉发病的话，那么它的厥气上逆，病人就会发生又吐又泄的霍乱；病性为实证，病人就会出现肠中好像刀切般的疼痛感；病性为虚证，病人的腹部就会胀得好像大鼓。针对上面这些疾病，皆可选取足太阴脾经的络脉别出于其本经部位的络穴——公孙穴来诊治。

足少阴肾经分出的络脉，名为"大钟"。它在足内踝的后面的地方分行而出，并据此从足跟环绕到足的外侧，进而向足太阳膀胱经的经脉行去。它还有一条支脉分行，痛足少阴肾经的正经一起上行，运行进入心包络下面，然后再朝向外下方运行，贯穿腰脊。如果本络脉发病的话，脉气上逆，病人就会发生心烦闷乱的症状；病性为实，就会出现二便不通的症状；病性为虚，病人就会出现腰痛。针对上面这些疾病，皆可选取足少阴肾经的脉络别出于其本经部位的络穴——大钟穴来诊治。

足厥阴肝经分出的络脉，名为"蠡沟"。它位于足上方，在离内踝五寸远的部位自本经分离而出，自此另走他途向足少阳胆经的经脉行去。它还有一条支脉分行而走，顺着小腿向上运行直抵睾丸部，并在阴茎相聚。加入本络脉发生病变，脉气上逆，病人就会睾丸肿大会突然出现疝气等病状。病性为实证，病人就会出现阴茎易于勃起却无法回复的病状；病性为虚证，病人就会表现为阴部瘙痒难忍的病状。针对上面这些疾病，皆可选取足厥阴肝经的络脉别出于其本经部位的络穴——蠡沟穴来加以诊治。

任脉分出的络脉，名为"尾翳"。它自胸骨下方的鸠尾处起，由此下行在腹部散布。如果本络脉发病的话，病性为实证，病人就会出现腹部皮肤痛之感；病性为虚证，病人就会表现为腹部皮肤瘙痒的病状。针对上面这些疾病，皆可选取任脉的络脉别出于本经部位的络穴——尾翳穴来加以诊治。

督脉分出的络脉，名为"长强"。它自尾骨尖下方的长强穴处起，并从此处夹着脊柱两侧肌肉上行到颈部，在头上散布，再向下运行到肩胛两旁，这之后另走他途向足太阳膀胱经行去，然后深入人体之内，贯穿脊柱两侧肌肉。如果本络脉发病，病性为实证，病人就会出现脊柱强直无法进行俯仰的病状；病性为虚，病人就会出现头部沉重、振摇不定等病症。上述这些疾病，都是此条络脉中夹行在脊柱两旁的部分产生病变所导致的。针对以上这些疾病，皆可选取督脉的络脉别出于其本经部位的络穴——长强穴来加以诊治。

　　脾脏的大络，名为"大包"。它自渊腋下方三寸这个地方开始，在胸胁部里散布。如果本络脉发病，病性为实证，病人就会出现全身疼痛的情况；病性为虚证就会出现周身骨节弛纵无力的病状。另外，当其产生病变的时候，还会导致大包穴周围出现血色的网络状斑纹。针对上面这些症状，皆可选取脾的大络别出于其本经部位的络穴——大包穴来加以诊治。

　　上面所提到十五条络脉在致病的时候，凡是由于脉气旺盛所引起的实证，那么脉络就会突起并且明显可见；凡是由于脉气虚弱所引起的虚证，那么脉络就是陷下到较深的部位并且变的空虚不易发现。如果在络穴所处部位的体表发现不了丝毫的异常迹象，则应在各自的络脉循行的上下方向各处进行认真察看。人的身形有胖瘦高低之别，所以各人的经脉也是不完全相同，而其络脉别行所分出的部位也就会因此出现一些不尽相同的情况，因此医生在对病人病情进行察看的时候，都应该灵活巧变，不能偏执一方。

经别十一

　　黄帝问岐伯：我听说人的身体构成是相应着天地万物。人体内属阴的五脏对应着天地间的五音、五色、五时、五味、五方；外有属阳的六腑对应着自然界的六律，六律分六阴和六阳，所以人体就同它相对应存有手足阴阳各经。此十二经又是和天地中的十二月、十二辰、十二节、十二经水、十二时和十二经脉对应的。上面是人体五脏六腑同天地间不同自然界现象相对应的情况。

　　十二经脉在人体里是血气运行的通路，和人的生存，疾病的形成、治疗以及发生等方面都有着密切的联系。所以有关它的理论是初学医的人一定要学习和掌握的基础知识，即使是知识渊博的医生，也还要进一步潜心研究它。但医术低浅的医生往往认为经脉简单易懂，容易掌握，唯有医术精湛的医生才真正明白，想要体会其中的玄机是多么不易。那么我想问你十二经的离合出入情况是怎样的呢？

　　岐伯非常谦恭的拜了两拜说：你这个问题问得很高明啊！有关经脉的学问，医术低浅的医生容易忽视，而只有医术精湛的医生才会尽心地去钻研。请听我详细地讲一下。

　　足太阳膀胱经别出而行的正经，一条别行而进入到腘窝里面，同足少阴肾经的经脉会合后向上运行；另外一条则向上运行至尻下五寸这个地方，再向上别行进入肛门，进而向内行到腹中，同本经所属的脏腑——膀胱腑相连，再在肾脏这个地方散布，接着顺着脊骨两侧肌肉的内部向上运行，行至心脏所处的部位后，进到心部并且在心的内部散开。它直行的部分，从脊骨两侧肌肉部位进一步向上运行到颈部，然后再与属于足太阳膀胱经本经的经脉相连，从而使得内外合成一经。这就是足太阳膀胱经除正经后的一条别行正经。

　　足少阴肾经别出而行的正经，行至膝部腘窝这个地方，再次别出行至足太阳膀胱经并与之会合，再向上运行到肾脏，并且在十四椎处外行与带脉相连。它直行的正经，自肾脏继续向上运行相接于舌根，之后再外行到达颈部，相合于足太阳膀胱经，这是足太阳膀胱经同足少阴肾经这两条互成表里彼此相配的经脉在六合里的第一合的运行情况。此种内外两条经脉会合的关系，均由各条阴经之经别上行并同它内外的阳经互相联系而成，而其他内外经之间的匹配关系也都是如此。所说的经别，实际上也均为正经，只是它们是别行的正经而已。

足少阳胆经别出而行的正经，自气街部别出于其本经后，绕过股部进入阴毛的地方，同足厥阴经交会；它的别行分支运行进入到软肋的中间，再顺着胸壁内侧运行归入到本经所属的脏腑——胆腑，在肝脏散布，然后向上运行穿过心脏，接着再向上挟行到咽喉两旁，从腮部和颔部中间而出，在面部散布，同眼球内部和脑相连的脉络连接起来，在眼外角处会合于足少阳胆经的本经。

足厥阴肝经别出而行的正经，在足背这个地方别行，向上运行进入到阴毛的地方，同足少阳胆经的经脉聚合，然后它就同足少阳胆经别出而行的正经共同向上而行。此为足少阳胆经和足厥阴肝经这两条互为内外的经脉在六合之内形成的第二合。

足阳明胃经别出而行的正经，向上运行到髀部，运行进入到腹腔，同本经所属的脏腑——胃腑相连，再在脾脏这个地方散行，向上运行和心脏相通，再顺着咽喉向上与运行，出于口部，向上运行到鼻梁和眼眶的下方，同眼球内与脑相连的脉络环绕相连，最终会合于足阳明胃经的本经。

足太阴脾经别出而行的正经，向上运行到髀部，会合于足阳明胃经的经脉，然后它就会同足阳明胃经的别出而行的正经一起运行，最后在咽喉联络，在舌中贯通。此为足阳明胃经及足太阴脾经这两条互为内外的经脉在六合之内形成的第三合。

手太阳小肠经别出而行的正经，是由上向下运行的，它从肩后的骨缝这个部位别出，运行进入到腋下后进入心脏，同本经所属的肝脏——小肠腑相连。

手少阴心经别出而行的正经，自本经别出运行，进入到腋下三寸渊腋穴的两筋之间的渊腋，与本经所属的脏腑——心脏相连，再向上运行进入喉咙，出于面部，同手太阳小肠经的一支脉在内眼角处聚合。此所谓手太阳小肠经同手少阴心经这两条互为内外的经脉在六合之内形成第四合。

手少阳三焦经别出而行的正经，自人体的最高处开始，分行而出，向下循行于缺盆，再向下运行到本经所属的脏器——三焦腑，最终在胸中散布。

手厥阴心包经别出而行的正经，自本经别出分行后，向下到达腋下三寸这个地方，然后运行进入到胸中，再在别运与三焦腑相连，出来后又顺着喉咙向上运行，自耳朵后面出，在完骨之下会合于手少阳三焦经。此所谓手少阳三焦经同手厥阴心包络经这两条互为内外的经脉在六合之内形成的第五合。

　　手阳明大肠经别出而行的正经，自手部分行然后上行，行至胸部后再顺着侧胸和乳部的中间而行，在肩这个地方别出，再运行进入到柱骨，然后向下运行到本经所属的脏腑——大肠腑，再归入到肺脏，再向上顺着喉咙向上运行，出于缺盆，会合于手阳明本经。

　　手太阴肺经别出而行的正经，自本经别出分行后，便运行到渊腋处手少阴经的前方这个地方，由此往里运行到本经所属的脏腑——肺脏，接着折回向上运行，又进入缺盆，出来之后循行到喉咙，会合于手阳明大肠经。此所谓手阳明小肠经同手太阴肺经这两条互为内外的经脉在六合之内形成的第六合。

经水十二

　　黄帝问岐伯：人体的十二经脉，在外相合于大地上的十二条河流，在内就相连于人的五脏六腑。但是十二条河流分布于不同的地方，有不同的大小、深浅、广狭和远近；五脏六腑在体内分布，位置的高低、形状的大小和容纳饮食多少也有所不同，那么它们之间的相应合的情况是怎么样的呢？另外，江河容纳地面上的水流行到各个地方；五脏聚合精神血气魂魄等并将其深藏；六腑受纳水谷，把消化吸收后的水谷精气，并将其输送布散到全身；经脉受纳血液，在周身营运着。要想将上面的种种情况相结合，在治疗上得以运用，又该如何去做呢？另外，刺深针还是浅针，施灸针数的多少，能让我了解一下吗？

　　岐伯回答说：你这个问题问得很好！天高到难以计算，地广到难以测量，这确实是所说的很难回答的问题。人在天地之间，四方上下之中生活，始终都置身于无法企及的苍天和广袤无垠的大地之中，这种情况下，想要依靠人力去对天的高度和地的广度进行测算，这是没有可能的。

　　但人的情况就不一样了，人的身体是皮肉俱在的，它的深度和广度，在人的表面就能够借助特定的尺规进行度量，或是用手指切诊就能获得各部的情况，人死之后，可以通过解剖尸体来观察内在脏腑的情况。从这里我们可以发现，人体五脏的坚脆程度，六腑的大小区别，脏腑接纳谷气的数量，脉道的长与短，血液的清与浊，脏腑所含精气的多与少，以及十二经脉中的某一条经脉是多血少气，还是少血多气，抑或是气血皆多，还是气血皆少的情况，这些都是有一定的标准的。另外，我们发现，施针艾灸治病的时候，对人体经气进行调理时，针刺的深浅，所用手法的轻重，或者是艾柱的大小多少等的适宜程度的标准都有一定规律的。

　　黄帝问道：你说的这些理论，让人听着非常舒服，可是我心中依然存有疑惑，希望你能够详尽说明。

　　岐伯回答：这是人体同天地万物相对应，同阴阳相对应的问题，也是必须要明察的问题。足太阳膀胱经，在外对应于十二经水中的清水，在内相连属于六腑的膀胱，并且与全身的水道相沟通；足少阳胆经，在外对应于十二经水中的渭水，内相连属于六腑的胆腑；足阳明胃经，在外相对应于十二经水中的海水，在内相连属于六腑的胃；足太阴脾经，在外相对应于十二经水中的湖水，在内相连属于五脏的脾；足少阴肾经，在外相对应于十二经水中的汝水。在内相连属于五脏的肾；足厥阴肝经，在外相对应于十二经水中的渑水，在内相连属于五脏的肝；手太阳肠经，在外相对应于十二经水中的淮水，在内相连属于与六腑的小肠，小肠主分别清浊，能将食物消化出的糟粕中的水液集中到膀胱；手少阳三焦经，在外相对应于十二经水中的漯水，在内相连属于六腑的三焦；手阳明大肠经，在外相对应于十二经水中的江水，在内相连属于与六腑的大肠；手太阴肺经，在外相对应于十二经水中的河水，在内相连属于五脏的肺脏；手少阴心经，在外相对应于十二经水中的济水，在内相连属于五脏的心；手厥阴心包络经，在外相对应于十二经水中的漳水，在内相连属于五脏心的包络。

上面所说的连通五脏六腑的十二条经脉，它们气血的运行、传递，就好比自然界中的十二条河流的流动，不仅有显露外的源头，还有隐藏于里的归巢，自然界中的河流是内外相互连通如环一般无穷尽的，人体经脉中的气血也是这样内外相通，一直循环。

在上的天，属于阳性的，在下的地，属于阴性的；与此相对，人体腰部以上的部位，相应于天属阳性，腰部以下的部位，相应于地属阴性。因此，地面上位于海水以北的地方属阴，位于湖水以北的就是阴中之阴了，位于漳水以南地方的属阳，位于河水以北直到漳水之间地方的就是阳中之阴，位于漯水以南直到江水之间的地方的是阳中之阳。人体内十二条经脉的分布运行以及彼此之间的相互关系，也同它们相对应。上面所讲，仅仅说明自然界中部分河流的流动分布和人体内部分经脉运行分布的阴阳形成了对应的关系，但它却充分证明人体同自然是彼此相应合的。

黄帝问：我已经知道自然界中的十二条河流是相对应于人体十二经脉的，可是，每条河流的远近深浅以及水量的多少都不一样，同它相对应的经脉在远近深浅和气血多少等方面也存在着差异，在施针的时候如何结合两者，并使它们在针刺治疗上得到应用呢？

岐伯回答：足阳明胃经，是五脏六腑中的海，是十二条经脉中最大的，也是容纳了最多营血的，假如由于它经气旺盛而引发了疾病，那么其热势也肯定会达到盛旺的状态，因此在给这条经施针的时候，如果刺针不深，就不会消散邪气；如果施针的时候没有留针，就不会泻出邪气。通常来说，施针于足阳明经的时候，应该要进针六分深，留针的时间要相当于呼吸十次；施针于足太阳膀胱经的时候，进针五分深，留针的时间相当于呼吸七次；施针于足少阳胆经的时候，进针四分深，留针的时间相当于呼吸五次；施针于足太阴脾经的时候，应该要进针三分深，留针的时间相当于呼吸四次；施针于足少阴肾经的时候，应该要进针二分深，留针的时间相当于呼吸三次；施针于足厥肝阴经的时候，应该要进针一分深，留针的时间相当于呼吸二次。

手三阴经和手三阳经，因为它们都在人的上半身循环运行，较为接近传输血气的心肺两脏，而且运行所过的部位皮肉很薄，且穴位较浅，脉气运行的速度也很快，因此施针于这些经脉的时候，进针到达的深度都不能超过二分深，留针的时间都不能超过一呼。但是人的年龄、身高、体型等多方面存在着差异，所以体质也会有一定的区别，对于这种情况，医生就应该掌握情况，进行具体分析，采取不同的方式酌情处理，能从病人的体质差异出发对治疗方法进行灵活的选择，这就是遵循客观规律的做法。对各经脉进行灸治的那时候也应该要这样——施灸状数的多少和艾炷的大小都因人而定，变通运用。如果在进行灸治的时候超过了这个限度，便会产生对人体有害的"恶火"，就会导致患者骨髓枯槁、血脉凝涩等症状；针刺的深度和留针的时间超出某种限度时，就会使得人体正气受到损伤。

黄帝问：人体经脉的大与小、血的多与少、皮肤的薄与厚、肌肉的坚与脆，腘窝的大与小等，都可以确定具体的标准吗？

岐伯回答：可以对这些不同情况确定具体标准的依据，就是要选择体形体质适中、肌肉不是很消瘦、血气不是很衰弱的健康者为基准进行度量所得。因此，对于那些形体消瘦、肌肉削减而不符合常规的人，则不可以用此标准来进行测量，实施针刺。医生在治疗的时候，要通过全面的切、循、扪、按的手段来分辨病人的体质类型，再根据病人疾病的寒热虚实进行诊察，然后在进行适当调治的可能。只有做到这一条，这才能叫做掌握了能根据不同情况灵活处理问题的真谛。

经筋第十三

　　足太阳经的筋，从足小趾的外侧开始，往上运行在足外踝聚合，再斜上运行在膝这个地方聚合，之后下行顺着足外踝，并顺着足跟上行，在膝腘里面聚合；它另行的一条支筋，在腿肚的外侧这个地方聚合，向上运行进入到有腘窝的内侧沿，并行于前一支筋一同向上运行，在臀部聚合，再顺着脊柱的两旁向上运行到颈部；从这里分出的支筋，另外运行入内并在舌根这个地方聚合；另一条从这里分出的支筋，向上运行到枕骨这个地方聚合，再运行到头顶，然后顺着颜面往下运行，在鼻的两旁聚合；下行经筋中分出的一支，如同网络一样在眼的上方运行，然后向下运行在颧骨这个地方聚合；又一支筋，从挟脊别出向上运行，自腋窝后侧的外廉向上运行，在肩髃穴这个地方聚合；另一条自腋窝的后外廉进到腋下，向上运行到达缺盆处，出来后上行在耳后完骨这个地方聚合；还有一条从缺盆分行而出的支筋，斜着向上运行到颧骨部分，出来同自颜面部向下运行的颧骨处聚合的支筋交会。

　　太阳经的经筋出现的病症，症状主要表现在别出于足小趾的一支上，表现为足跟疼痛，膝腘部发生挛急，脊背张力大，项筋紧绷，伴随疼痛，肩难抬举，腋窝处以及缺盆中存在扭痛情况，肩部无法左右摇动。

　　对于这种病症治疗的时候，应该要用火针快速地进针和出针的方法。病好后就停止施针，施针的穴位在痛处，这种病就叫做仲春痹。

　　足少阳胆经的筋，从足的第四趾端开始，向上运行在外踝这个地方聚合，并顺着胫骨外侧，向上运行在膝部外缘这个地方聚合。足少阳经筋的一条分支，分出于外辅骨，向上运行到大腿根的时候，分成两支。运行在前面的一支，在伏兔的上面聚合，运行在后面的一支，在尻部聚合；它的直行的一支，上行到达胁下空软和季肋的地方，再向上运行到腋部的前沿，横穿过胸胁，同乳部相连，然后在缺盆这个地方聚合；又一直行支筋，向上运行从腋部出来，经过缺盆，穿过后在足太阳经筋的前面运行，顺着耳朵后面绕行到上额角，相交于头顶上，自头顶侧面再向下运行到颔部，然后又向上运行在颧部聚合；另有一条支筋，在眼外角这个地方聚合，成为眼的外维。

足少阳的经筋出现症状时，表现为足的第四趾发生抽筋、牵引的现象，且连带膝部外侧转筋，膝部屈伸不得；膝窝里的筋拘集中紧绷，前面牵引出髀部出现疼痛感，后面牵引出尻部出现疼痛感，继续上行牵引缺盆部、胸旁乳部、颈部等地方所维系的筋出现拘急的现象。如果是从左侧向右侧的维络的筋进行集中，右眼就不能睁开，这是由于经筋在右额角处上过并同蹻脉一起运行，而阴阳蹻脉相互交叉于此，左右经筋也彼此进行交叉，左侧的筋相连于右侧的筋，如果左侧额角的筋受了伤，右脚就无法活动。以上所说的现象就叫做"维筋相交"。

对于这种病治疗的时候，应该用火针快速地进针和出针的方法。针刺的次数以病情好转为止，针刺的穴位在痛处。这种病就叫做孟春痹。

足阳明经的筋，从足次趾和中趾之间发端。在足背的上面聚合；其中的一支，斜着从外侧向上运行到达辅骨，然后在膝部的外缘聚合，然后直行向上相连于髀枢处，再向上运行顺着胁部相连属于脊柱。其中一支，从足背直行的经筋，向上顺着足胫骨运行而在膝部这个地方聚合；分出于此处的支筋，连结于外辅骨，相会合于足少阳经筋的支筋；那条直行的经筋，顺着辅骨向上运行到大腿根部聚合，并在阴器处集结，再向上运行，于腹部散布开来，再向上运行到缺盆后聚合在一起，接着向上运行经过颈部，与口四周进行环绕，在颧骨部位聚合，再向下与鼻部连结，自鼻侧向上相合于足太阳的经筋。足太阳的小筋网维在眼睛的上胞，阳明经的小筋网维在眼睛的下胞；足阳明经的又一条支筋出于颧部，穿越颊部在耳前部位聚合。

足阳明的经筋出现病症时，表现为足中趾、胫部出现转筋的现象，足部能感觉带跳动、僵直，伏兔部也发生转筋，髀骨前侧会出现肿胀，出现癞疝，腹部筋脉集中。向上牵扯到缺盆和面颊，口突然会歪斜，有筋脉集中感觉那侧就会拘急并且眼睛无法闭合，有热的话筋脉就会松弛并且眼睛无法睁开。颊部遭遇寒邪的话，就会出现拘急、牵扯到面颊而使得口角移动；颊部的筋遭遇热邪就会出现筋脉松弛，导致口角无力收束，因此会出现口角歪斜。

口角歪斜的治疗措施，就是在筋脉拘挛的一侧的面颊上涂上马脂，使拘急的筋脉得到滋润，把白酒和肉桂末调和，把它涂在筋脉松弛的一侧面颊上面，使筋脉温畅，再拿桑钩将病人的口角钩住，对其歪斜进行矫正，让它复原。此外，在地炕中放入桑柴炭火，炕的适宜高度以病人坐在炕上时可以烤到颊部为佳，同时还要用马脂对出现拘急现象的一侧颊部进行温慰，并且让病人一边饮用美酒，一边吃食美味的烤肉之类的佳肴，忌酒的人也要稍微喝些，并不断地给病人按摩患处，使筋络舒活。治疗这种病，还可以使用火针快速地进针和出针的劫刺法，施针的次数是直到疾病痊愈为止，施针的部位是疼痛的地方。这种病变叫做"季春痹"。

足太阴经的筋从，足大趾末端的内侧的地方开始，向上运行在足内踝这里聚合；它直行的支筋，向上运行到膝内腓骨处集结，再顺着股内侧向上运行，到髀部集结，然后在阴器处聚合，又向上运行到腹部，连结于肚脐，再顺着腹内向上运行，之后在两胁处聚合，在胸中散布。其内侧分行的一支粘附在脊柱的两侧。

如果足太阴经筋出现病症时，表现为足大趾牵引内踝中间的筋脉牵引导致疼痛，并且伴有痉挛的现象，同时膝内侧辅骨作痛，股内侧会牵扯到髀部的疼痛，阴器纽结般拘急作痛，还向上牵扯到脐部与两胁间发生疼痛，进而引起胸中和脊柱内疼痛。

对此病应选用火针快速地进针和出针的劫刺法，施针的次数是直到病好为止，施针的穴位是病人感到疼痛的部位。这种病变就叫做"孟（应为"仲"）秋痹"。

足少阴经的筋，从足小趾的下面开始，进到足心，在足内侧运行，同足太阴经筋一起行走，然后向上斜行，到内踝的下部，在足跟处集合，再下行相合于足太阳膀胱经的筋相合，向上运行在膝部内辅骨的下面聚合，并在此处同足太阴经筋一起运行，顺着大腿内侧上行到阴器的部位集结，然后顺着脊柱的内侧肌肉向上运行到达颈部，在枕骨的地方聚合，会合于足太阳膀胱经的经筋。

足少阴经筋发生的病变的时候，表现为足心有痉挛的现象，并且它的经筋经过并聚合的地方也都感觉到疼痛，并伴随着痉挛现象。足少阴经筋引起的病变多以癫痫、瘛疭和痉病为主。背侧患病的话病人就不能向前俯身，胸腹侧患病的话病人就不能向后仰身。背属阳，腹属阴，阳病出现时背部出现筋急，腰部朝后折反，则身体前俯不得；阴病腹部出现筋急，则身体前曲，无法后仰。

对于这些病变，治疗的时候应该要使用火针快速地进针和出针的劫刺法，施针的次数是直到疾病好了为止，施针的穴位是病人感到疼痛的地方。对于胸腹内患病的不宜用针刺，可对患处进行熨帖，同时按摩引导来舒缓筋脉，并服用汤药用以养血。乳沟本经经筋出现反折纠结的现象，且多次发作，病况严重，属于绝症。这种病变就叫做"仲（应为"孟"）秋痹"。

足厥阴肝经的筋，从足大趾的上面开始，向上运行在足内踝的前面聚合，然后继续上行再顺着胫骨在膝部内侧辅骨的下面聚合，接着顺着股内侧向上运行到前阴集结，并同足三阴和足阳明各经的经脉相连。

足厥阴经筋发生的病变的时候，表现足大趾牵扯到足内踝的前面产生疼痛，膝部的内辅骨作痛，腿内侧接近阴器的部位不仅隐隐作痛，还伴有痉挛现象，前阴的功能丧失，若房事过于频繁，就会对阴精造成损耗，就会出现阳痿不振的现象。被寒邪所伤就会导致阴器缩入不出，被热邪所伤就会导致阴器挺直不收。对此进行治疗的时候，应该借助利水渗湿、清化湿热的方法对厥阴经之气进行调节。如果有作痛、抽筋的现象，治疗的时候应该要使用火针快速地进针和出针的劫刺法，施针的次数是直到病好为止。施针的穴位是病人感到疼痛的部位。这种病变就叫"季秋痹"。

手太阳小肠经的筋，从手小指的上面开始，在手腕处集结，顺着前臂的内侧向上运行，在肘内高骨的后面聚合。就是用手弹该处筋脉的时候，酸麻之感可以通过小指反映出来，再从这里向上运行进入腋下并在这里聚合；它的支筋向后运行走到腋下的后沿，再向上绕行到肩胛，顺着颈部运行到足太阳膀胱经之筋的前面，相连于耳朵后面的高骨；从这里再分出一条支筋，进入到耳中；其直行的部分，从耳朵上面出来，向下运行到腮部聚合，复而折返向上，与外眼角相连。

手太阳的筋发生病变时，表现为手小指牵扯到肘内高骨的后沿产生疼痛，再顺着上臂的内侧到腋下和腋下后侧的部位，都有疼痛感出现，然后绕到肩胛，牵扯到颈部的疼痛，还会产生耳内鸣响疼痛的现象，同时牵引颔部、眼部，眼睛在闭合休息很久后，才能重新看得清东西，视力才能恢复。颈部的经筋发作拘急的时候，就会导致筋瘘颈肿等病。对于颈部出现寒热现象的，治疗的时候应该要使用火针快速地进针和出针的劫刺法，施针的次数是直到病好为止。施针的穴位是病人感到疼痛的部位。针刺后如果还有肿胀的情况，再改用锋利的针进行治疗。这种病变叫"仲夏痹"。

手少阳三焦经的筋，自无名指靠近小指的一侧而出，向上运行相连于腕部，再顺着前臂向上运行，在肘部聚合，再向上顺着上臂的外沿绕行，运行到肩部后走向颈部，会合于手太阳的经筋。分出于颈部的一支筋，同构下颌角处深入于里，同舌根相接。从这里分出的另一支脉，向下运行到颊车穴，又顺着耳朵前面，同外眼角相连，之后再向上运行到前额，最后于额角的地方聚合起来。

手太阳经筋发生的病变的时候，表现为本经的经筋循化运行之处会发生牵扯性抽筋，并且伴有舌体卷曲。治疗这种病的时候，应该要使用火针快速地进针和出针的劫刺法，施针的次数是直到病好为止。施针的穴位是病人感到疼痛的部位。这种病变就叫做"季夏痹"。

手阳明经的筋，自食指接近大指的侧端而出，向上运行到腕部聚合起来，再向上顺着前臂向上运行，进而在肩髃处聚合。它的支筋在肩胛部位绕行，向下运行并行于沿脊椎两侧；它直行的筋从肩髃处向上运行到颈部；从这里别出的支筋，再向上运行到颊部，在颧骨的地方聚合。从这里直行的支筋再，自颈部上行，出于手太阳的经筋前面，右侧的筋向上运行到左侧的额角，在头部成网络状分布，再向下运行到右腮处。

手阳明经筋发生病患的时候，表现为该经筋所循环运行、集结的部位发生牵引、痉挛、疼痛，肩部无法抬起，颈部疼痛强硬得无法向左右顾盼。

对于这种疾病在治疗的时候，应该要使用火针快速地进针和出针的劫刺法，施针的次数是直到病好为止。施针的穴位是病人感到疼痛的部位。这种病变就叫做"孟夏痹"。

手太阴肺经的筋，从手大指末端而出，顺着大指向上运行，在手小鱼际的后面聚合，再运行到寸口的外侧，向上顺着前臂运行，在肘中聚合，接着向上运行经过上臂的内沿，进入腋下，出于缺盆，在肩髃之前聚合，复又折返，向上与缺盆连结，从腋下运行的一支进到胸中，在胸内聚合，又在横膈部分分散开来，同手厥阴经的经筋在膈部会和，继而向下运行到季胁部。

手太阴经筋发生的病变的时候，表现为本经筋循环运行、集结的部位发生牵引、疼痛、痉挛，严重发作的话就会导致息贲病，胁间拘急，口内吐血。

对于这类疾病在治疗的时候，应该要使用火针快速地进针出针的劫刺法，施针的次数是直到病好为止。施针的穴位是病人感到疼痛的部位。这种病变就叫做"仲冬痹"。

手厥阴心经的筋，从手中指端开始，顺着向上运行，穿过掌后同手太阳经筋一起走行，在肘关节的内沿聚合，自下腋下前后散开，挟两胁分布：它的支筋运行进入到腋中，在胸内散布，在膈部聚合。

手厥阴经筋发生的病变的时候，表现为本经筋所循环运行、集结的部位出现牵引、经鲁昂现象并且胸部的作痛或者转成息贲病，伴有呼吸急促。治疗的时候应该要使用火针快速地进针和出针的劫刺法施针的次数是直到病好为止。施针的穴位是病人感到疼痛的部位。这种病变就叫做"孟冬痹"。

手少阴心经的筋，从手小指末端的内侧开始，沿着小指向上运行，在掌后的锐骨的地方聚合，之后再向上运行连接于肘关节的内缘，接着向上运行进入到腋部，同手太阴经筋相交，向胸部行去，在乳内伏行，有胸中集结，然后顺着膈部向下运行，相连于脐部。

手少阴经筋发生病变的时候，表现为胸内发生拘急，有积块坚伏于心下，此称为"伏梁病"。上肢的经筋出现病症时，肘部就会牵引拘急，屈伸不便，手少阴经筋出现病症时，表现为本经筋所循行或集结的部位发生牵引、疼痛、痉挛。对待此病在治疗的时候，应该要使用火针快速地进针和出针的劫刺法，施针的次数是直到病好为止。施针的穴位是病人感到疼痛的部位。如果出现伏梁病并伴有咳吐脓血的时候，是脏气已经损伤、病情恶化的死症。

只要是经筋的病，遇寒经筋就会集中，发生曲折拘挛，遇热的时候经筋就会出现松弛而不收，甚至阴痿不举。如果是背部的筋拘急的话，脊背就会向后反张；如果是腹部的筋拘急的话，身体就会向前俯出而无法伸直。焠刺为烧针刺法，是用来刺治因寒而拘急的病变的，但是如果是因为热而导致筋迟缓不收的话，就不能使用火针了。这种病变就叫做"季冬痹"。

如果是足阳明胃经与手太阳小肠经的筋拘急的话，就会发生口眼歪斜；眼角拘急时，就会无法正常观物，对于此类病治疗的时候都就可以采用上面所说的多种方法。

骨度第十四

　　黄帝问伯高：《脉度》篇中所将的人体内经脉长度的确定标准是什么呢？

　　伯高说：首先要将骨节的大小、宽窄、长短测量出来，再将其作为标准来对经脉的长短进行认定。

　　黄帝说：我想对平常人的骨度情况进行一下了解。如果以一个七尺五寸长的成人来计算，那么他全身骨节的大小、长短各是怎么样的呢？

　　伯高回答：头围最大的长度是二尺六寸，胸围最大的长度是四尺五寸，腰围最大的长度是四尺二寸。头发所覆盖的地方，从前额发际到后项发际，长度是一尺二寸；自额发际开始往下直到腮部为止，长度是一尺。相貌端正的人，面部的上中下三部分的长度是一样的。

　　自结喉到缺盆中天突穴为止，长度是四寸。自缺盆往下直到胸骨剑突的地方，长度是九寸，假如超过了这个长度的人，就是肺脏偏大，不够这个长度的人，就是肺脏偏小。自胸骨剑突往下直到和脐相平部位为止，长度是八寸，超过了这个长度的人，就属于胃偏大，不够这个长度的人，就属于胃偏小。自天枢穴到横骨，长度是六寸半，超过了这个长度的人，大肠又粗又长，不够这个长度的人，大肠则又细又短。横骨长为六寸半，自横骨上缘至股骨内侧下缘的长度为一寸八尺，胫骨突起上缘到下缘的长度为三寸半，胫骨突起下缘至足内踝的长度是一尺三寸，自内踝骨开始，往下直到足底为止，长度是三寸，自膝腘窝开始，往下直到足面部位为止，长度是一尺六寸，自足背开始，往下直到足底为止，长度是三寸。骨围大的人骨就又粗又壮，骨围小的人骨就又细又小。

　　自额角到锁骨，长度是一尺，自颈根下到腋窝，长度是四寸，自腋部开始，往下直到季胁为止，长度是一尺二寸，自季胁开始，往下直到髋关节为止，长度是六寸，自髋关节开始，往下直到膝中为止，长度是一尺九寸。自膝盖开始，往下直到外踝骨为止，长度是一尺六寸，自外踝骨开始，往下直到京骨突起处为止，长度是三寸，自京骨突起处开始，往下直到足底为止，长度是一寸。

耳朵后面两个完骨之间的距离是九寸，耳朵前面两个耳门之间的距离是一尺三寸，两个颧骨之间的长度是七寸，两乳之间的距离为九寸半，两股间有六寸半的距离。脚长为一尺二寸，宽为四寸半。从肩到肘的长度是一尺七寸，从肘到腕的长度为两寸半，从手腕到中指末节根部的长度为四寸，从末节根部到手指尖的长度是四寸半。

　　自颈部后发际到第一椎骨的长度是二寸半，从大椎骨到尾骶骨总共二十一椎，长度是三尺。上部的七椎每节长一寸四分一厘，总共有九寸八分七厘米长，其他的不尽之数都在下面各节平均计量。这便是一般成年人骨节的尺寸的情况，能够利用此标准对筋脉的长短进行测定。所以，在诊察人体内经脉的循行情况的时候，如果出现体表较浅的部位且结实或明显而大的现象，就是多血的经脉；经脉细且藏于较深的部位，为多气的经脉。

五十营第十五

黄帝说：我想对经脉之气在人体运行五十周的情况进行一下了解。

岐伯回答：周天一共有二十八个星宿，星宿与星宿之间有三十六分的距离。人的经脉之气在一昼夜的时间能运行五十周，总共是一千零八分。太阳在一昼夜之间经历了二十八个星宿，有二十八条经脉分布在人体的上下、左右、前后等部位。在人身二十八脉的总长度是十六丈二尺，刚好相对应于周天的二十八宿。用铜壶漏水下百刻作为标准来对昼夜进行划分，对经气在人体经脉运行所要用的时间进行计算。

人每呼一次气，脉搏就会跳动两次，经气就会运行三寸；人每吸一次气，脉搏也会跳动两次，而经气再运行三寸。一次完整的呼吸过程，经气运行的长度为六寸，呼吸十次。经气运行的长度是六尺，太阳运行的长度是二分。二百七十次呼吸，经气运行的长度是十六丈零二尺，这个时候经气在周身循行，把二十八脉交流贯通，运行一周，水下二刻，太阳运行大长度约是二十分。当人呼吸五百四十次的时候，经气在体内循环运行了两周，水下四刻，太阳运行的长度约是四十分。呼吸二千七百次的时候，经气已在全身周行了十次，水下二十刻，太阳运行的长度已经是五宿二十分有余了。当人呼吸一万三千五百次的时候，经气已经循环全身五十周了，水下一百刻；太阳运行的长度为周天的二十八宿，漏水也已经都滴尽了，经气在人体内也恰巧运行了五十周次。

上面所讲的经气的往来，指的是经气正好在二十八脉中运行一周。如果人的脉气日夜能经常运行五十周的话，人就会保持健康，颐养天年了。经气在人体运行五十周次的总长度为八百一十丈。

营气第十六

　　黄帝指出：营气在人体中起着重要作用，摄入到人体内的食物是营气发挥作用的关键。食物进入胃部后，通过脾胃来消化，其中把化生出的精微之气输到肺脏，经过肺的输布在体内进行流动并遍布各处，滋养脏腑，同时向外布散，颐养形体。而水谷的精微之气中的精华之物在经脉中畅通流动，运行不息，周而复始。这水谷精微之气就是这样终而复始地循环运行，为全身提供营养，就好比天地日月的规律一样。

　　营气首先从手太阴经开始运行，流注到手阳明经，顺其向上运行到面部，通过面部进入足阳明经，然后顺着足阳明经向下运行直抵足背，流注到足大趾间，会合于足太阴经。再顺着足太阴脾经向上运行到脾脏，自脾经的支脉流注到心脏，顺着手少阴心经从腋窝出来，往下顺着前臂内侧后沿，传注到手小指端，会合于手太阳经。从这里顺着手太阳经又向上运行过腋窝的外方，自颧骨内侧出，穿过眼睛的内眼角，从这里再向上运行到头顶，然后又向下运行到颈项部后，会合于足太阳经。然后顺着脊柱向下运行经过尾骶部，再向下运行流注到足小趾的顶端，运行到足部流入足少阴经，然后顺着足少阴经运行到肾肝。通过肾脏流入心包络，再向外至胸中布散，再顺着心包络经的主脉出于腋下，向下运行到前臂，自小臂内侧的两筋的中间出来，进入手掌中，行至中指指尖，然后再回出注到无名指端，并通过这里会合于手少阳经。接着从这里向上运行注到两乳之间的膻中穴，然后在上中下三焦上散布，自三焦又流注到胆腑，从胁部出来，而后传流到足少阳经，再向下运行到足背，又自足背注到足大趾间，相合于足厥阴经，向上运行到肝脏，从肝脏上注到肺脏，再向上运行顺着喉咙进入到鼻的内窍，到鼻外孔道为止。它所循行的分支，再向上顺着额部运行到巅顶，然后沿着颈项部向下运行，顺着脊柱进入到腰骶部，这是督脉循行路线的情况。接着它又环绕阴器，继续前行，向上运行过阴阜部的毛际，向上运行进入到肚脐中，再向上运行进入腹内，再向上运行直抵缺盆，自缺盆向下流注到肺脏，又一次进入手太阴经，这又将开始下一个循环。这就是营气运行的路线，是气血运行所遵循的规律。

脉度第十七

黄帝说：我希望了解一下人体经脉的长度。

岐伯回答：手有六条阳经，自手到头部，每条经脉的长度是五尺，六条经脉共合三丈。手有六条阴经，自手到胸，每条经脉的长度是三尺五寸，三六得一丈八尺，五六得三尺，六条经脉共合二丈一尺。足有六条阳经，自足向上止于头部，每条经脉的长度为八尺，六条经脉共合四丈八尺。足有六条阴经，自足向上止于胸部，每条经脉长度为六尺五寸，六六得三丈六尺，五六得三尺，六条经脉共合三丈九尺。跷脉的每一条自足到目有七尺五寸长，左右两条，二七得一丈四尺，二五得一尺，两条经脉长度共合一丈五尺。督脉、任脉的长度都是四尺五寸长，二四得八尺，二五得一尺，两条经脉长度共合九尺。以上各经脉的长度加起来总共为一十六丈二尺，人体内的营气主要通过它们来循行到各处的。

经脉的运行为里，从经脉分出并且在众经脉中横行，与各经脉相连的支脉叫做络脉，从络脉分出的细小脉络叫做孙络。如果孙络气旺血多的话，就应该用泻法使得邪气迅速消除。如果经络中邪气旺盛的话，就可以用泻法，如果是正气虚的话，就应该用饮汤药的方法来补养。

五脏精气的盛衰往往能通过人头面部的七窍表现出来。肺气相通于鼻，只有肺气调和、肺的功能良好，鼻才可以辨别香臭；心气相通于舌，只有心气调和、心的功能良好，舌才可以辨别五味；肝气相通于目，只有肝气调和、肝的功能良好，目才可以辨五色；脾气相通于口，只有脾气调和、脾的功能良好，口才可以辨别五谷的味道；肾气外和耳相通，只有肾气调和、肾的功能良好，耳才可以辨别五音。

如果五脏失调的话，同它们相应的七窍便无法将自己的功能正常发挥出来；如果是六腑不和的话，邪气就会停留不动，气血郁阻，导致痈疡。因此六腑中滞留邪气的话，属性为阳的经脉就会无法调和，阳脉不调，阳气便会出现停顿、滞留的现象，阳气一滞留，使得阳气偏盛。而阳气太过旺盛的话，就会导致属性为阴的经脉无法调和，阴脉不畅，从而导致血留滞，使得阴气偏盛。如果阴气太过旺盛的话，就会使阳气无法运行入内，这就叫做关。如果是阳气太过旺盛的话，就会使得阴气的运行受到阻碍，这就叫做格。如果阴阳的气都太过旺盛的话，阴阳之气就无法相互营运调和，这就叫做关格。关格是阴阳相离、互不流通的结果，出现关格后，病人不能尽享天年，是早逝的预兆。

黄帝说：跷脉的开始和结束的地方是在哪里呢？又是受了哪一条经的经气像流水一样滋养而形成的呢？

岐伯回答：跷脉属于足少阴经脉的支脉，以然骨后的照海穴为起点，向上运行到内踝的上面，再顺着大腿内侧，进入到阴器，再上行经过胸内，进入到缺盆，并继续向上运行从人迎的前面出来，进入到同颧部相连的内侧眼角，相合于足太阳经、阳跷脉而向上运行，阴跷、阳跷的脉气相汇合，能濡润眼目。如果脉气不能给眼睛提供营养，则会引起目张难闭之症。

黄帝说：阴脉的脉气只在五脏间运行，却没有滋养到六腑，这是什么原因呢？

岐伯回答：脏气始终处于运行之中，不会停止，就像流动的水，又像日月的运行，永远没有停息的时候。因此，阴脉为与它相对的脏的精气提供营养，阳脉为与它相对的腑的精气提供营养，也是如此像圆环一般进行运行，没有端尾，也无法知道它的起点，也没办法对其流转次数进行测算。脉气一直保持着运行流动的态势，于内则灌注五脏六腑，对其进行滋养，于外则滋养肌表皮肤，为其提供养分。

黄帝说：跷脉有阴阳的分别，那对它的长度进行测算时应该选用哪一条呢？

岐伯说：男子用阳跷脉来计算，女子用阴跷脉来计算。通常进行测算的跷脉的长度是经脉，络脉的长度并不在测算的范围中。

营卫生会第十八

黄帝问岐伯：人的精气来自何处？阴阳的气在哪里交会？什么气是营气？什么是卫气？哪里是产生营气、卫气的地方？卫气和营气会合的过程又是怎样的？老年人和壮年人气的盛衰迥然不同，营气和卫气的运行的部位也不一样，我希望了解一下它们交会的过程。

岐伯回答：人体的营气、卫气来自水谷，水谷进到胃里，转化为水谷精气，水谷精气又传到肺中，然后在肺气传输分布功能的作用下运输到全身，使五藏六腑能得到精微的气的供养。水谷精气中清而有滋养作用的是营气，浑浊而强悍的是卫气，营气在经脉之内运行，卫气在经脉的外面运行，两者都始终处于运行转动的状态中，一昼夜在人体内运行的周次达到五十次后，进行一次交会。它们顺着阴阳二经相互交替运行转动，无休无止。卫气循环运行过程是晚间在内脏运行二十五周，白天在阳经也运行二十五周，由此将白天和黑夜划分出来。卫气在阳经运行时，人就醒来起身运动；夜间卫气在内脏运行，人体就处于休眠状态中。中午时，由于卫气运行的部位都是由内脏转到阳经，阳经中的卫气达到极盛，因此叫做"重阳"；夜半时由于卫气都由阳经转到内脏中运行，此时内脏中的卫气到达极盛叫做"重阴"。营气在脉中运行，由手太阴肺经而起，至手太阴肺经而终，所以说营气的循行是由太阴掌控；卫气在脉外运行，由足太阳膀胱经而起，又至足太阳膀胱经而终，因此说卫气的循行由太阳控制。营气在十二经循行，昼夜运行周次各为二十五个，卫气白天在阳经运行，夜间在阴经运行，周次也各为二十五个，将昼夜各分一半。阴陇是夜半时阴气最盛的时候，从半夜之后，阴气就逐渐衰减，到早晨的时候，阴气已经穷尽了，而阳气则越来越盛。阳陇是中午时阳气最旺盛的时候，自日西斜，阳气就逐渐衰减，到日落的时候，阳气已经穷尽了，而阴气则越来越盛。在半夜的时候，营气和卫气都运行于阴分，恰是两气相互交会时，此时人们都已经入睡了，所以叫做"合阴"。到了早晨，内脏的卫气全部衰竭，而阳经中的卫气开始循行。正是这样循环不止，就像天地日月一般的规律。

黄帝说：什么原因导致老人夜间睡觉不安稳？又是什么原因使得年轻

人白天里精力十足?

岐伯回答:年轻人往往气血很旺盛,肌肉润滑,气行之道通畅,营气和卫气的运行情况也很正常,因此他们在白天精力充足,而晚上睡得踏实。老年人的气血很衰弱,肌肉几乎已经消瘦干枯了,所以气道涩滞不通畅,五藏的功能无法协调,营气衰少,卫气内扰,导致营卫失调,无法正常进行运转,因此他们白昼精神涣散,夜晚又无法入眠。

黄帝说:我想了解一下发出营气、卫气的地方在哪里?

岐伯回答说:营气从中焦出来,卫气从上焦出来。

黄帝说:我希望你帮我讲解一下三焦起自哪里?它们运行的过程又是怎样的?

岐伯回答说:上焦之气出自胃上口(贲门)而起,并行于咽部向上运行,贯穿横膈在胸中散布,腋下横行,顺着手太阴经的地方向下运行,并在手会合于手阳明经处,再向上运行到舌,又向下运行交会于足阳明经,顺着足阳明经走行。上焦之气和营气一起白天在阳经运行二十五次,夜晚在阴经运行二十五次,一昼夜一循环,总计五十次,然后再返回手太阴经,是一周。

黄帝说:有的人在刚刚食用了热饮食后,他的精微的气还没有化生而成,就有汗出来了。有的人是脸上出汗,有的的人是后背出汗,也有的人是只是半身出汗。它们都没有顺着卫气运行的路线,这是为什么呢?

岐伯说:这是因为人在外面被风邪侵伤,在体内又受到饮食中热气的影响,导致在内的腠理开放、毛孔扩张,从而汗液蒸发,在肌肉腠理松散的部位,卫气随着腠理的松散而外泄,当然它就不会顺着自己的道路运行了。卫气的本质是慓悍顺畅,运行快速,见到开泄疏松之处就外泄出来,这种情况下就无法循着卫气原本正常的道路运行。这就被叫做"漏泄"。

黄帝说:我想了解一下中焦之气是出自何处的?

岐伯回答:中焦的气也是从胃的上口出来,在上焦之下。中焦所吸纳的水谷之气,经过排泄糟粕,蒸腾津液,将其化生成精微,然后向上运行传注到肺脉,并把由水谷转化成的精微之物转化为血液,用来滋养周身。它是人体内最宝贵的东西了,只有它能够单独在十二经脉里面运行,名曰"营气"。

黄帝说:血和气,尽管名称不同,但其实它们是一类的,这又有什么说法呢?

岐伯回答：水谷的精气化生成营气和卫气，血为神气的物质基础，它也来源于水谷精气。因此说血和营卫之气的名称尽管不同，而实质上是一类的物质。所以说，血液耗损太多的人，不能够再发他的汗，因为脱汗会伤害卫气；脱汗使卫气受伤的人，不能够再使用放血法。因此说脱汗的同时进行放血就会导致死亡，单进行脱汗或者失血尚存在治愈的希望。

　　黄帝说：我想听你讲讲下焦的气是出自何处而出的？

　　岐伯回答：下焦之气在回肠的地方别出来向下运行，让水液渗注到膀胱。因此人吃的水谷饮食进入体内后，经常在胃中储存，通过脾胃的腐熟消化，食物中的糟粕全都下行到大肠，从而生成下焦，所有的糟粕向下运行，同时还一直对其中的水液进行过滤处理，清者也就是水液渗到膀胱，浊者即糟粕进入大肠。

　　黄帝说：人喝酒的时候，酒是和水谷同时进入胃中的，那为什么五谷还没有消化，小便就独自先向下运行了呢？原因何在？

　　岐伯答：因为酒是谷类已经蒸熟并酿制而成的液体，酒气强劲且润滑，同卫气相近，因此，即便酒液在五谷的后面入胃，它也在完成食物消化前就被化成水液排出了。

　　黄帝说：说的太好了。我了解上焦心肺对营卫之气进行宣散，就像是蒸腾雾露一样，轻盈弥漫，浇灌周身；腐熟水谷是中焦的作用，就像沤泡食物一般让它发生改变；下焦肾、膀胱、大肠犹如沟渠，把水液以及糟粕不停地排泄到体外，这就是三焦的作用和功能了！

四时气第十九

黄帝问岐伯：四季气候的变化，性质各不相同，各式各样疾病的发生多数都与四季气候相关，施针治疗的原则，也会由于不同的季节气候而各有差别，那其中的规律是什么呢？

岐伯回答：每一季节的气候都呈现出自己的特色，灸刺之法，也需要根据阶级的气血特点来运用。因此在春天施针的时候，就施针于络脉分肉的间隙，病重的使用深刺法治疗，病轻的使用浅刺法治疗；在夏天施针的时候，就施针于此季过盛的阳经、孙络，采用透过皮肤的浅刺法，深入到分肉之间即可；在秋天施针的时候，就施针于各经的腧穴，如果病邪在六腑的，可以施针于六阳经的合穴；在冬天施针的时候，就施针于病邪所在脏腑相应经脉的经穴和荥穴，应该刺深针并且长久地留针。

对于患温疟病但是没有出汗的，治疗的时候，可施针于治疗热病的五十九个穴位来加以治疗；对于患风水病而且皮肤浮肿的，治疗的时候，可以施针于治疗水病的五十七个穴位来加以治疗；如果是通过针刺放血的方法进行治疗，则应当放尽此穴位处的恶血。如果是治疗脾胃虚寒引起的患飨泄病，可以施针于三阴交，都是用补法，并且留针的时间都要长，直到针下有热感的时候才能出针。

如果是治疗患转筋病的病人，转筋发生在四肢外侧的话，就施针于阳经的穴位进行治疗；如果是转筋发生在四肢内侧的话，就施针于阴经的穴位治疗，都可以使用火针疗法。

对于水肿病，先施针于脐下三寸地方的关元穴，用铍针在上面施针，接着将中间如筒一样空的针刺进，抽出水后然后放出，如此反复地进行，来放尽内蓄的水，然后再拿布带将腰腹部绑住。假如捆得太松便会使病人感到烦闷不安，捆牢就会使病人感到舒服、安静。一般隔天施针来放水一次，直到水被放完才可以停止。与此同时还应该要内服通闭药来帮助小便，以防水肿复发。在刚开始施针的时候就开始服药。不过应该要注意的是，刚服药的时候不能再进食，刚刚进过食的时候不能服药，饮食要保持清淡的口味，忌食伤脾利湿的食品，需连续进行一百三十五天。

以湿邪为主的邪气引发的痹病长期难以治疗，这是寒湿日长久得不到驱除、邪气在人体内滞留时间过久造成的，治疗的时候，用火针施针于病人的足三里穴，手法要疾进疾出；如果是湿邪之气引起肠中不调的疾患，也是施针于足三里穴，对于邪气盛旺着泻实，正气发虚者补虚。如果是治疗患麻风病的人，可以多次施针于肿起的部位。施针以后，再用锐针施针于他的患处，用手挤压来排出毒气和恶血，直到肿胀消失。经常给患者吃食合适的食物，不要食用其他刺激性以及油腻的食品。

如果病人常觉得腹内鸣响，腹部有气向上运行冲到了胸部，气喘导致不能长久地站立，这是在大肠的地方有邪气病证。治疗的时候，应该要施针于肓之原（气海）和巨虚上廉、足三里等穴。如果病人觉得小腹疼痛控引到睾丸、牵连到腰者，并且气向上运行冲到心胸，这是在小肠的地方有邪气的病证。因为小肠睾系相连，向后归属于脊椎，它的经脉贯穿肝肺，与心系相连络。因此小肠邪气旺盛的时候，就会导致厥气上逆，上冲到肠胃，熏灼到肝脏，肓膜散布，在脐腹聚合。因此治疗这种疾病的时候，应该要施针于肓之原（气海）来消散肓中的邪气，施针于手太阴肺经之穴来扶正气、补肾虚，施针于足厥阴肝经的穴位来降逆气泻肝实．施针于小肠经的巨虚下廉来泻邪气，同时对小肠经脉所经过的部位进行按压来调和气血。

如果患者经常呕吐，并且吐出物中伴有有苦水，还是时不时发出哀叹声，心中总是感觉到跳动不安和恐惧害怕，就好像有人随时要抓捕他一样，这是在胆腑中有邪气，阳气上逆就会冲胃，胆液外泄就会导致口苦，胃气上逆就会导致呕吐苦水，因此把这种病症叫做"呕胆"。在治疗的时候，应该要施针于足三里穴来降胃的逆气，并且施针于足少阳胆经的血络来止住上逆的胆气。然后依据病证的虚实情况，通过补虚泻实来祛除病邪。

如果病人无法饮食，并且出现胸膈阻塞不通的感觉，这是在胃脘的地方有邪气的病证。如果病在上脘的话，则通过针刺来遏制邪气由下至上的逆行而使它向下运行；如果病在下脘的话，则通过散法来疏散邪气。如果病人出现小腹部胀痛，并且伴有小便不通的，这是在膀胱的地方有邪气的病证。治疗的时候可以施针于太阳大络穴、并且仔细检查它的络脉与厥阴经小络交结的地方，如果有淤血结聚的，针刺以祛其淤血；如果是胀满向上波及胃脘部的时候，就施针于足三里穴。

观望病人的脸色和仔细观察患者的眼睛，这样就可以掌握正气的消散或是恢复情况，观察眼睛的色泽和脸色，就可以判断疾病是还存在的还是已经消散了。检查病人的体态、动静，然后再对其的气口、人迎的脉象进行察验，脉象的坚实、顺畅、洪大，说明疾病日趋严重；假如脉象柔弱平和，则说明病邪将要退散。对于各个经脉进行诊治的部位的脉象坚实有力的，反映出正气处于旺盛的状态，病证就会在三天内好转。气口为脏脉，主候人体中的阴气，人迎为腑脉，主候人体中的阳气。

五邪第二十

　　如果在肺脏有病邪，病人就会出现皮肤疼痛，怕冷发热，气上逆不顺导致气喘，出汗，咳嗽剧烈导致肩背疼痛。治疗的时候可以施针于胸部中、外侧的腧穴，还有背部第三胸椎侧的腧穴。施针的时候，先用手快速地给病人按压，使得病人稍觉的轻快，然后才进针。施针于盆部正中的天突穴，来散开肺中邪气。

　　如果在肝脏有病邪，病人就会两胁中作痛，中焦脾胃的寒气过盛，肝内藏血，肝出现病状，淤血滞留在体内，肝气缺乏，无法滋养筋脉，小腿的筋脉就会发生抽掣，关节时常感觉肿痛。治疗的时候可以施针于行间穴，来引胁肋间的郁结的气向下运行，使胁痛得到缓解，并且施针于足三里穴来温煦中焦脾胃，并对本经经脉进行针刺将其中的淤血去除，同时再施针于耳后面的青络，来减轻牵扯性的病痛。

　　如果是在脾胃有病邪，病人就会出现肌肉疼痛，如果是阳气有余，阴气不足的情况，则胃腑中阳热之邪旺盛，因此胃中有炽热的感觉，且消食善饥；如果是阳气不足，阴气有余的话，病人就会出现寒在内中而发生肠鸣、腹痛的现象；如果阴气阳气都多余，则会通过邪气过盛表现出来；若阴气阳气都不足，则会通过正气不足表现出来，从而病发寒热。在治疗这些疾病的时候，不管出现的是寒象还是热象，都可以施针于足阳明经的三里穴来加以调治。

　　如果是在肾脏有病邪，病人就会出现骨痛、阴痹。所说的阴痹，就是身体有疼痛感但没有固定的发病部位，就算拿手按压也确定不了发生疼痛的部位，腹胀，腰痛，大便不通，肩、背、颈、项等地方都会感觉到伸展不自如的疼痛，以及经常有目眩的症状发生。治疗的时候可以施针于涌泉穴、昆仑穴，如果是有淤血的，都要施针使得其出血。

　　如果是在心脏有病邪，病人就会出现心痛，情绪哀伤时会有眩晕现象，严重时还会昏仆。医治时，应该要依据病阴阳血气的有余还是不足的情况，来决定怎样取本经的腧穴运用补虚泻实之法来调养。

寒热病第二十一

　　如果是病人出现体表寒热的症状，那么会出现皮肤疼痛得无法着席而卧，毛发枯焦，鼻内干枯，汗不能出的情况，治疗的时候，应该用泻法施针于足三阳之络，以泻出淤血，再用补法施针于足太阴脾经，达到出汗而愈的效果。

　　如果病人出现骨寒热的病状，那么就会全身疼痛，大汗不止。假如牙齿还没有出现枯槁的现象，则表明阴气尚在，治疗时应该施针于足少阴肾经在大腿内侧的络穴；假如牙齿已经枯槁，就是死症，无法治愈。骨厥病的判断和治疗也是如此。骨痹病的症状为周身关节不能自由活动，并且关节疼痛，大汗如注，心情烦躁。治疗的时候，要采用补法施针于三阴之经的穴位。

　　如果病人的身体被金刃所伤，出血过多，同时又感染了风寒，或是从高处坠落而受伤，导致四肢瘦弱，乏困没有力气，这种病就叫做"体惰"，在治疗的时候应该施针于小腹肚脐下的三结交穴。所说的三结交，是足阳明胃经、足太阴脾经和任脉结在脐下三寸的地方交合的关元穴。

　　厥痹症是厥逆的气向上运行到达腹部所导致的。在治疗的时候，应该施针于阴经或者明经的络穴，但一定要诊察清楚主要病症所在，在阳经的话就用泻法，如果是在阴经的话就用补法。

　　颈部侧面的动脉是人迎穴。人迎穴，属足阳明经，位于颈部两侧的筋脉的前方。颈筋脉后侧是手阳明经的穴位，叫做"扶突"。它的后面是足少阳经脉的穴，叫做"天牖"；再往后面的是足太阳经的穴位，叫做"天柱"。腋窝下面动脉的地方，是手太阴肺经的穴位，叫做"天府"。阳邪上逆到达阳经的时候会出现头痛，胸满，呼吸不畅的情况，治疗的时候可以施针于人迎穴。如果病人出现突然失声、气梗塞、舌根坚硬的症状，在治疗的时候可以施针于扶突穴，并且刺舌根来放掉恶血。如果病人出现突然失聪，经气蒙蔽不畅，目不明的情况，在治疗的时候可以施针于天牖穴。如果病人出现突然拘挛抽搐、癫痫和眩晕，并觉得头重脚轻以及站立不稳等症状，在治疗的时候就可以施针于天柱穴；如果病人忽然得热病，腹内之气上逆，肝肺两条经脉上的邪火相搏，导致口鼻流血，在治疗的时候可以施针于天府穴。上面所说的五穴，天牖穴居于中，另外四穴聚在其周围，故五穴统称为天牖五部。

手阳明大肠经向上运行进入到颧骨而遍络于齿龈的一个穴位，叫做大迎。在医治下牙龋齿疼痛的时候，就可以施针于大迎穴治疗。其中，手臂出现恶寒的话就用补法，手臂没有出现恶寒的话就使用泻法。足太阳膀胱经也是进入到颧骨然后在齿龈遍布的一个穴位，叫做角孙。在医治上牙患龋齿疼痛的时候，就施针于角孙穴，并在鼻和颧之间取穴医治。刚刚发病的时候，如果脉气还很旺盛的话，就采用泻法来治疗；如果脉气已经虚弱的话，就采用补法来治疗。还有一个方法，也能取鼻外侧的穴位医治，在生病之初，应遵循邪盛即泻，气虚即补的原则。

足阳明胃经在鼻两侧进入到面部，其穴位名叫悬颅。两侧经脉的下行在口唇处相连，而两侧经脉的上行则联系于对侧之目，即左脉连于右目，右脉连于左目，观察到不正常的地方，医治时可以依据病情施针于悬颅穴治疗，邪气旺盛的话就用泻法，正虚不足的话就用补法。如果治疗的方法相反了，就会导致病情加剧。

足太阳膀胱经穿过颈部进入到脑部，然后直接连属于目本的，名叫眼系。对于头目痛者应在颈项中两筋间取穴加以治疗，这条经脉由项进入脑，分别连属于阴跷、阳跷二脉，这两条脉阴阳相交，阳气入而阴气出，阴阳气交于目锐眦，阳气过盛时则两目张而不合，阴气盛时则两目合而不张。

如果病人患热厥症，就施针于足太阴脾经、足少阳胆经来治疗，下针后留针时间应该较长些；如果病人患寒厥症的话，就施针于足阳明胃经、足少阴肾经在足部的穴位来治疗，留针时间也要较长些。

如果病人患舌头缓纵不收，口中流口水，出现心烦闷乱的现象，这是肾阴不足之病状，在治疗的时候应该施针于足少阴肾经。如果病人患病恶寒颤栗，双颌抖动，没有出汗，腹部出现胀满，发生心烦闷乱的现象，这是肺气不足的表现，在治疗的时候应该要施针于手太阴肺经的穴位。在针刺治疗时，虚证的时候用补法养正气，实证的时候应该要用泻法祛邪气。

四时针刺的规律为：春季的时候，施针于络脉间的穴位；夏季的时候，施针于分肉腠理间的穴位；秋季的时候，施针于手太阴肺经气口部的穴位；冬季的时候，施针于各经的穴位。总之，这四个季节的行针，要以四时变化为标准来确定。施针于络脉之的穴位可以治皮肤病，施针于分腠间的穴位可以治肌肉病。施针于气口部的穴位可以治筋脉病，施针于经输的穴位可以治骨髓、五藏的病变。

　　人身体上有五个关键的部位：一是大腿前方的伏兔穴部，二是小腿肚部，三是背部，四是背部和五藏联系紧密的腧穴所在的部位，五是头颈部。如果在这五个部位上发生痈疽，就会难以治愈。痈疽之类的病如果是从手臂发生的，就先取手阳明大肠经、手太阴肺经的穴位治疗，并促使病人出汗，汗出而热消，病人就会痊愈；疾病始于头面部的，应该要首先施针于足太阳经颈部的穴位进行治疗，并使病人出汗，汗出则病愈；疾病始于下肢足胫部的，应该要首先施针于足阳明胃经的穴位，并使病人出汗，汗出则病愈。施针于手太阴肺经穴可以使得病人发汗，施针于足阳明胃经的穴位也可以使得病人发汗。因为阴阳二气相互制约，所以，施针于手太阴经穴而出汗过多的时候，就可以再施针于足阳明经穴来止汗；施针于足阳明经穴而导致出汗过多的时候，也可以再施针于手太阴经穴来止汗。

　　行针不恰当，造成的危害多为以下几类：一是刺中病邪而还不出针的，就会导致病人精气外泄；二是还没有刺中病邪就出针的，就会导致邪气聚结不散。如果精气外泄就会导致病情加重并且身体更加衰弱，邪气聚结不散就会发生痈疽外症。

癫狂第二十二

　　面颊外侧，靠近两鬓的眼角，叫做锐眦；靠近鼻子一侧的眼角，叫做内眦。上眼胞属于目外眦；下眼胞属于目内眦。

　　癫病刚开始产生的时候，病人首先表现为闷闷不乐，神情抑郁，头部感到沉重疼痛，双眼上视，眼睛泛红。严重的时候，就会出现心烦不安的现象。诊断时，可以通过病人面部表情的变化，来判断疾病的发展程度。治疗的时候可以施针于手太阳小肠经、手阳明大肠经、手太阴肺经的穴位，点刺出血以泻阳亢之气，血色转为正常之后就停止用针。

　　癫病开始发作的时候，病人表现为口角牵扯行歪斜，口中发出啼呼的声响，伴有气喘心悸。医治时要先观察病情的变化，了解牵引方向，从手阳明大肠经、手太阳小肠经两经取穴施针治疗，使用缪刺法，左侧痉挛便在右侧经脉的穴位上用针，右侧痉挛便在左侧经脉的穴位上用针，点刺出血，直至血色变得正常后在停止用针。

　　癫病刚开始发作的时候，病人表现为身体僵硬，伴有脊背部作痛。这时候应该从足太阳膀胱经、足阳明胃经、足太阴脾经、手太阳小肠经取穴，点刺出血，直至血色变得正常后在停止用针。

　　治疗癫病的时候，医生应该和病人住在一起，以观察病人病邪的所在，决定应该对什么经穴施针治疗。癫病发作的时候，找到邪气最旺盛的经脉，选取恰当的穴位采用泻法针刺，并把放出的血放在葫芦瓢中，等到病人再发病的时候，葫芦瓢里的血就会产生波动。如果血不动的话，可以施针于穷骨穴二十壮。穷骨，指的是骶骨，此时针刺骶骨能够获得比较好的疗效。

　　癫病深入骨内，病人的颔腮牙齿各腧分肉之间都出现胀满。骨骼发生僵直，出汗，烦闷，呕吐很多涎沫，肾气下泄。这是不治之症。

　　癫病深入筋内，病人的身体蜷曲不能伸，拘挛紧急，脉大。应该施针于项后足太阳膀胱经的大杼穴。如果病人呕吐大量涎沫，肾气下泄的话，也是不治之症。

　　癫病深入脉内，病人发病的时候突然晕仆倒地，四肢的经脉都出现暴张并且纵缓。如果经脉胀满，医治时应点刺放血，将恶血放尽；如果脉不胀满的话，就可以施针于项后两侧足太阳膀胱经的穴位，还要施针于带脉与腰距离三寸地方的穴位，以及诸经分肉之间和四肢的腧穴。如果病人出现呕吐大量涎沫，肾气下泄的话，是不治之症。癫病病人在发病的时候，出现如同发狂般的症状，也是不治之症。

在狂病开始发生的时候，病人先是产生了悲伤的情绪，健忘，容易愤怒，经常有恐惧感，该病多因过度的忧思和饥馑导致的。治疗的时候应该要施针于手太阴肺经、手阳明大肠经两经的穴位，点刺放血，直到血色变为常色之后才可以停止施针；然后再施针于足太阴脾经、足阳明胃经的穴位进行治疗。狂病开始发作的时候，病人很少睡觉、不知道饥饿，自认为高明的圣人，自认为是最聪慧的人，最尊贵的人，喜欢骂人，日夜不息。治疗的时候，应该要施针于手阳明经大肠经、手太阳小肠经、手太阴肺经和舌下手少阴心经的穴位。先诊察这些经脉，脉盛的都可取穴点刺放血，脉不盛的则不可取穴。

狂病病人表现出狂言乱语，容易惊恐，经常笑，喜欢唱歌，胡行妄动不止的行为，是因为受了剧烈的惊恐导致的。治疗的时候可以施针于手阳明大肠经、手太阳小肠经、手太阴肺经的穴位。狂病病人，出现幻视幻听，喜欢呼叫的，都是因为病人的气衰神怯导致的。治疗的时候应该要施针于手太阳小肠经、手太阴肺经、手阳明大肠经、足太阴脾经和头部两颏部的穴位。

狂病病人表现为食量很大，常常看见鬼神的幻象，喜欢无声窃笑，这是由于喜乐太过所导致的。治疗的时候应该要首先施针于足太阴脾经、足太阳膀胱经、足阳明胃经的穴位。然后再施针于手太阴肺经、手太阳小肠经、手阳明大肠经的穴位。在医治初发狂病，但病程还比较短，还未出现上述严重症状的病人时，应该要首先施针于足厥阴肝经的曲泉穴左右两侧的动脉，如果经脉邪气旺盛，就用点刺放血，不久，病势就会减轻了。如果还没有好转的话，再按照上面所说的方法进行治疗，施针于骶骨二十壮。

如果是得了风逆病，病人的四肢会突然肿胀，身上大汗淋漓，有时候全身寒冷发抖而唏嘘不止，饥饿的时候就会心中烦乱，吃饱之后又会多动不安。治疗的时候可以施针于手太阴肺经、手阳明大肠经、足少阴肾经、足阳明胃经的穴位。如果病人感到肌肉寒冷的话，就施针于上述各经的荣穴进行治疗；如果感到骨中寒冷的话，就施针于上述各经的井穴进行治疗。

厥逆病的表现为：病人突然两足寒冷。胸中疼痛得如同就要裂开，肠子疼痛得像刀切一般，烦乱不安，以至不能吃饭。脉来无论大小都呈现涩象。进行治疗时，如果病人身体还温暖的话，就施针于足少阴肾经的穴位；如果身体是寒冷的话，就施针于足阳明胃经的穴位；对于冷者就用补法治疗，暖者就用泻法治疗。厥逆病除了上述病症外，还伴有腹部胀满、肠鸣、胸中满闷，呼吸不畅等症状。治疗的时候可以施针于胸下两胁处的穴位，取穴时叫病人咳嗽，感觉随手而动之处就是穴位；然后再取背部腧穴，取穴时用手指按压，病人感到舒快的地方就是背俞穴。

如果有小便不畅、无尿等现象，治疗的时候可以施针于足少阴肾经、足太阳膀胱经的穴位，同时在尾骶部的长强穴施以长针。如果感觉到气上逆的话，就施针于足太阴脾经、足阳明胃经的穴位；病情发作严重的病人，就施针于足少阴肾经、足阳明胃经动脉上的穴位。如果病人出现气息短促，呼吸不能持续，感觉周身如被水浇透一般，说话断断续续，骨节酸疼，身体困重，四肢无力，不想行动的，治疗的时候就可以施针于足少阴肾的穴位，并且选用补法。如果病人表现为呼吸短促且断断续续，只要一活动就呼吸困难的，治疗的时候施针于足少阴肾经，同样选用补法，如若遇到血络於阻，则要施针去其血络。

热病第二十三

得了偏枯病，常表现为半身不遂并伴有疼痛，假如病人言语正常，神志清醒，就说明在分肉腠理之间有病邪，病邪尚未入内。治疗的时候，适宜让病人温卧来取汗，然后再施以九针中的大针医治。如果是虚证的话就用补法，如果是实证的话就用泻法，就可以恢复正常。

痱病的表现为身体虽然没有觉得疼痛，但是四肢缓慢无法收回来，意识错乱但是还属于轻微的程度，说起话来，尽管声音小，但还可以听清楚。这样的病症较轻，就可以治疗；病情严重到无法说话的病人，就不能治疗了。风痱病先从阳分开始，然后进入到阴分，治疗的时候应该要先施针于它的阳经，再施针于它的阴经，取穴时选用浅刺的方法。

病人已经患了三天的热病，如果寸口的脉象平静，但是人迎部脉象呈现躁动的话，就表明热邪还在浅表未能入里，医治时可以根据病症来施针于各阳经治疗热病的五十九穴，以泻法施针，祛除病人体表的热邪，让邪气随着汗而出。然后施以充实阴经的补针，用来补益其阴经的不足。如果病人身体发热很厉害，但是寸口、人迎的脉象却显得很沉静的，为阳病现阴证，就不能施针了；假如还有施针的可能，就应该立即施针，就算热邪不能从汗出，也会从泄解。上述不可施针者，脉象相逆，已有死亡的征象。

患热病的第七天、第八天，诊察到病人寸口的脉象躁动，出现气短并且呼吸短促等症状的时候，应该快速地施针治疗，汗将自出。施针的时候应该要施针于手大指间肺经的少商穴，浅刺即可。

患热病的第七天、第八天，并且诊察到病人脉象微小，出现小便尿血，口干舌燥的症状，病人会死在一天半后。如果出现代脉，就会死于一天之内。

如果热病病人汗已出，但是脉象仍然呈现躁疾，并伴有气喘，又重新发热的话，就不用施针了，气喘严重者就会死亡。

患热病的第七天、第八天，病人脉象没有出现躁动，或者是脉象虽然躁动但是没有数象，则表明热邪仍在，如果病人三天之内有出汗的可能，邪气随汗消除，就有望痊愈。如果三天之内还不出汗的话，就表明正气衰竭，病人就会在第四天死亡。在病人尚未出汗的时候，是不可施针治疗的。

热病初发，会出现皮肤疼痛，鼻孔无法通气，如同塞了东西一般，面部浮肿，为热伤皮毛的症状，医治时应该用浅刺皮肤的方法，使用九针中的第一针，施针于治疗热病时常用的五十九个穴位。如果鼻子长小疹，同样为皮毛内有热邪，由于肺合皮毛，所以医治时自肺经入手。假如医治无效，需自属火的心经腧穴入手，由于心性质属火，心火会相克于肺金。

得了热病的病人，开始的时候显示感到皮肤干涩，四肢乏困无法长久地站立，并且出现心烦闷乱，唇口和咽喉干燥的情况，应当刺其血脉，医治时可以采用浅刺皮肤的方法，使用九针中的第一号镵针，施针于治疗热病常用的五十九个穴里面的穴位。如果病人出现腹胀，口干舌燥，并且出冷汗的症状，则说明血脉内有热邪，由于心主血脉，所以治疗的时候应该要施针于心经的腧穴。假如医治无效，就应自属水的肾经入手，因为肾水可以克心火。

热病病人的症状表现为咽喉干燥，口渴饮水多，容易惊恐，无法安卧，这是邪气入侵肌肉引发病变的结果，治疗的时候应该使用九针中的第六号员利针，施针于治疗热病常用的五十九个穴里面的穴位。如果诊察到病人眼角发青，属于脾经病变，而脾主肌肉，因此治疗时应从脾经开始，刺至肌肉。假如医治无效，则治疗应从肝主木开始，原因在于肝木可以克脾土。

热病病人的病症表现为脸色发青，头脑中作痛，手足躁动不安等症状的，这是邪气入侵筋引发的病变，治疗的时候应该使用九针中的第四号锋针，取手足四肢不利处进行施刺。假如病人脚不能走路，眼睛流泪不止，这是属于肝经发生的疾病，肝主筋，因此针应该刺到筋，也就是从肝开始治疗。假如没有效果，则治疗应从肺金开始，原因在于肺金相克于肝木。

热病病人具体表现为多次发惊风，肢体抽搐并且精神错乱的，这是邪气入侵心部导致的；治疗的时候针需要深刺到血络，使用九针中的第四号锋针进行刺治，将其中多余的邪热快速泻出。假如时常出现癫证和毛发脱落的现象，这是属于心经的疾病，应对心所主的血脉进行治疗。假如没有效果，则治疗应从肾水开始，原因在于肾水相克于心火。

热病病人具体表现为身体重滞，骨节作痛，耳聋并且嗜睡，这是邪气入侵肾中，针需要深刺入骨，选用九针中的第四号锋针，施针于热病常用的五十九个穴里面的穴位。假如患的是骨病而食欲不振，发生咬牙，两耳发青这是肾经发生的疾病，应对骨进行针刺，此为肾经所主。假如没有治疗效果，治疗应从脾开始，这是由于脾性质是属土的，脾土相克于肾水。

热病病人病状表现为对疼痛没有感觉，并且耳聋失聪，四肢无法收放自如，出现精神萎靡不振，口干舌燥，阳气旺盛时有热象，阴气旺盛时有寒象的，说明邪热已经深入到骨髓了，是无法医治的死证。

热病病人病状表现为头痛得很厉害，鬓骨处以及眼睛周围的筋脉发生抽搐并伴随疼痛感，鼻孔经常出血的，就是厥热病了，是热邪逆行而上的表现。治疗的时候选用九针的第三号鍉针，以病证的虚实情况为依据来施以不同的补泻方法来施针治疗。另外厥热病发病时还要注意，常常会出现寒热痔疮等病象。

热病病人病状表现为身体重滞，肠中灼热异常，这是脾胃中出现热邪的结果。治疗的时候可以选用九针的第四号锋针，施针于太阴脾经、阳明胃经的腧穴，同时取位于下部各趾间的穴位，还可以施针于胃经的络脉，得气为好。

热病病人病状表现为肚脐两侧拘急疼痛，出现胸胁胀满的，这是足少阴、太阴二经中出现邪气所致。治疗的时候应该选用九针的第四针，施针于涌泉穴和阴陵泉穴，由于肾、脾二经均向上同咽喉部位相连，因此还可以施针于舌下的廉泉穴。

热病病人病状是出汗后，脉象显得较为平静的，是顺，脉证相符，可以继续发汗治疗，这时候就应该要施针于手太阴肺经的鱼际、太渊、大都、太白等穴位，使用泻法来退热，使用补法就能使病人出汗。假如病人出汗过多的时候，就可以施针于内踝上方的三阴交穴，就能止汗了。

热病病人病症表现为已经出汗了，但是脉象仍然呈现躁盛的话，说明阴气将尽，孤阳不敛，是无法医治的死症。假如病人热病出汗后，脉象是很平静的，是顺症，病人会最终活过来的。

热病病人病症表现为脉象躁盛，但是却没有出汗，这是阳气将要耗尽，是无法医治的死症。假如脉象虽然盛大躁动，但是出了汗之后脉象转为平静的，是顺症，病人会最最终活过来的。

得了热病的人，有九种无法医治的死证，都是不能进行施针治疗的：一是不出汗，两颧部发红并伴有呃逆的现象，为虚阳上越的死症；二是出现腹泻、发胀特别严重的现象，是脾气衰竭的死症；三是出现两眼视力模糊，高热不退的现象，是精气耗尽的死症；四是老年人和婴儿，发热并伴有腹满的现象，为脾为邪热所伤的死症；五是不出汗，呕吐并伴有大便下血的现象，是阴气损耗的死症；六是舌体溃烂，发热无法减轻的现象，是阴气受到极大损伤的死症；七是咳嗽不止，鼻孔出血，没有出汗，或者是出汗也到不了两足部的现象，是真阴衰竭的死症；八是热邪已经深入到骨髓的，为肾阴耗尽的死症；九是发热导致痉病的情况，是阴血损耗，热极生风的死症，出现热象并引起痉病时，就会发生背脊反张，肢体抽搐，紧闭牙关，磨牙等病症。上面所举的九种情况，都是热邪过盛、真阴衰竭的死症，都不能进行施针治疗。

治疗热病采用针刺法时常用的五十九个穴位，就是在两手外侧有三个穴位，内侧也有三个穴位，左右共合十二个穴位；在手五指中间各有一个穴位，左右两手共合八个穴位；在足五趾的中间也同样各有一个穴位，两足共合八个穴位；在头部进入到发际一寸两侧各有三个穴位，左右共合六个穴位；从这里再进入到发际三寸的两侧各有五个穴位，共合十个穴位；耳朵前面一个穴位，耳朵后面一个穴位，嘴巴下面一个穴位，颈项中一个穴位，共合六个穴位；头顶上为一个穴位，囟会为一个穴位，前发际为一个穴位，后发际为一个穴位，廉泉为一个穴位，左右风池共两个穴位，左右天柱共两个穴位，共合九个穴位。以上各部穴位数总计是五十九个。

如果病人出现胸中气满导致呼吸喘促的话，就可以施针于足太阴大拇趾顶端的穴位进行治疗，所处的部位和趾甲角的距离就像一片韭叶那么宽。如果症状性质是属寒的话，便通过留针进行治疗；如果症状的性质是属热的话，便通过疾刺法治疗，直到上逆之气降下，喘气减轻，就可以停止施针了。

心疝病的症状是腹内突发疼痛，应该施针于足太阴经和足厥阴经进行治疗，通过放血法的运用，将经脉上的血络全部除尽，以达到泻尽邪气的目的。

喉痹的症状是舌头卷曲不直，口干舌燥，心烦闷，胸部疼痛，手臂内侧疼痛，无法上举到达头部的情况，应该要施针于无名指近小指的一侧指端穴进行治疗，这个穴位的位置和指甲角的距离就像一张韭叶那样宽。

如果病人眼球发红疼痛，而且病是始于眼内角的，因为内眼角为阴阳跷脉交会之处，可通过施针于阴跷脉的照海穴进行治疗。

风痉表现出颈项僵直、角弓反张的现象时，应该要施针于足太阳经和腘窝中央的委中穴，并在表浅的血络上施针使其出血。如果腹中有寒的话，就应该要同时施针于足阳明经的足三里穴。

　　对癃闭症进行治疗时可选用阴跷脉起点处的照海穴，以及足厥阴经在足大拇趾外侧三毛上的大敦穴，并在肝肾二经的血络上施针使其出血，将邪气放出。

　　如果是男子得了类似疝瘕一般的蛊病，女子得了月经受阻的疾病，病状是腰脊感觉疼痛，如同将要被分裂一般，食欲不振，治疗时可以先施针于涌泉穴使其出血，再施针于脚面上有充血的血络脉，同样是使其出血，以使邪气泻出。

厥病第二十四

　　经气向上逆行而引发头痛，出现面部浮肿并且发生心烦的现象，治疗的时候可以施针于足阳明胃经和足太阴脾经的穴位进行治疗。经气上逆而引发的头痛，如出现头部脉络作痛，病人情绪悲伤，容易哭啼的病状，可以诊察病人的头部搏动显著的络脉，施针于跳动明显的地方使其放血，然后施针于足厥阴经穴位加以调治。

　　经气向上逆行而引发头痛，如果出现头部沉重作痛，作痛的位置不变的情况，治疗的时候应该施针于头上的五条经脉中的穴位，每一行选取五个进行针刺，用以将邪气泻出，先泻手少阴心经，再对足少阴肾经进行调治补充。

　　经气向上逆行而引发头痛，如果出现健忘、头痛时拿手对头部进行按压，却无法找到具体疼痛的部位，治疗的时候可以首先施针于头面周围的动脉，将邪气泄出，然后再施针于足太阴脾经的穴位进行调治补充。

　　经气向上逆行而引发头痛，如果出现颈项部先痛，接着腰脊部也开始疼痛的病状，治疗的时候可以先采用泻法，施针于足太阳膀胱经的天柱穴，然后再施针于足太阳经其他对应的穴位。

　　经气向上逆行而引发头痛，如果出现头痛剧烈，耳朵的前面和后面的脉络较充盛并且发热的病状，治疗的时候应该要先施针于经络使其放血，然后再施针于足少阳经的穴位加以调理、医治。

　　真头痛的病，疼痛严重，整个脑部都有痛感，病人的手足都冷甚至过肘膝关节。这种头痛病是无法医治的死症。

　　属于下面情形的头痛病，治疗的时候不能采用施针于远端的腧穴来治疗，它们属于撞击跌仆一类的外伤，导致淤血在里面积留的，不得施针于远端的腧穴；肌肉损伤而引起疼痛不止的病人，可以施针于伤痛部位的局部进行治疗，不能针刺远端的腧穴。治疗时不可采用针刺法的头痛是由严重痹病所导致的头痛，假如每天都发作，施针只是能稍微减轻疼痛，但是无法彻底根除。偏头痛并且同时有半侧发凉的，治疗的时候应该要首先施针于手少阳三焦经、手阳明大肠经的穴位，然后施针于足少阳胆经、足阳明胃经的穴位进行治疗。

厥心痛病，病状表现为心痛发作时牵扯到背部，抽搐集中，与从后背对心脏进行撞击无异，病人疼痛的导致屈背弯腰，这种心痛病是因为肾经邪气上逆对心部进行侵害导致的，所以叫做肾心痛。治疗的时候首先要施针于足太阳膀胱经的京骨穴、昆仑穴。如针刺后依然有疼痛感，就可以再施针于足少阴肾经的然谷穴。

厥心痛病，病状表现为腹胀并且胸满，心痛剧烈，这是由于胃经的邪气上逆对心部进行侵害导致的，所以叫做胃心痛。治疗的时候应该施针于足太阴脾经的大都穴、太白穴。

厥心痛病，病症表现为疼痛得如同用锥针刺心一般，心痛特别严重，这是由于脾气上逆对心部进行侵害导致的，所以叫做脾心痛。治疗的时候应该施针于足少阴肾经的然谷、太溪穴。

厥心痛病，病症表现为脸色发青如同死灰一般，并且整天疼痛，甚至无法进行深呼吸，这是由于肝气上逆对心部进行侵害导致的，所以叫做肝心痛。治疗的时候可以施针于足厥阴肝经的行间、太冲穴。

厥心痛病，病症表现为在卧床或休息的时候心痛缓解和减轻，但是活动的话就疼痛加剧，但脸色不变，这是由于肺气上逆对心部进行侵害导致的，所以叫做肺心痛。治疗的时候应该施针于太阴肺经的鱼际穴、太渊穴。

真心痛病，病症表现为手足冷到肘膝关节，心痛剧烈，早上发作的话病人就会在晚上死亡，晚上发作的话病人就会在次日早上死亡。

不能进行针刺治疗的心痛病的症状有：病人体内存在淤血跟积聚的实证，是有形的实邪，因此这种病不能进行施针来调理经气。

肠内有虫积或蛔虫一类的病，都不适宜选用小针来施针治疗；虫疾诱发心腹疼痛，出现心里郁闷不畅，有聚结而成的肿块在内，上下游走，没有固定的地方，时而疼痛时而停止，腹部发热，经常口渴流口水等症状的，是由肠内存在的寄生虫进行活动引起的。施针的时候用手按紧结块，让它无法移动，然后用大针在上面施针，等到虫不动的时候才能出针。一旦产生满腹有痛感，烦闷不畅，并且有结块在里面上下活动的虫疾，便可通过此办法进行治疗。

耳聋无法听到声音的，可以施针于耳中的穴位进行治疗；如果是耳内鸣响，可以施针于耳前动脉进行治疗；如果出现耳内疼痛，有以下情况的不适宜进行施针治疗：一是耳中有脓的情况，二是有干耳垢，耳已经丧失听力的。如果是要治疗耳聋的话，可以首先施针于无名指爪甲上方与肉相连部位的关冲穴进行治疗，首先对手上穴位进行针刺，之后再对足部穴位进行针刺。如果是要治疗耳鸣的话，就可以施针于手甲上端和足中趾趾甲的中冲穴进行治疗，如果是左侧耳鸣就施针于右侧手足穴位，如果是右侧耳鸣就施针于左侧手足穴位，首先施针于手上的腧穴，然后再施针于足部的穴位。

如果病人的大腿无法进行弯曲伸展一类的动作，治疗时可以让病人侧卧，施针于髀枢中的环跳穴，选用九针里的员利针，不能使用大针。

由于肝不藏血而导致下血的，就可以施针于曲泉穴进行治疗。

如果是患了风痹证到了严重阶段，病重甚至到了无法医治的地步，有时候两足冷得好像踩在冰上一样，有时候热得却像泡在开水里面一样。下肢的严重病变朝着人体内部蔓延、扩展，便会伴有心烦不安，发生头痛、时常呕吐或者饱闷等现象，以及目眩后立即出汗，过了不久又会发生目眩，情绪出现起伏，时而觉得悲伤，时而觉得恐惧，呼吸气短，心里总是闷闷不乐的。这种情况延续下去，病人就会在三年内死亡。

病本第二十五

　　如果是病人首先患了某种病，然后发生气血违逆不和的话，应该首先治疗病人本来的病；如果病人是因为厥逆的病症在先然后才导致发生某种病变的，应该首先治疗厥逆的病症。如果病人是首先患了寒性病，然后才发生其他病变的话，其根源在寒病，应该首先治疗病人的先寒；如果病人是先有某病，然后才导致出现寒证的话，应该首先治疗病人的先病；如果病人是首先得了热证，后发生其他病变的话，其根源在热病，应该首先治疗病人的先热；如果病人是首先患了某病，然后再患热病的，治疗的时候应该以治疗原病为本。如果病人是首先出现了腹泻现象，然后才导致发生其他疾病的话，根源在腹泻，应该要以治疗腹泻为本，一定要首先治好腹泻，然后才对后发的病变进行治疗。如果病人是首先得了某种病，然后才出现中满之症的，那么应该要治疗中满之标；如果是病人首先得了一种病然后再出现腹泻现象的，应首先对原先的本病进行治疗；首先得中满之后再导致心烦不舒畅的病变，根源在中满，那么应该要治疗中满之本。有的人体是感染了非时令之气的六淫之气而得病的，还有的由于适应不了按时而到的六气而病发，不论是哪一种情况，只要出现大小便不利的情况，虽然大小便不利为标，但应先救治这一个紧急的标证；只有在大小便通利的情况下，方可先治其他的本病。

　　疾病发作之后出现实证的，治疗时应以祛邪为主要的治法，先治其本，后治其标；疾病发作以后表现为虚证的，治疗时应该先扶正，一般应该先治其标，后治其本；治疗当中还要谨慎地观察病情变化的深浅轻重，根据客观的情况，治疗也随症状而变化，精心调治。病情轻缓的，可以标本同治，病情深重的，要抓住症结之所在，先从一个主要的方面下手治疗。先有大小便不利的症状而后变生其他病症的，应先治疗大小便不利这个根本的病症。

杂病第二十六

厥病，上逆之气引起脊柱两旁的疼痛直至巅顶，经常觉得头昏并且沉重，两眼视力模糊，并且腰脊的地方僵直，此为发生在足太阳经的病变。治疗的时候可以施针于足太阳经腘窝委中穴地方的络脉，对其点刺使之出血以将邪气泻出。

厥病病症表现为胸中闷满，脸部肿胀，口唇肿起并且流涎不止的，有时候会突然感到说话困难，甚至无法言语，这是发生在足阳明经的病变。治疗的时候应该要施针于足阳明经的穴位进行治疗。

上逆之气充堵咽喉，导致无法说话，手脚发冷，大便不通畅，这些症状是发生在足少阴肾经的病变。治疗的时候应该要施针于足少阴肾经的穴位进行治疗。

厥气向上逆行，腹内发生胀满，体内的寒气旺盛，腹中鸣响就好像是水流的声音，大小便困难，这是发生在足太阴脾经的病变。治疗的时候应该要首先施针于足太阴脾经的穴位。

如果病人发生咽喉干燥，口热并且唾液出现胶黏，这是发生在足少阴肾经的病变，治疗的时候应该要首先施针于足少阴肾经的穴位。

如果病人出现膝关节疼痛，治疗的时候应该要用员利施针于犊鼻穴，出针后隔了片刻的时间还可以再施针一次。因为员利针身大得就好像牦牛尾上的长毛，因此用它来刺膝部穴位毫无疑问是最合适的。

如果是喉痹病病人，无法说话，可以施针于足阳明胃经的穴位进行治疗；如果是还能说话，就施针于手阳明大肠经的穴位进行治疗。

如果是患了疟疾病，病状表现为口不渴，并且每隔一日就发病一次，治疗的时候就应该要施针于足阳明胃经的穴位；如果病人是口渴想要喝水的，疟疾天天发作的话，治疗的时候就应该要施针于手阳明大肠经的穴位。

牙痛病，不怕冷饮的话，就施针于足阳明胃经的穴位来进行治疗；如果怕冷饮的话，就应该要施针于手阳明大肠经的穴位来进行治疗。

耳聋但是不疼痛的话，就应该要施针于足少阳经的穴位来进行治疗；

如果是得了耳聋并且耳中疼痛的话，就应该要施针于手阳明大肠经的穴位来进行治疗。

鼻孔出血无法停止，并且带有血块，治疗的时候就应该要施针于足太阳膀胱经的穴位；如果出血较少且带有血块的，就可以施针于手太阳小肠经的穴位来进行治疗；如果出现流血不止，就施针于手太阳小肠经的腕骨穴；出血还是没有停止的话，就施针于足太阳膀胱经委中穴，通过针刺出血进行治疗。

如果病人患了腰痛，如果疼痛的地方感到寒冷，治疗的时候可以施针于足太阳膀胱经、足阳明胃经的穴位；如果病人的疼痛部位感到发热的话，就要施针于足厥阴经的穴位进行治疗；如果腰痛并且出现身体不能前俯后仰的情况，应该要施针于足少阳胆经的穴位进行治疗。由于受到热邪侵袭而喘气的病人，医治时就应该要施针于足少阴肾经穴位，同时在委中穴周围的血络处将血放出。

如果病人出现烦躁容易发火，并且食欲不振，说话越来越少的话，就要施针于足太阴脾经的穴位；如果烦躁容易发火并且说话多的，就应该要施针于足少阳胆经的穴位。

腮处感到疼痛的话，就施针于手阳明大肠经的穴位及腮部跳动显著的动脉，并使其放血。

如果病人出现后项部疼痛，导致头无法前后俯仰的话，就应该要施针于足太阳经的穴位；如果是颈处有疼痛感且无法回头的，就应该要施针于手太阳经的穴位进行治疗。

如果病人出现少腹胀满膨大，向上波及胃脘及心胸的，身体发冷，全身有时候寒热往来，且小便不通畅。治疗的时候应该要施针于足厥阴肝经的穴位。

如果病人出现腹部胀满，大便不通畅，腹部膨大，中气向上逆运行冲到胸部和咽喉，张口喘息伴有喝喝的声音的。治疗的时候应该要施针于足少阴肾经的穴位。

如果病人出现腹部胀满，食入无法消化，腹中发生鸣响，但是无法大便的话。治疗应该要施针于足太阴脾经上的穴位。

心痛并且牵引到腰部和背脊部作痛，出现恶心想呕吐的话。应该要施针于足少阴肾经的穴位进行治疗。

心痛并且出现腹部胀满，大便干涩不通畅的话。应该要施针于足太阴脾经的穴位进行治疗。

心痛并且牵引到背部作痛。导致无法呼吸的。治疗应的时候应该要施针于足少阴肾经的穴位；如果还没有见效的时候，可以再施针于手少阳三焦经的穴位。

心痛，小腹膨胀，出现上下疼痛找不到固定的位置，并且伴有大小便困难的。应该要施针于足厥阴肝经的穴位进行治疗。

心痛，只表现出气短不足呼吸不易的，应该施针于手太阴肺经的穴位进行治疗。

心痛，治疗的时候应该要施针于第九胸椎棘突下的筋缩穴。如果无法止住疼痛，则在针刺以后用手对其进行按压，就会立即止住疼痛；如果按压不能停止疼痛，可以在筋缩穴周围重新选穴来进行施针，找到了相应的穴位进行施针后，就会立刻止住疼痛了。

腮部感到疼痛，治疗的时候应该要施针于足阳明胃经颊车穴附近的动脉，刺出血后就会立即奏效；如果疼痛还是没有停止的话，则用手按住人迎穴的动脉，就能快速地止住疼痛。

如果病人出现气逆上冲的话，治疗的时候可以施针于胸前足阳明胃经的膺天窗或屋翳穴，以及胸下动脉搏动的地方。

如果病人腹中疼痛，治疗的时候可以施针于两侧的天枢穴处的动脉，施针后进行按摩，一般也可以立即止住疼痛；如果疼痛没有停止，可以再施针于足阳明胃经的气街穴，施针后后也要进行按摩，也可以立刻止住疼痛。

在治疗痿厥病的时候，要把病人的四肢捆绑住，等到病人觉得烦闷的时候，就立即解开，每天按这种方法治疗两次。四肢麻木不仁的病人，治疗十天后就可以恢复感觉，这种方法要坚持下去，期间不能停止治疗，一直到病愈才能结束。

在治疗呃逆病的时候，要用小草茎来刺激鼻孔，使得病人打喷嚏，之后呃逆就会停止了；此外，也可以使病人憋气，不能呼吸，在呃逆将到时，快速提气，接着再呼吸，让气向下运行，此法也可使呃逆迅速停止。或者在呃逆将要发生时，突然让病人大惊，也可以让呃逆停止。

周痹第二十七

黄帝问岐伯：周痹病，病邪是随着血脉在人体内上下移动，它的疼痛症状是上下左右相对应的，每时每刻都在迁移，连续不停，遍身没有不到的地方，我想知道这种疼痛，是存在于血脉之中的呢？还是存在于分肉之间的呢？它形成的过程又是怎样的？此种疼痛转移的这么迅速，甚至没有办法在痛处下针。而当某个地方的疼痛比较集中的时候，还没有来得及下针去治疗，疼痛就已经停止了，这是为什么呢？希望你能将这些解释给我听。

岐伯回答：这是属于众痹，而不属于周痹。

黄帝说：那就说说众痹吧。

岐伯回答：众痹，它的病邪在全身的各个部位都有分布，邪气不分时间地发作，不分时间地休止，不分时间地迁移，不分时间地停留，其表现的病症是身体左右两侧是呈现对称性的，左右相互影响，不是全身都出现疼痛。只是这种症状是时而发作，时而停止的。

黄帝说：你说得很好！那么应该采用何种针刺法治疗这种病呢？

岐伯回答说：尽管一个部位的疼痛已经停止了，也要坚持施针于原来疼痛的地方，用来杜绝这个病的复发。

黄帝说：说得好！我还想知道周痹这个病的情况。

岐伯回答：周痹的病邪藏在血脉里，并且随着血脉的上下运行而游走、散布于全身，因此该病发病的时候，疼痛的位置不能左右相对称，而是病邪跟着血液而动，停留下来的部位就是发病的部位。

黄帝说：那么应该如何施针治疗周痹病呢？

岐伯回答：周痹病疼痛发展的方向是自上向下游走，就施针于它下部的穴位，来达到阻止病邪向下运行的目的，然后再施针于它上部的疼痛部位的穴位来达到祛除痹邪，消除疼痛。假如周痹病疼痛自下向上发展的话，就可以先施针于上部的穴位来阻止病势的发展，然后再施针于下部的穴位来达到除掉病根的目的。

黄帝说：你说得很好！那此种病痛的发生过程是怎样的呢？此病称为

周痹的原因又是什么呢？

岐伯回答：风寒湿的邪气，侵犯到人体后，自外到内一步步进入到体表分肉之间，迫使肌肉间的津液被挤压成汁沫，那些汁沫遇到寒气就会发生凝聚不散，凝聚就会越发地挤压分肉从而导致分裂，就会发生疼痛。疼痛的时候，注意力就会转移到疼痛的地方，心神集中，从而收拢阳气，阳气收拢就会产生热，发热就会导致寒邪散并且疼痛缓解。疼痛缓解就会导致邪气接着流走，到别的部位集结，因此疼痛便随之一同迁移到该部位，这就是周痹疼痛发生的病因病机。

黄帝说道：好，其中的原理我已经弄清楚了。

岐伯继续说道：这种病是因为邪气在内并且还没有到达脏腑，在外也未借助皮表散发出来，邪气只是在分肉之间独自留聚，阻遏真气使其无法在全身周流，因此命名为"周痹"。所以，施针治疗痹病的时候，必须要顺着发病的经络，通过手指的按压进行检查，以确定该病的虚实情况，再观察大络的血行是否有淤结不通的现象出现，或者是否出现因血虚而脉络陷下的情况，然后依据症状再加以调治，同时还可以配合使用热熨的治疗方法，来达到温通气血的目的。如果是出现牵引作痛、筋脉拘紧的情况，也可以通过按摩的方法来进行导引，使其血气得到运行。

黄帝接着说：对啊，我已经知道了这种病的机理，也明白该如何进行治疗了。九针不仅可以顺达经气，还可以治疗十二经脉虚实阴阳的各种病症。

口问第二十八

　　黄帝闲居，将左右屏退，然后问岐伯：我已经学到了九针针术方面的知识，也能判断阴阳顺逆的问题了，对六经也很熟悉，我还想学到一些你从别人的口述中了解的知识。

　　岐伯听罢，忙离开座位，对黄帝跪拜行礼，说：您说得非常好，有些知识是先师口述传授给我的。

　　黄帝说：我很想听一听。

　　岐伯回答说：各疾病的发生，大多是风雨寒暑侵袭于外，房事无节制，或喜怒过度，饮食失调，起居无常，以及突受惊吓等原因造成体内血气分离而逆乱，阴阳失去平衡，经络闭塞、脉道不通，脉中之气阴阳逆乱，卫气不能如常地敷布于外而滞留于内，经脉虚空，气血循行紊乱，体内的一切平衡都失去正常的运转而造成疾病。下面请允许我谈一谈在经典上没有记载的一些相关的道理。

　　黄帝问：致使人打哈欠的是什么气？

　　岐伯回答说：卫气白天行于人身的阳分，夜间行于人身的阴分，阴气主于夜间，夜间人的主要生命活动是睡眠。阳气主生发而向上，阴气主沉降而向下。因此入夜之前，阴气沉积于下，阳气开始人于阴分，但还没有尽入的时候，阳气引阴气向上，阴气引阳气向下，阴阳相引，于是不停的哈欠。入夜之后，阳气已尽入于阴分，所以能够安静的睡眠；到黎明时阴气将尽，而阳气渐盛，就会清醒了。对于这样的病，应该泻足少阴经以抑其阴气，补足太阳经以助其阳气。

　　黄帝问：人患呃逆证，是什么缘故呢？

　　岐伯说：食物水谷人于胃，经过了胃的腐熟、消化，在脾气的推动之下将精微物质上注于肺。如果胃中素有寒气，饮食水谷进入胃中之后，新生的水谷精微之气与素有的寒气相搏，正邪相攻，二气混杂而上逆，再从胃中逆行而出，而成为呃逆之证。治疗应该对手太阴经施以补法，对足少阴经施以泻法。

　　黄帝问：人有经常发生唏嘘抽咽声音的，是什么缘故呢？

岐伯回答说：这是阴气盛而阳气虚，阴气运行快速而阳气受阻、运行缓慢，甚至阴气亢盛而阳气衰微而造成的。治疗时应该对足太阳经施以补法，对足少阴经施以泻法。

黄帝问：人有时发生振寒现象，原因是什么呢？

岐伯回答说：这是由于阴寒之气留滞于皮肤，阴气盛而阳气虚，因此而产生振寒、寒栗的表现，治疗应通过温补来振奋阳气

黄帝问：人有经常出现打嗝的现象，是什么原因？

岐伯回答说：寒气侵入胃中，扰乱了胃气，胃气不地和降而发生上逆，就成为暖气证。治疗应对足太阴和足阳明经进行补充。

黄帝问：人打喷嚏的形成过程是怎样的呢？

岐伯回答说：阳气和利，盈溢胸中，并上出于鼻，成为喷嚏。治疗应该补足太阳经的荥穴通谷，并针刺眉根的攒竹。

黄帝问：人为什么会出现浑身无力、疲倦懈怠的症状？

岐伯回答说：胃气虚，人体经脉气血不足，筋骨肌肉失于荣养也就解惰无力，这种情况之下，再强行人房，元气大损，气不能马上恢复，就出现了鹔病。因其病变主要发生在肌肉之间，治疗时就应该根据病证发生的具体部位，在分肉之间用补法进行针刺治疗。

黄帝问：人为什么会在悲哀的时候出现鼻涕和眼泪都流出来的现象？

岐伯回答说：心是五脏六腑之主；眼睛是多条经脉交汇聚集之处，五脏六腑的经气上注于目，也是经气由上而外泻的通道；口鼻为气之门户。所以悲伤、哀怨、愁苦、忧伤的情绪会牵动心神，心神不安就会使五脏六腑皆受影响，继而波及各经脉，经脉的波动使得各条排泄液体的通道尽皆开放，液道开放，所以鼻涕和眼泪会同时涌出；人体中的液体，有灌输精微物质以濡养各个孔窍的作用，所以当上液之道开放而流眼泪的时候，就会损耗精液，哭泣不止就可以耗竭精液使其无以输布，精液不能灌输孔窍则双目失明，名为夺精。治疗应补足太阳经挟颈部的天柱穴。

黄帝问：人有时常常叹息，是什么原因？

岐伯回答说：过于忧思会造成心系拘急，心系拘急就会使气道受到约束，受到约束就会使气行不畅，因此深长地呼吸才能使得气机得以舒缓。治疗时应对手少阴经、手厥阴经、足少阳经施以补法并采用留针法。

黄帝问：人流涎是什么原因造成的？

岐伯回答说：饮食水谷进入胃中，胃中出现热像，胃中的寄生虫因

受热而蠕动，就会使胃气迟缓，胃通于口，胃气迟缓使得舌下的廉泉穴开张，口开而涎出不收。由于足少阴肾经结于廉泉，所以医治的时候应对足少阴肾经进行针刺以补充肾水。

黄帝问：是什么原因引起耳鸣的呢？

岐伯回答说：耳是人身宗脉聚集的地方，若胃中空虚，水谷精微供给不足，则宗脉无以为养，脉中亦空虚，宗脉虚则阳气不升，精微不得上达，入耳的经脉气血不得充养而耗伤，而致耳中鸣响。治疗时应在足少阳胆经的客主人穴及位于手大指爪甲角的手太阴肺经的少商穴，以补法针刺。

黄帝问：人有时会咬到自己的舌头，是什么原因？

岐伯回答说：这类疾病是由于厥气上逆，影响到各条经脉的脉气而分别上逆所致。若是少阴脉气上逆，因足少阴肾经通到舌的根部，所以便会咬到自己的舌头；若是少阳经脉气上逆，因少阳经脉在两颊部位运行，就会咬到自己的两颊；若是阳明经脉气上逆，因阳明经脉环绕口唇部，所以会咬到自己的嘴唇。治疗应根据发病的部位为依据，确定病的经脉，通过扶正祛邪的方法针刺治疗

总之，以上提到的十二种病邪，都是邪气侵入孔窍所致的病证。邪气能侵入这些部位，都是由正气不足导致的。凡是上焦气不足引起的病证，就会使得脑髓不充，有空虚之感，耳内鸣响，头部支撑无力而低垂，目眩；中焦气不足，表现为大小便不调，肠中鸣响；下焦气不足，表现为两足微弱无力而厥冷，心中室闷，治疗应该对足太阳经位于足外踝后部的昆仑穴施以补法进行针刺并留针。

黄帝说：上面所说的各种病，应该要怎样地治疗？

岐伯说：对于上述各病，主呵欠的器官是肾，所以要治疗呵欠应该要用补法施针于足少阴肾经的穴位。主呃逆的器官是肺，所以治疗呃逆的时候应该要用补法施针于手太阴肺经和足少阴肾经的穴位。唏嘘是阴盛阳衰才会引起的，因此要用补法施针于足太阳膀胱经，用泻法施针于足少阴肾经。身体有寒象的振寒证，要施针于各阳经的穴位，并且要使用补法。嗳气病，应该要施针于足太阴脾经和足阳明胃经的穴位，并且使用补法。治疗时而打喷嚏的，应该要施针于足太阳膀胱经的攒竹穴，并且使用补法。軃，由于它所处的经脉存在差异而分别选取其经的分肉之间施以补法治疗。治疗哭泣涕泪俱出，应该要施针于位于项后中行两旁的足太阳经天柱

穴，并且使用补法。治疗时常叹气的，应该要施针于手少阴心经、手厥阴心包经和足少阳胆经，并且使用补法，而且针刺时要留针。治疗流涎的，应该要施针于足少阴肾经，并且使用补法。治疗耳鸣，应该要施针于足少阳胆经的客主人穴和位于手大指爪甲角部的手太阴肺经的少商穴，并且使用补法。治疗咬自己舌头的，应该以发病部位所属经脉为依据来分别进行补充。治疗目眩、头垂乏力的，应该要施针于足大趾本节后二寸的地方，使用补法，并且针刺时要留针，另外还可以施针于足外踝后的昆仑穴进行治疗。

师传第二十九

　　黄帝说：听说先师有很多医德方面的心得，但没有记录到书内。我想听你说说这方面的知识，我会牢记于心，以便作为准则来推广应用。如此一来，既可以治疗百姓的病痛，也可以使得自己的身体得到保养。令百姓免受疾病带来的痛苦，让所有的人都能有健康的身体和愉悦的精神状态，使用这些经验长久地造福后人，让后代的子子孙孙不用为疾病所忧虑。你可以将这些宝贵的经验告诉我吗？

　　岐伯说：你提出的问题非常具有深远的意义！不管是治民还是治身，治彼还是治此，治理小事还是治理大事，治理国家还是治理家庭，从来没有用背离常规还能够治理得好的，只有顺从它的客观规律，才能将众多的事情治理好。所说的顺，不单单指的是医学上阴阳、经脉、气血运行的逆顺，也是指对待人民的时候要顺应民心。

　　黄帝问：怎样才能做到顺呢？

　　岐伯说：每到一个国家的时候，首先要询问当地的风俗习惯；当要到别人家里去的时候，首先要知道他家的忌讳的事情；走入他人的居室，首先要了解相应的礼节仪式；看病人的时候，就要问明病人的喜爱，便于更好地对疾病进行治疗。

　　黄帝问：如何从病人的喜爱来辨别病人病情的性质的呢？

　　岐伯回答：如果是内有热象从而引发消瘅病的人，就会喜欢寒凉，遇寒便会产生舒服的感觉；如果是由邪气侵内引发疾病的病人，就会喜欢热，遇热就会产生舒服的感觉。如果胃内存在热邪，就能很快地消化食物，所以导致人容易感到饥饿，胃内空虚无法忍受，同时肚脐以上的皮肤会出现发热的情况。如果肠中滞留热邪，排出的粪便就会出现色黄而糜烂，肚脐以下的皮肤发热。胃内存在寒邪，就会出现腹胀的情况；肠内存在寒邪，就会发生肠鸣腹泻的症状。如果是胃内存在寒邪而肠内存在热邪的寒热错杂症，那么就会既看见腹胀，又看见腹泻的症状；如果是胃内存在热邪而肠内存在寒邪的寒热错杂症，就会出现饥饿现象，并且伴有小腹胀痛。以上所说的为依据，便可对病症的性质作出大体的判断。

黄帝说：如果是胃中有热气并且病人喜欢寒凉的饮食，或者肠中有寒气又喜欢温热的饮食，两者相互矛盾。碰到此类情况又应该怎样处理才可以顺应病情呢？另外，那些养尊处优的王公贵族们，平日骄横狂妄，恣意妄为，恣情纵欲，并不重视别人的建议，从来听不进任何劝告。假如劝诫他遵照医生的医嘱，就会忤逆他们的意愿，但是假如要顺从他们的意愿的话，就会使得病情加重。面对这种情况，又应该如何处理呢？

岐伯回答：想要活着并且畏惧死亡，这是人之常情。所以，要对病人进行劝服以及开导，可以告诉病人不按照医嘱来做会带来的坏处，告诉病人按照医嘱来做会带来的好处，同时指导病人，让其知道对病情有好处的健康保健方法，告诉他们做任何与病情不相适应的事情只会给他们带来更大的痛苦。按照这样的方法去做，就算是那些胡作非为、不通情理的人，又怎么会不听从医生的劝告呢？

黄帝问：那治疗的过程又是怎样的呢？

岐伯回答：如果是春季和夏季的话，体表阳气充足，应该首先治疗病人在外的标病，然后再治疗病人在内的本病；如果是秋季和冬季的话，精精气被内敛在内，就应该要首先治疗病人在内的本病，然后再治疗病人在外的标病。

黄帝问：假如是遇到了性情和症状相冲突的时候，应该怎么样医治才算恰当呢？

岐伯回答：面对这种情况，要使病人对其饮食起居习惯进行调整，适应气候变化。如果天气寒冷的时候，应该要加厚衣服而不要使病人受冷；如果是天气炎热的时候，应该要给他穿薄衣而不要让他过热导致出汗。饮食方面，不宜太冷或是太热，寒热应适中。如此的话正气才可以内守，邪气便不能再对人体进行更深的侵害了。

黄帝说：《本藏》篇上面有记载说，依据人的身体外形、四肢关节和肌肉的大小情况，就能知道他五脏六腑的大小。现在如果那些王公大人或临朝即位的君王们要弄清楚自己身体的状况的时候，医者又无法在他们身上随便扪按循摸进行检查，那么应该要如何回答他们呢？

岐伯说：身形、四肢、关节是覆盖在五脏六腑的外围组织，和内脏有一定的关系，这与直接观察面部情况的方法不同，但对于这些人还是可以采用望面部的方法来进行推断。

黄帝问：我已经知道可以通过面部去诊查五脏的精气的方法，那么如何依据肢体关节而知道内脏的情况呢？

　　岐伯说：在五脏之中，肺所处的位置是最高的，就像是五脏六腑的华盖，则可通过肩部的上下动态，咽部的升陷情况，来测知肺的虚实情况。

　　黄帝说：说得很好。

　　岐伯说：在五脏之中，主宰的器官是心，气血升降的通道是缺盆，观察缺盆两旁肩端骨距离的远近，再配合观察胸骨剑突的长短，就可以测知心脏的大小坚脆等情况。

　　黄帝说：说得很好。

　　岐伯说：在五脏之中，肝是将军的官，在目处开窍，要想知道肝脏的坚固情况，只要诊查他的眼睛的明暗状况、在进行推断就行了。

　　黄帝说：说得很好。

　　岐伯说：在五脏之中，脾接受了水谷的精微，对其进行消化、散布，因此具有供养人体且卫外的功能。它的强弱，可直接表现在食欲方面，所以通过观察唇舌口味的情况，可以推断脾病预后的好坏。

　　黄帝说：说得很好。

　　岐伯说：肾脏功能外在的表现形式就是人的听觉，所以通过诊查耳朵听力的好坏，就能知道肾脏功能的强弱。

　　黄帝说：说得很好，请你再说说是怎么样测候六腑的。

　　岐伯说：六腑的测候之法有：胃为水谷的大海，是受纳水谷食物的器官，只要是看到颊部肌肉丰满，颈项粗壮，胸部开阔的人，就说明这个人的胃容纳水谷的量是很大的。如果看到深长的鼻道，就能知道大肠的情况没有异常；如果是口唇厚而人中沟长的话，就能知道小肠的状况没有异常。如果是下眼胞宽大的话就可以知道他的胆气刚强；如果是鼻孔掀露在外面的，就可以知道他的膀胱无法正常储存尿液使得小便泄露。如果是鼻柱中央高起的话，就可以知道他的三焦固密功能没有异常。这些都是用来测候六腑的方法。总而言之，如果人面部的上中下三部都是均等的话，那么他的内脏腑一定就会是安定健康的。

决气第三十

黄帝说：听说人的身上有精、气、津、液、血、脉，我觉得它仅仅是一种气而已，现在却是把它分成六种的，这是为什么呢？

岐伯说：男女相交合的话，就会孕育出新的生命，人体还未形成之前，组成人体的基本物质，就是精。

什么是气？

岐伯说：上焦把饮食精微物质宣发布散到全身，在皮上熏蒸肤，滋养了周身，使得毛发得到滋润，就好像雾露溉养万物一样，这就是气。

什么是津？

岐伯说：肌腠疏泄，出汗太多，此类汗便称为津。

什么是液？

岐伯说：饮食进入胃中，水谷精气在周身充满，外溢的部分注到骨髓里，使得关节的屈伸得以滑利；渗出的部分可以补益脑髓，散布到皮肤的部分，使得皮肤润泽，这就是液。

什么是血？

岐伯说：位于中焦的脾胃接纳饮食物，吸收其中的精微物质，经过气化变成红色的液体，这就叫做血。

什么是脉？

岐伯说：管束营血，不让它泛滥妄行、向外流出的，就是脉。

黄帝问：上面所说的精、气、津、液、血、脉这六气多余时和不足时分别有什么区别，那么如何才能知道气的多少，脑髓的虚实，血脉的清浊呢？

岐伯回答：精亏的人，会出现听力减退，甚至耳聋的现象；元气耗脱的人，会表现为视力模糊，目暗不明；津脱的人，腠理打开，出现大汗淋漓的情形；液虚的人，就会表现为骨骼关节屈伸而活动不利，肤色枯槁没有光泽，脑髓不充实，小腿软而没有力气，经常发生耳鸣；血虚的人，就会出现脸色苍白，发暗而没有光泽，缺乏滋润；脉虚的人，就会出现脉管空虚下沉等现象。通过这些便能掌握六气不正常的表现。

黄帝又问：六气对人体的重要性有什么差别？

岐伯说：六气在人体里面是各有它们分布的部位，并且由各自不同的脏器所管辖。它们在人体上的重要性及其功能是否正常，是根据它们自身所属的脏器的情况决定的。但是，六气都是五谷精微所化生的，而这些精微物质又化生于胃，因此胃是六气化生的源泉。

肠胃第三十一

　　黄帝问伯高：我想知道六腑中消化器官的状况，还有肠胃的大小、长短和受纳水谷的容量多少的情况又是怎样的？

　　伯高说：请让我给您详细地说明吧。食物的进出、浅深、远近和长短的度数是这样的：自嘴唇到牙齿的长度是九分，口的宽度是两寸半；自牙齿后到会厌部的长度是三寸半，整个口腔能容纳五合水的容量。舌头的重量是十两，长度是七寸，宽度是二寸半。咽门的重量也是十两，宽度是一寸半，自咽门到胃的距离是一尺六寸；胃体的形态是弯曲而屈伸着的，伸直的话就有二尺六寸长，周长是一尺五寸，直径是五寸，有三斗五升水谷的容量；腹腔中小肠附着脊柱，在腹内自左向右回环重叠，在小肠下面注入回肠，外部向前附着脐上，小肠总共是循环叠绕了十六个弯曲，小肠的周长是二寸半，直径是八又三分之一分，长三丈二尺；回肠自脐的地方向左侧回环，重叠环绕延伸向下，同样也是十六个弯曲，其周长是四寸，直径是一又三分之一寸，合计是二丈一尺长；附于脊前的直肠与回肠相接，向左环绕重叠于脊椎之前由上到下逐渐宽大，最宽处周长八寸，直径是二又三分之二寸，长二尺八寸。整个消化道自食物入口开始至排出代谢物为止，共合六丈四寸四分长，其中回环弯曲的地方一共有三十二处。

平人绝谷第三十二

黄帝问道：据说人若是七天内不吃东西就会死亡，这是什么道理呢？

伯高回答：请让我来分析这里面的道理吧。胃是周长一尺五寸，直径五寸，长度二尺六寸的弯曲型器官，其容积有三斗五升。通常里面会容纳二斗的食物，再容纳一斗五升的水就已经满了。上焦将中焦从食物中化生的精微物质布散全身，其中包括运行快速滑利的阳气，其余部分在下焦灌注到诸肠当中。

小肠的周长约为二寸半，直径是八又三分之一分，长度是三丈二尺，可以受纳二斗四升的食物和六升三合又三分之二合的水。

回肠的周长是四寸，直径是一又三分之一寸，长度是二丈一尺，可以容纳食物一斗和七升半的水。

广肠的周长是八寸，直径约是二又三分之二寸，长度是二尺八寸，可以容纳九升三合八分又一合的八分之一的食物。肠胃的总长度，共合五丈八尺四寸，能容纳九斗二升一合又三分之二合的水谷，肠胃能够受纳水与谷物的总数就是这个。

然而一个健康的人，其肠胃中的所存的饮食量并不会达到这个数目，由于当胃中纳满水谷的时候，肠内会是空虚的，等到水谷都注满肠中的时候，那么胃内又出现了空虚。肠与胃总是处于空与满交替的状态，因此气机才能在体内上下运行畅通，五脏的功能才会正常，血脉通利并且精神内守。所以才说人的神气都是水谷精微的气化生而成的。

所以在肠胃里面，经常容留着二斗谷物，一斗五升的水。因此一般健康人，每天都要解两次大便，每次排出分量是二升半，一天总共会排出五升，七天之后，肠胃所留的水谷全部排尽了。所以，正常的人如果七天不进食的话就会死亡，是因为体内的水谷、精气、津液都已经消耗竭尽了。

海论第三十三

黄帝问岐伯：我曾经听你说的关于刺法的言论，都是围绕着营卫血气来谈的。人体运行营卫血气的十二经脉，在内是和五脏六腑相连属的，在外是与四肢关节相维系。你可不可以将十二经脉和地域上的四海联系起来说说呢？

岐伯回答说：自然界中有东、南、西、北四海，所有的河流都分别注入其中。在人体里面也是有四海和十二经水，名为四海和十二经脉。

黄帝说：那么人体的四海是如何相配合于自然界中的四海呢？

岐伯说：人身有髓海、血海、气海、水谷的海。人体这四海刚好相对应于地域上的四海。

黄帝说：真是深奥啊，请你解释一下人体四海同自然界四海是怎样联系的，我希望能够加以了解。

岐伯回答：一定要首先明确经脉的阴阳、表里，和经气流注荥输所在的部位，这样才能把人体的四海确定下来。

黄帝问：究竟是如何来确定四海输注到的要穴的位置呢？

岐伯说：胃是容纳食物和饮水，生化血气的器官，所以叫做"水谷之海"，它的输注要穴在上面的是气冲穴，下面的在足三里穴；冲脉可以灌注各个脏器和阴阳诸脉，所以叫做"十二经之海"，它的输注要穴在上面的是在足太阳经的大杼穴，下面的是在足阳明胃经的上巨虚和下巨虚穴；膻中是宗气的汇聚的地方，所以叫做"气海"，它的输注要穴在上面的是在颈椎部天柱骨之上的哑门穴和天柱骨之下的大椎穴，前面的是在人迎穴；脑是髓的汇聚的地方，所以叫做"髓海"；它的输注要穴上面的是在脑盖顶部正中的百会穴，下面的是在风府穴。

黄帝问：上面所说的人身四海，出于什么状态才是正常？什么状态才是反常？怎样做才能促进人体的健康，怎样做会对健康产生危害？

岐伯回答：四海运行平稳顺畅，便是处于正常状态；运行紊乱不畅，便是处于反常状态。知道调治四海运行的道理，便可以促进人体的健康；不知道调治四海运行的道理的，就会有害于健康。

黄帝说：四海的平稳顺畅、紊乱不畅的情况都是怎样的呢？

岐伯说：气海的邪气有余的话，病人就会出现胸中满闷，呼吸急促，脸色红赤的现象；气海正气不足的话，病人就会表现为气少而说话没有力气。血海的邪气有余的话，病人就会产生身体膨大的感觉，郁闷而不舒服，但是无法感觉到自身的疾患；血海的正气不足的话，病人就会觉得自己身体轻小，意志消沉，也无法感到自身的疾患；水谷海的邪气有余的话，病人就会出现腹满的病；水谷之海的正气不足的话，病人就会经常觉得饥饿但是却不思饮食的症状。髓海的邪气有余的话，病人表现为狂躁妄动，举止失常，此时他们的动作往往轻巧敏捷，胜于常人；髓海的正气不足的话，病人就会出现头晕眩、耳鸣、目眩、腿酸软没有力气、眼盲，全身懈怠懒动，常想安卧等现象。

黄帝说：我已经明白了四海平稳顺畅、紊乱不畅的表现，那么如何调节它们的运行呢？

岐伯说：应当明确掌握四海各自的腧穴的部位，通过它们来对四海的过盛或是不足加以调节，补虚泻实，但是不能违反虚补、实泻的治疗原则，不然就会造成严重的后果。根据这条原则去医治，身体就能恢复康复，不然的话，病人的生命就会有危险。

黄帝说：原来如此，你说的太好了！

五乱第三十四

黄帝说：人体里面的十二经脉分别与金、木、水、火、土五行相合，又与春、夏、秋、冬四时相应，但不知因何失调而引起脉气运行的逆乱？又是什么原因使它正常运行？

岐伯说：五行的内在是有一定顺序的，四季气候的变化也是分别的，人体经脉的运行，也要与五行四季的规律相适应，才可以保持正常的活动，如果违反了这些规律就会引起经脉的运行紊乱。

黄帝说：如何才能做到与五行相合、与四时相应呢？

岐伯说：人体的十二经脉是相应于同一年中的十二个月。十二个月里面有四个季节，它们的气候各不相同，人的经脉也同样各有区别。人体里面的营气和卫气，也是内外相随的，阴阳互相协调，清气和浊气不会发生互相干犯的情况，如此的话就能顺应四时，使经脉运行保持协调顺畅。

黄帝问道：那么紊乱失调的情况又是怎样呢？

岐伯回答说：正常情况下，清阳之气应上升居于上部外部，浊阴之气应沉降居于下部内部，如果清气不能上升反居于下部内部，浊气不能下降反居于上部外部就是经气逆乱。营气顺脉而行，而卫气运行却不循常规，这样清浊相扰，乱于胸中就叫做"大悗"了。所以，在心中气乱，病人就会表现为心中烦乱，沉默不说话，只愿意低头静卧却不想动等；假如气乱到肺脏的话，病人就会出现俯仰不安，气喘吁吁并且要用手按着胸部来帮助呼吸才行；如果气乱到肠胃的话，病人就会出现上吐下泻；如果气乱到上下肢的话，病人就会出现四肢厥冷的病症；假如气乱到头部，病人就会发生厥气上逆，感到头轻脚重，还会眩晕，甚至还会仆倒在地等情况。

黄帝问：针刺治疗上述说的五乱，是否存在可以遵循的法则？

岐伯回答：疾病的发生、发展是有规律的，其治疗方法也有相应的规律，洞悉这些规律和法则，这可以说是治病养身的法宝。

黄帝说：说得很好。希望能听到你的详细说明。

岐伯说：治疗气乱到心的病人，应该施针于手少阴心经的腧穴神门和手厥阴心包经的腧穴来加以治疗；治疗气乱到肺的病人，应该施针于手太阴肺经的荥穴鱼际和足少阴肾经的腧穴太溪来加以治疗；治疗气乱到肠胃的病人，应该施针于足太阴脾经的腧穴和足阳明胃经的陷谷穴来加以治疗，假如没有见效的话，还可以施针于足三里穴；治疗气乱到头的患者，应该施针于组太阳膀胱经的天柱穴和大杼穴来加以治疗，假如没有见效的话，就施针于足太阳膀胱经的荥穴通谷和腧穴束骨来加以治疗。治疗气逆到四肢的病人，应该先施针于经脉上，用以排除淤血，然后再依据病在上肢还是下肢，分别施针于手阳明大肠经的荥穴两间、腧穴三间和手少阳三焦经的荥穴液门、腧穴中渚或取足阳明胃经的荥穴内庭、腧穴陷谷和足少阳胆经的荥穴侠溪、腧穴足临泣。

黄帝又问：补泻手法如何运用呢？

岐伯回答：缓慢地进针缓慢地出针的手法叫做导气，补泻没有固定的形式，叫做同精。之所以采用这种方法，是因为上述五乱并非邪气有余的实证或是正气不足的虚证，而只是因为乱气相逆才会导致的。

黄帝说：你说的这些道理非常精辟恰当，论述得也很清楚明白！就让我在珍贵的玉版上记录它，把它命名为《治乱》吧！

胀论第三十五

黄帝问：当寸口脉出现什么样的脉象，就表明病人患了胀病呢？

岐伯说：脉象呈现洪盛坚实而滞涩的情况的时候，就是得了胀病。

黄帝说：如何知道罹患胀病的部位是五藏还是六腑呢？

岐伯说：五藏胀病表现为阴脉，六腑胀病表现为阳脉。

黄帝说：因为气运行不畅而导致的胀病，胀病是存在于血脉里面的呢？还是存在于脏腑里面的呢？

岐伯说：胀病的成因与血脉、脏、腑三者都有关系，但胀病产生的部位并不是它们。

黄帝说：希望听你解释一下胀病的病所。

岐伯说：胀病的病所在脏腑之外，其向里压迫着脏腑，向外扩张到胸胁，导致皮肤发胀，因此才叫做胀病。

黄帝说：脏腑是深居在胸腔、腹腔里面的，就像是在匣柜中深藏着禁品一样。不同的脏腑各有各的名称，各有所处的位置，虽然都在胸胁腹腔之中，却有着各异的功能，希望听你说一说其中的道理。

岐伯说：脏腑的外城是胸廓、腹廓；心脏的宫城是膻中，容纳水谷的仓库是胃，传送饮食的道路是咽喉和小肠，胃的五窍——咽门、贲门、幽门、阑门、魄门就如同闾巷邻里的门户一般，津液运行的通路是廉泉和玉英。五藏六腑都有各自所处的区域，而且它们所表现出的症状也是各不相同的。营气正常循行于脉中，但是卫气运行发生紊乱的话，就会导致脉胀；如果卫气并入到脉中，循行到分肉之间的话，就会导致肤胀。治疗的时候可以施针于足阳明胃经的足三里穴，并且使用泻法。发病的部位和足三里穴距离较近的，施针泻一次就可以治愈了，发病的部位和足三里穴的距离较远，就要施针来泻三次。治疗的关键在于当胀病初发时，迅速用泻法去其邪，不管是实证还是虚证，都是如此。

黄帝说：我想听你描述一下胀病所表现的症状是怎么样的。

岐伯说：患心胀病者心烦气短，睡卧不安；患肺胀病者胸中虚满，喘息咳嗽；患肝胀病者胁下胀满作痛牵扯到小腹；患脾胀病者呃逆呕吐，四肢闷胀不舒服，肢体沉重，无法胜衣，并且也会出现睡卧不安；患肾胀病者腹部胀满，牵扯到背部闭闷不畅，腰部和大腿作痛。

在六腑里面的胃胀病者腹部胀满，胃脘作痛，鼻中常常嗅到焦臭的气味，饮食不振，大便不畅；大肠胀病者肠中濯濯鸣响而疼痛，假如是冬季还受了寒邪侵犯的话，就会导致病人发生完谷不化的泻症；小肠胀病者小腹胀满，牵扯到腰部作痛；膀胱胀病者小腹胀满，小便困难；三焦胀病者皮肤之间充塞着气，用手按压触感轻浮空虚和松弛；胆胀病者胁下疼痛胀满，口中发苦，时时叹息。以上所说的这些脏腑得的胀病，其病理都有相同之处，只有掌握了营卫气血运行的逆顺情况，施以适宜的针刺，就能把疾病治愈。虚证却用泻法，实证却用补法的话，就会导致病人神气无法内守，邪气旺盛而正气无法折伤，真气发生动摇，这就是低劣的医术，容易导致人夭折。只有虚证使用补法，实证使用泻法，才能使得神气内守，正气充盈而令经脉、肌腠充实，这才是高明的医生所做的事情。

黄帝问：胀病是如何产生的？是什么原因才引起的？

岐伯回答：卫气在人体里面运行，正常情况下是于分肉间依靠经脉循行的，它的运行轨迹的顺逆也有内在的规律。营气、卫气一在脉内，一在脉外，相互伴随，与自然界阴阳变化的规律相合，五藏之气的交替运行，就像四季变化一样有固定的次序，饮食物也可以正常地化生精微营养周身。一旦气逆于下，营卫二气的运行就会随着滞留凝止，阴寒邪气就会逆行向上，正气和邪气就会相互斗争，两气如果搏结不散的话，便会聚而导致胀病。

黄帝说：您说得好。那么如何才能明晰它的道理呢？

岐伯说：邪正相攻，分别停留在血脉、五藏、六腑三个地方，通过其反映出的症状，就可以知道是不是发生胀病。

黄帝说：原来如此。

黄帝问岐伯：你之前讲过，无论实证、虚证，治疗胀病的关键都是在胀病刚开始发生的时候，能够快速地泻除邪气。对于发病部位距离穴位较近的病人施针一次就能痊愈了，即便发病的部位距离穴位较远，针刺三次就能够痊愈。但是现在已经治疗了三次可胀病还是没有消除，这是为什么呢？

岐伯回答：我之前所说的方法是指施针的时候深入到肌肉的空隙里面，准确地针刺到气血输注的穴位，所以施针一次或者三次胀病就会痊愈。无论是施针的时候没有深入到肌肉的空隙，或者是刺穴不准，都会使得经脉的气无法畅行，邪气就会在里面闭留，若邪气上越，误中肌肉，就会使得卫气更加逆乱，阴阳营卫的气相互排斥得更加严重。对胀病来说，当泻而不泻，未能使上逆的气下行，疾患自然无法治愈。施针了三次后气还是没有下行的话，就一定要调换到其他的穴位重新针刺。只要准确地按照我所说的方法去做，就一定能将胀病治愈，绝不会有任何危害。在治疗胀病的时候，必须要认真诊查症状、理解脉象，采用正确的补泻之法。只要做到了这些，它的效果就如同用槌击鼓一定会有响声一般，哪里还有胀病不消退的道理呢？

五癃津液别第三十六

　　黄帝问岐伯：水谷进入到口中，然后输送到肠胃，在其中化生成为五种津液：如果是天气寒冷，并且穿的衣服比较单薄的话，就化成尿和气；如果是天气炎热，并且穿的衣服比较厚的话，就会化成汗；如果人的情绪比较悲哀，气并到上，就变成眼泪；如果是中焦有热并且胃气舒缓的话，就会化成唾液；如果是邪气内犯，阻塞了津液流行的通道，造成阳气阻滞、津液不化，水气得不到宣散，就会化成水胀病。这些现象，尽管我已经知道，但却不清楚它们是什么原因才会这样的，希望你能加以阐释。

　　岐伯回答：水谷饮食都是自口腔进入到人体里面的，有酸、苦、甘、辛、咸五味，各自注往相应的器官。由食物和水生化的津液也各行其道，因此可以将三焦经气化生而成的精微津液里面，能够温煦滋养肌肉皮肤并且质地清稀的称之为津，而注入脏腑、官窍中，补益脑髓的则称之为液。在天气炎热之时，或者是穿的衣服太过厚暖，腠理就会随着而开疏，因此会出汗。假如此时有寒气入侵体内，滞存于分肉间，津液就会由于寒气的凝滞不行而聚成水液，压迫分肉，阻塞阳气流通，产生疼痛。在天气寒冷之时，腠理就会随之而闭塞而无法排汗，气涩而运行不畅，水无法蒸发宣散，于是就向下在膀胱里面积存，因此就化成尿液和水气。人体的五藏六腑里面，以心为主，五藏六腑就像百官服侍君主那样为心脏服务；耳朵就像情报员；眼睛就像侦察兵；肺脏主气，有相辅之能，就像宰相一样；肝脏主思虑，就像将军一样；脾脏主肌肉，保护着各个脏腑，就像护卫一样；肾脏主司骨骼，构架支撑人体的外形，因此可以主人的外部，好像外交官。所以说五藏六腑的津液全都向上运行渗灌到目窍。如果病人的心中感到悲伤的话，气聚在心中，心脏的脉络就会出现拘挛紧急，牵带着肺叶扩张而向上举，如果肺叶扩张向上举，就会导致水液随之向上溢泄。但是，肺与心相系，肺叶不能保持上举的状态，因此忽上忽下间，就会造成咳嗽而泪液流溢的现象。中焦热，胃里的食物就便于消化，食物消化后，肠里面的蛔虫就会随着食物上下运动，这个时候肠胃就会充塞而扩张，所以胃气出现弛缓。当胃气弛缓的时候，胃腑就不利于通降而导致气向上运行冲逆，津液随之而行，便表现出分泌唾液的现象。

饮食物所化生的津液，一部分混合成脂膏样，向内渗灌到骨腔中，并可以向上补益脑髓，向下流注到阴器。假如阴阳两气无法和谐的话，就会导致津液溢泄，从阴窍流出体外，如此的话补益骨髓的津液也会随之而消损减少。如果精髓津液的消损减少超过了一定的限度，真阴虚耗，人体就会出现腰背部疼痛，双腿酸软没有力气的症状。如果阴阳两气的通道闭阻不通，气海、血海、髓海和水谷之海这四海也一定都郁闭阻塞，三焦也就无法使得水液通行输泄，所以津液无法化生，食物和水混合在肠胃中，积于回肠，水液停留在下焦，不能渗灌于膀胱，这样就会使下焦胀满，水流向外泛溢，就会发生水胀病。以上所说的这些就是津液所流行的五条通道正常与反常表现的情形。

五阅五使第三十七

黄帝问岐伯：我听说施针的方法有"五官五阅"，也就是观察与五藏相对应的五官的五种气色的变化。这五种气色由五藏的运行状态所决定，同时也受到春、夏、长夏、秋、冬五季气候变化的影响，是五藏的运行状态在体表的外在表现。我希望能了解一下五藏是如何在外表现的。

岐伯回答：五藏的外部表现是五官。

黄帝说：我希望能知道五藏所表现出来的表象，并把它作为诊病的常理来对待。

岐伯回答：五藏的运行状态可以通过脉象的形式表现于寸口，也可以通过五色的形式表现在鼻部。五色交替出现，是与春、夏、长夏、秋、冬五季气候的变化相应，每一时令都有其正常现象即五季分别出现青、赤、黄、白、黑五色是有一定规律的。如果经脉的邪气循经络深入内脏，必然出现五色的异常，则一定要从内在脏腑治疗。

黄帝说：原来如此。那么五色仅仅是在鼻部表现吗？

岐伯回答：五官能辨别颜色、气味、味道、声音等，眉间、额部开阔饱满，就可以观察鼻部的情况。如果鼻部宽阔高大，颊侧至耳门部肌肉丰满凸起，下颚高厚，耳周肌肉方正，耳垂凸露于外，面部五色表现正常，五官宽阔高起，端正匀称，这样的人必然长寿。这样的人，在得了疾病的时候，施针治疗就一定会治愈。有如此表现的人，他的气血充足，肌肉坚实，腠理致密，能够接受针刺的治疗。

黄帝说：我想了解一下五官，请你说说看。

岐伯说：五官是五藏的官窍：肺脏功能外在表现的官窍是鼻部，肝脏功能外在表现的官窍是眼睛，脾脏功能外在表现的官窍是口唇，心脏功能外在表现的官窍是舌头，肾脏功能外在表现的官窍是耳朵。

黄帝问道：通过观察五官能够观察出什么呢？

岐伯回答：通过观察五官的变化，可以诊察五藏运行的状态。得了肺病的人，可以诊察到他的气息出现喘急，鼻翼扇动；得了肝病的人，可以诊察到病人出现目眦色青；得了脾病的人，可以诊察到病人出现口唇色黄；得了心病的人，可以诊察到病人舌头呈现卷曲而短缩，颧部色赤；得了肾病的人，就可以诊察到病人颧部和前额颜色呈现发黑的情况。

黄帝问道：有的人脉象平和，五藏的色泽也没有异常，但是一旦得了疾病，情况就会很危重，这是为什么呢？

岐伯回答：面部的五官不够端正清晰，不能正常地分辨出色、声、香、味，两眉的距离和前额的地方显得拘狭而不够宽朗，面部无肉，并且鼻部显得低矮而窄小，两边的脸颊和耳门显得瘦削，耳垂和耳上角又尖又窄，且外突，下颌就像被削了一样内收着。有这样面相的人，禀赋薄弱，就是平常没有病的时候也会常常感到虚弱困苦，更不用说患疾病，体质更差的情况了。

黄帝问道：既然鼻子表现出的五色，可以根据这个来诊测五藏里面精气的情况，那么，鼻子的附近，是否也存在某些反应部位呢？

岐伯回答说：五藏六腑位居在体腔里面，各有它们所居住的部位，那么反映五藏之气的运行状态的五色，自然也有各自所属的部位了。

逆顺肥瘦第三十八

　　黄帝问岐伯：听先生讲解了施针的道理之后，有很多的收获。根据先生所说的施针理论去治病，都是手到病除的，从来没有遇到过治愈不了的顽疾。先生的学问究竟是因为勤学好问使得熟能生巧的呢？还是因为缜密地观察然后思考得来的呢？

　　岐伯说：一切理论、方法，都要符合自然界与社会人事的变化规律，并且一定会有明确的法则，对各种名物进行规范，订立各种方式、方法和原则，才能得到人们的认可，使人们遵从，这样才能在后世流传。就像匠人不能不用尺寸就猜测长短，不用绳墨就求平直一样；就像工人不用圆规就划圆形，不用矩尺就去划方形一样。知道了这些法则，就可以对事物的性质有所了解，灵活地运用这些法则，就能掌握事物正常和反常的变化规律。

　　黄帝问：我想听你解释一下，适应事物的性质会怎么样呢？

　　岐伯说：从水位深的地方掘开堤坝，不需要用太大的功夫和劳力，就能把水放尽；循着地下的通道开决水道，水就很容易通行无阻，对于人体也是如此。人体气机滑涩情况不同，血液的清浊情况不同，经气运行的逆顺情况不同，治疗起来更应该强调本质，因势利导。

　　黄帝问：人的皮肤有黑白之分、形体有肥瘦之分、年龄有长幼之分，施针的方式是否也各有区别？你能否解释一下。

　　岐伯说：如果是壮年而体格魁梧人的话，气血就会比较旺盛，皮肤也会比较坚固，治疗其感受外邪的疾病时，就可以施深针并且要留针，肥壮人的刺法是这样。如果病人的肩腋部比较宽阔，颈部的肌肉比较瘦薄，皮肤显得比较粗厚并且色黑，口唇比较肥厚并且下垂，血液颜色深重而黏稠，气行滞涩缓慢，为人贪便宜而又慷慨好施的人，进行治疗的时候可以施深针并且要留针，还可以增加施针的次数。

　　黄帝问：对瘦人施针的时候应该怎样做？

　　岐伯说：瘦人的皮肤一般是比较薄的，颜色也比较淡，肌肉显得消瘦，口唇很薄，言、语的声音很轻，他的血是很清稀的，气运行的情况很滑利，既容易出现脱气，对这种病人进行施针的时候应该要浅刺并且要快速出针。

黄帝道：对一般的人施针治疗的时候有什么需要注意的吗？岐伯说：这首先需要辨别病人肤色的深浅，调治的时候用不同的方法。如果是端正敦厚的人，他的血气也会很调和，对治疗这种病人不能违反常规的针法。

黄帝问道：那么，施针治疗形体比较强壮、骨骼比较坚实的病人时，需要注意什么呢？

岐伯回答说：形体强壮、骨骼坚实的病人，一般都是肌肉丰厚有力的，骨节是比较舒缓灵活，在这类病人里面，性格属于沉稳少动的气行往往显得艰涩，并且血液黏滞，性格属于好胜多动的气机往往显得滑利，并且血液清稀，那么，在对前者进行施针治疗的时候，就需要刺深针而且还要长久地留针，并且要增加施针的次数；对后者进行施针治疗的时候，就应该刺浅针并且要快速地出针。

黄帝问道：那么，如何对患病的婴儿进行施针治疗的呢？

岐伯回答：婴儿的肌肉比较柔弱，血气还不够充盈，所以，在对患病的婴儿进行施针治疗的时候，就只能用毫针来治疗，并且要施浅针，快速出针，每天施针两次就行了。

黄帝问道：如果在施针时遇到与你所说的临深决水相似的状况会怎么样呢？

岐伯回答说：如果对血液清而稀、气行滑利的人使用疾泻法，便会耗尽其真气。

黄帝问：如果遇到与你所说的循掘决冲相似的情况，又会怎么样呢？

岐伯回答：如果对血液比较黏滞，气行滞涩的人使用疾泻法，便会使其气得以通畅。

黄帝问：经脉循行的逆顺是怎样的情况呢？

岐伯回答：手三阴经都是从胸部经上肢走向手指；手三阳经都是从手指向上经肩部走向头部；足三阳经都是从头部经躯干和下肢走向足部；足三阴经都是从足部经下肢走向腹部。

黄帝问道：足三阴经除却足少阴经外都是上行到腹部的，只有足少阴经向下运行，这是为什么呢？

岐伯回答：并非如此，那向下运行的并不是足少阴经，而是冲脉。冲脉是五脏六腑气血的汇聚的地方，五脏六腑都受其滋养。冲脉向上运行的部分，在咽喉之上的后鼻道附近延伸至体表，把气血渗注到各条阳经，使得脉中的精气得到充养。而冲脉向下运行的部分，就注入足少阴肾经的大络，分出于气街达到体表，然后顺着大腿的内侧面向下运行，进入膝胴窝处，又在胫骨里面伏行，向下运行到达内踝后的跟骨上，就又分支成两条。一条并行于足少阴经向下运行，把气血渗注在足三阴经；另一条伏而向前运行，自内踝后的深部只跟骨结节上，向下运行顺着足背走到足大趾，把气血渗注在各条络脉，进而温养肌肉。因此，一旦络脉发生阻结不通的话，便会影响与之相连的冲脉，造成经气厥逆，就会出现足胫冰冷的现象。

黄帝问：那么，如何才能知道经脉血气的运行是否正常呢？

岐伯回答：一方面要用语言来询问病人的症状，一方面要用切脉的方法来诊查局部的病情。对足背的上面的脉搏进行脉诊，检查其是否搏动，如果没有发生经气的厥逆，就不会发生搏动消失的现象。如此，就可以诊查到全部经脉的运行情况是否正常了。

黄帝说：这些道理真是深奥难懂啊！圣人所总结的这些理论、方法比日月还要光明，比毫厘还要细微，而可以说清楚这些道理的人，非您莫属了！

血络论第三十九

黄帝说：我想听你讲一下那种未侵入经脉的奇邪的情况。

岐伯说：没有侵入经脉的奇邪，留滞在络脉，而引起的络脉淤血。

黄帝说：施针于血络使其放血的时候病人会昏倒，这是为什么呢？施针后血液喷射而出的，又是因为什么呢？放出的血呈现色黑浓的，又是什么道理呢？或者放出的血很清稀，有一半就像水汁一样，为什么呢？出针后局部皮肤出现肿起的现象的，是因为什么呢？有的病人放出的血不管多还是少，脸色都会显得苍白，这是因为什么呢？有的病人面色没有变化的，但是拔针后觉得心胸烦闷的，是因为什么呢？有的病人出血尽管很多但是没有痛苦，为什么呢？我想知道这些情况。

岐伯回答：如果脉中的气过于旺盛但是血却相对不足的话，针刺其络脉放血就会脱气，就会使得病人出现晕厥的症状。如果血和气都属于旺盛，且阴血相对来说更加旺盛的话，血流运行很滑疾流利，所以施针以后血液就会喷射而出；如果病人络脉中的阳气蓄积，长时间地郁滞在内而无法疏通宣泄的话，血液的颜色就会呈现黑红并且变得黏稠，因此施针后血液就不会喷射而出。如果病人刚刚喝过水，津液才刚刚渗入到络脉里面，还没有和血液互相交融，这个时候放血，就会出现血液半呈水液状的现象。针刺前没有饮水的人，这些人体内本来就有水液停积，就会发生水肿病。阴气在阳分聚集起来，渗入脉络，针刺时气就会先于血而出，以致出现局部肿胀。

在病人体内的阴气和阳气刚好逢遇，还没来得及相互融合协调就进行施针使用泻法，那么阴阳二气就会同时外泄，造成阴阳二气都出现虚弱，表里相离的情况，这时候病人就会显得脸色苍白。如果出针以后出血太多，脸色尽管没有变化，但心中却显得很烦躁郁闷的病人，那是因为施针血络以后出血造成经脉空虚，便会造成五藏的阴精亏损，出现心中烦躁郁闷的情形。患痹病的病人，其表里的邪气内外相合，滞留在体内，既内溢至经脉中又外注于络脉内。这样的病人经、络二脉都是邪气有余，即使出血量很大也不会虚弱。

黄帝问道：那么，如何才能查知病人血络的情况呢？

岐伯回答：如果观察到病人皮肤的血络显得比较粗大坚实，并且颜色发红，充盈在皮下而没有固定的地方，细小的如针一样小，粗大的如同筷子一样大，对其施以针刺络脉放血的泻法便是安全的。即使如此，医生在施针治疗的时候也不能违背相应的法则，否则，病人就达不到治疗的效果，并且会出现昏仆、烦闷、肿起之类的现象。

黄帝问：针刺入体内后，有被肌肉挤紧的现象，这是为什么呢？

岐伯回答：这是肌肤的热作用于针的后果，针身发热，而针身发热就会使得肌肉在针身黏附，所以针就紧得无法转动。

阴阳清浊第四十

黄帝道：我听说人体有十二经脉是相对应于自然界的十二条大河的，但自然界的河流有青、赤、黄、白、黑五色，清浊也都不一样，但是人身的十二经脉气血却是一样的，你能说说它们是怎样相对应的吗？

岐伯说：如果说人体里的血气都一样的话，天下的人便能一心了，天下就会大同，怎么还会发生变乱呢？

黄帝说：我只是说一个人体内的各种血气相同，并不是说所有的人的血气都是一样的。

岐伯说：一个人的体内会有和顺之气，也有混乱之气；而天下繁多的众人里面也会有奸邪不正的坏人，这里面的道理是一样的。

黄帝问道：我希望听你讲述一下人体的清、浊二气。

岐伯回答：人体从水谷饮食禀得到的气为浊，从自然界空气禀得到气为清。浊气输布于阳分进入六腑，清气流注于阴分进入五藏。水谷浊气中清的部分又向上运行从咽喉出来，清气里面浊的部分则向下运行。清浊二气彼此干扰冲突，就叫做"乱气"。

黄帝问：像浊气输布于阳分，清气流注于阴分，浊中有清的部分，清中有浊的部分，那么如何诊查气的清浊情况呢？

岐伯回答：这些情况下的气的流转大致是这样：清的气向上运行输注到肺脏，重浊的气向下运行传导到胃腑。而胃腑中由食物和水化生的浊气中的清气部分又向上运行从口腔出来；肺脏中输注的清气中浊气的部分也向下运行灌渗到全身的经脉，进而在胸中积聚起来，成为气海。

黄帝问：各支阳经皆为浊气所渗注，但是哪条阳经里的浊气最深重呢？

岐伯回答：在各条阳经里面，小肠承接从胃部下行的食物，并对其中的清浊进行分离，所以其所属的手太阳经在各阳经中承受的浊气最深重；在各条阴经里面，肺是呼吸器官，因此其所属的手太阴经在阴经中受清气最多。清气又向上运行到脑窍，浊气又向下运行到各条经脉。在接受清气的五藏中，脾脏是唯一运化食物所生化的精微物质的器官，因此其所属的足太阴经是各阴经中唯一能够承受浊气的。

黄帝问道：那么，如何治疗人体清、浊二气的异常呢？

岐伯说：正常情况下，清气运行表现得滑利，浊气运行表现为滞涩。因此对浊气运行异常而引起的病症进行施针，要刺深针并且要留针；治疗清气运行异常而引起的病症进行施针，要刺浅针并且要快速出针；治疗因清浊相扰所导致的升降失常的病症，就要依据当时具体的情况，如二气相扰的部位、程度等，采用相应的施针方法来治疗。

阴阳系日月第四十一

黄帝问：我听说上面的天是属阳的，下面的地是属阴的，太阳属阳，月亮属阴。那么人体与它们是如何应和的呢？

岐伯回答：就人体来说，腰往上的部分与天相对应，因此属阳；腰往下的部分与地相对应，因此属阴。双足的十二条经脉，同一年中的十二个月相对应，月是禀受水性而产生的，所以与十二个月相对应的下肢经脉属阴。在上肢，手有十指，同一旬中的十日相对应，日是禀受火性而产生的，因此上肢经脉属阳。

黄帝问：十二月和十日是如何对应于人体的经脉的呢？

岐伯回答：将十二个月分别用十二地支来代表，其与人双足的十二经的对应关系是：寅为正月，自然界的阳气刚开始出现，对应于左足的少阳胆经；未为六月，对应于右足的少阳胆经；卯为二月，对应于左足的足太阳膀胱经；午为五月，对应于右足的足太阳膀胱经；辰为三月，对应于左足的足阳明胃经；巳为四月，对应于右足的足阳明胃经。阳明的位置在太阳和少阳的中间，因此才叫做阳明。

申为七月，自然界的阴气刚开始出现，对应于右足的足少阴肾经；丑为十二月，对应于足的足少阴肾经；酉为八月，对应于右足的足太阴脾经；子属于十一月，对应于左足的足太阴脾经；戌为九月，对应于右足的足厥阴肝经；亥为十月，对应于左足的足厥阴肝经。厥阴的位置在太阴和少阴的中间，是两者经气必须经过的地方，所以叫做厥阴。

将一旬的十日用十天干来代表，其与人双手的十条经脉的对应关系是：甲日相对应于左手的手少阳三焦经；己日相对应于右手的手少阳三焦经；乙日相对应于左手的手太阳小肠经；戊日相对应于右手的手太阳小肠经；丙日相应于左手的手阳明大肠经；丁日相应于右手的手阳明大肠经。丙丁在五行之中属火，阳明因此而得名。庚日相对应于右手的手少阴心经；癸日相对应于左手的手少阴心经；辛日相对应于右手的手太阴肺经；壬日相对应于左手的手少阴肺经。

由于人体腰部以下的位置在性质是属于阴的，因此足三阴经为阴中太阴，阴气旺盛，而足三阳经为阴中少阳，阳气微弱。腰部以上的位置在性质上是属于阳的，所以手三阴经为阳中少阴，阴气微弱，手三阳经为阳中太阳，阳气旺盛。

用这个原理来分析五脏的阴阳可以发现，心处在膈上，心脏性质属火，是阳中太阳；肺处于膈上，肺脏性质是属金，是阳中少阳；肝处于膈下，肝脏性质是属木，是阴中少阳；脾处于膈下，脾脏性质是属土，是阴中至阴；肾处于膈下，肾脏性质是属水，是阴中太阴。

黄帝问：如何利用对经脉和月份相应关系的认识来指导治疗呢？

岐伯说：如果正月、二月、三月的时候，人体里面的阳气是偏重在左侧的足三阳经，所以应该要避免施针于左侧的足少阳胆经、足太阳膀胱经和足阳明胃经；如果是四月、五月、六月的时候，人体内的阳气是偏重在右侧的足三阳经，所以应该要避免施针于右侧的足少阳胆经、足太阳膀胱经和足阳明胃经；如果是七月、八月、九月的时候，人体内的阴气是偏重在右侧的足三阴经，所以要避免施针于右侧的足少阴肾经、足太阴脾经和足厥阴肝经；如果是十月、十一月、十二月的时候，人体内的阴气是偏左侧的足三阴经，所以应该要避免施针于左侧的足少阴肾经、足太阴脾经和足厥阴肝经。

黄帝说：以五行的视角来看，方位中的东和天干中的甲乙的属性都是木。木盛于春，对应五色中的青色，五脏中的肝脏。然而从属于肝脏经脉是足厥阴肝经，如今用甲来对应左手的手少阳三焦经，是不符合五行配天干的规律的，为什么会有这种矛盾呢？

岐伯说：您所说的是以四季的次序和五行的属性与天干地支相配合，而先前说的则是以自然界阴阳变化的规律，配合天干地支，来说明十二经脉的阴阳属性，二者并非同一范畴。阴、阳属于抽象的概念，在不同的领域、不同的范畴里，可以指称十种、百种、千种、万种甚至更多种不同的事物，你所说的矛盾，便是这种现象了。

病传第四十二

黄帝说：我向先生学习了九针的疗法，又在自己阅读一些方书的时候，知道治疗方法还有导引行气、按摩、灸、熨、针刺、火针和服药等。请问你在治疗的时候，是只采取这些方法中的一种呢，还是需要各种综合起来使用呢？

岐伯说：这些疗法是根据病人所生的不同的病症采用不同的治疗方法，并不需要在一个人身上全部使用。

黄帝说：这也就是把一套的理论完整地贯彻而没有偏差的话，任何复杂的事物也都能应付自如了吧。现在我已经知道了阴阳理论的关键，虚实的原则，还有由于缺乏调护导致的疾病的原理和各种治愈疾病的方法。我还想知道疾病变化的情况，还有因此导致的脏器衰竭而无法医治的病症，你可以说给我听吗？

岐伯说：这个问题是非常重要的。全面地掌握医学的知识，治疗时就会如同是在白天一般头脑清醒；否则就如同是在黑夜里一般的糊涂懵懂，无法察觉到什么。掌握了医学的知识，在将其应用到实际的治疗过程中，同时对所学习的知识反复推敲，便能将所学的知识融会贯通，使医术达到很高的境界。这些理论，应该要写在竹帛上以传后世，不应该据为私有而只给自己的子孙流传。

黄帝说：什么是"像身处于白天一般的清醒"？

岐伯说：知道了阴阳流变的道理，就如同迷惑的问题得到了明确的解答，又如同在酒醉后恢复清醒一般。

黄帝说：什么是"像身处于黑夜一般糊涂懵懂"？

岐伯说：无法描绘出疾病的感觉，也无法说出病症的外在特征。病人常出现毛发断折、腠理开泄而导致多汗，正气大量溃散于体外，邪气却在体内旺盛而肆行，经血脉四处流窜，直接进入五藏，导致腹痛，精气下泄的症状。疾病发展到这个阶段，已经到了邪盛两虚的绝境，是不治的死症。

黄帝问道：那么，旺盛的邪气侵入五藏会怎么样呢？

岐伯回答说：旺盛的邪气首先侵入内脏就会发生病变，一天之后就会传播到肺脏，三天后就会传播到肝脏，五天后就会传播到脾脏。假如再过三天病情还没有好转的话，患者就会死亡。如果病发在冬季的话，病人就会在夜半时分死；如果病发在夏季的话，病人就会在正午时分死。旺盛的邪气首先侵入肺脏引发疾病，三天之后就会传播到肝脏，再过一天就会传播到脾脏，再过五天就会传播到胃腑。假如再过十天而病情还没有好转的话，患者就会死亡。如果病发在冬季的话，就会在日落时分死；如果病发在夏季的话，就会在日出时分死。旺盛的邪气首先侵入肝脏引发疾病，三天之后就会传播到脾脏，再过五天就会传播到胃腑，再过三天就会传播到肾脏。假如再过三天而病情还没有好转的话，患者就会死亡。如果病发在冬季的话，病人就会在日落时分死；如果病发在夏季的话，病人就会在清早进餐的时候死。旺盛的邪气首先侵入脾脏引发疾病，一天之后就会传播到胃腑，再过两天就会传播到肾脏，再过三天就会传播到膀胱。假如再过十天而病情还没有好转的话，患者就会死亡。如果病发在冬季的时候，病人就会在夜静人寝时分死；如果病发在夏季的话，病人就会在傍晚进餐时分死。旺盛的邪气首先侵入胃脏引发疾病，五天之后就会传播到肾脏，再过三天就会传播到膀胱，再过五天就会向上运行传播到心脏。假如再过两天而病情还没有好转的话，患者就会死亡。如果病发在冬季的话，病人就会在夜半时分死；如果病发在夏季的话，病人就会在午后死。旺盛的邪气首先侵入肾脏引发疾病，三天之后就会传播到膀胱，再过三天就会向上运行传播到心脏，再过三天就会传播到小肠。假如再过三天而病情还没有好转的话，患者就会死亡。如果在病发冬季的话，病人就会在天色大亮时分死；如果病发在夏季的话，病人就会在黄昏时分死。旺盛的邪气首先侵入膀胱引发疾病，五天之后就会传播到肾脏，再过一天就会传播到小肠，再过一天又会传播到心脏。假如再过两天而病情还没有好转的话，患者就会死亡。如果病发在冬季的话，病人就会在鸡叫的时候死；如果病发在夏季的时候，病人就会在午后的时候死。这些疾病在脏器之间的传播，都有一定的顺序，因此只要病症像这样发展，病人便存在固定的死亡时间，普通情况下是无法通过施针治疗来治愈的。只有当疾病在脏器间的传播，间隔至少一到四个脏器的时候，才能通过施针治疗而痊愈。

淫邪发梦第四十三

黄帝问：我想知道各种病邪是怎么样在体内流散蔓延的。

岐伯回答：邪气从外面侵袭到体内，并不固定在某一处，却向内侵犯脏腑，而且与营气、卫气一起在体内流行，扰动魂魄而使其无法安守，所以导致病人睡眠无法安稳而多梦。如果邪气侵入到五脏的话，便会使人体内阴过盛，外阳不足；如果邪气侵入到六腑的话，便会使人体外阳过盛，内阴不足。

黄帝问道：阴阳之气的过盛或不足，有症状表现出来吗？

岐伯回答说：假如病人的阴寒之气比较旺盛的话，就会梦见过大河而心里觉得恐惧；阳热之气比较旺盛的话，就会梦见烈火熊熊燃烧；阴阳二气都很旺盛的话，就会梦见相互搏杀。假如病人上半身的邪气旺盛的话，就会梦到自己在空中飞翔；假如病人的下半身邪气比较旺盛的话，就会梦到自己往下坠落。假如病人太过饥饿的话，就会梦到自己向人求取东西；假如病人太过饱胀的话，就会梦到自己施与他人。假如病人肝气很旺盛的话，就会梦到自己愤怒；假如病人的肺气很旺盛的话，就会梦到自己恐惧、哭泣、飞腾；假如病人的心气很旺盛的话，就会梦到自己嬉笑不已，或是恐惧畏怯；假如病人的脾气旺盛的话，就会梦到自己唱歌享乐，或者身体沉重而无法动作；假如病人的肾气旺盛的话，就会梦到自己腰脊相离不接。对于所有这些气盛的病症，以针刺泻法进行治疗都可以很快痊愈。

如果邪气侵犯到心脏的话，就会梦到山火烈烈；如果邪气侵犯到肺脏的话，就会梦到飞扬腾越，或是梦到金铁制成的奇怪的东西；如果邪气侵犯到肝脏的话，就会梦到山林树木；如果邪气侵犯到脾脏的话，就会梦到丘陵大泽或被风雨损坏的房屋；如果邪气侵犯到肾脏的话，就会梦到自己身临深渊，或是沉没在水里；如果邪气侵犯到膀胱的话，就会梦到自己游荡到各处；如果邪气侵犯到胃的话，就会梦到食物和饮水；如果邪气侵犯到大肠的话，就会梦到广阔的田野；如果邪气侵犯到小肠的话，就会梦到聚会于城市或交通要道；如果邪气侵犯到胆的话，就会梦到自己和别人争斗诉讼，或者是自杀；如果邪气侵犯到生殖器的话，就会在梦里面性交；

如果邪气侵犯到颈部的话，就会梦到自己被斩首；如果邪气侵犯到小腿的话，就会梦到自己行走或是无法前进，或者是看到自己被困在窖苑里面；如果邪气侵犯到大腿的话，就会梦到行跪拜的礼节；如果邪气侵犯到尿道和直肠的话，就会梦到自己大小便。对于所有这些因正气不足、邪气侵体造成的病症，也是可以通过针刺泻法就可以很快治愈的。

顺气一日分为四时第四十四

黄帝说：人所有的疾病，都因为燥湿、寒暑、风、雨等外界环境的侵袭，以及情绪波动、饮食失调、起居缺乏规律乃至性生活不加节制造成的。邪气侵入以后人体就会出现各种病态，祸及内脏所导致的不同的疾病，我已经知道这些情况了。很多病人都在早晨的时候病情减轻而显得神志清爽，正午的时候最为平稳，傍晚病势就会渐渐加重，深夜的时候病势最厉害，这是为什么呢？

岐伯说：这是由清晨、正午、傍晚、深夜人体内阳气的盛衰变化导致的。

黄帝说：我希望能了解这四个时间段里人体阳气的变化。

岐伯说：气候变化的规律：春天是阳气生发的时候，夏天是阳气最隆盛的时候，秋天是阳气收敛的时候，冬天是阳气闭藏的时候，人体的阳气变化也有与之相仿的变化规律。具体到一天来说，早晨的时候就如同春天，中午的时候就如同夏天，傍晚的时候就如同秋天，深夜的时候就如同冬天。人体在早晨的时候是阳气开始复萌，邪气出现衰退，因此清晨时病情会有所好转；中午的时候人的阳气开始逐渐旺盛，到达一天中最盛的阶段，正气能够战胜邪气，因此中午的时候病情最为平稳；傍晚的时候人的阳气开始衰退，邪气就会渐渐嚣张，因此傍晚的时候病情就会恶化；深夜的时候人的阳气都归聚于内脏之内，只有邪气在躯体中肆行，因此深夜的时候病情最为严重。

黄帝说：有时病情的变化会出现与这些规律不符的情况，这是什么道理呢？

岐伯说：这是因为有些疾病与人体阳气的变化关系不大，而主要是由内脏的状态变化来决定的，这种类型的疾病自然会在发病脏器的五行属性被时日所属的五行属性克制的时候就病情加重，在发病脏器的五行属性能克制时日的五行属性的时候病情就会减轻。

黄帝说：如何对这类疾病进行治疗呢？

岐伯说：深入了解日时与病情相应的规律，选取适宜的日时，采用正确的措施，疾病就能治好。可以这样做的医生才称得上是医术高明的医生，而违背这个规律的医生就是庸医了。

黄帝说：您说得很好。我还听说针刺疗法中有"五变"，是针对五种不同的病症，分别用五腧穴——井、荥、输、经、合作为施针的主要穴位来进行治疗。希望听你加以讲解。

岐伯回答：人体的五藏每一个都有色、时、音、味、日五种变化，各与井、荥、输、经、合五腧穴之一相对应，因为五藏共有二十五个腧穴，分别对应春、夏、长夏、秋、冬五季。

黄帝说道：那么，我希望你能讲解这五种变化。

岐伯回答：肝脏是性质属阳，主五色中的青、五季中的春、五音中的角、五味中的酸和十日中的甲、乙日；心脏性质属阳，主五色中的赤、五季中的夏、五音中的徵、五味中的苦和十日中的丙、丁日；脾脏性质属阴，主五色中的黄、五季中的长夏，五音中的宫、五味中的甘、十日中的戊、己日；肺脏性质属阴，主五色中的白、五季中的秋、五音中的商、五味中的辛、十日中的庚、辛日；肾脏性质属阴，主五色中的黑、五季中的冬、五音中的羽、五味中的咸、十日中的壬、癸日。这就是我所说的五藏的五种变化。

黄帝问道：如何依据这五种变化来选择相应的五腧穴呢？

岐伯回答说：五藏是相应于冬的，所以应该施针于井穴；五色是相应于春的，所以应该施针于荥穴；五时是相应于夏的，所以应该施针于腧穴；五音是相应于长夏的，所以应该施针于经穴；五味是相应于秋气的，所以应该施针于合穴。这就是我所说的针对五藏的变化所应针刺的五腧穴。

黄帝问：原来如此。那么在井、荥、输、经、合这五腧穴之外的六腑的原穴，又是如何与五时相对应的呢？

岐伯回答说：原穴并不独立地与五时相应，是同经穴的规律相一致相合于五时。所以说六腑各有井、荥、输、原、经、合，共三十六个腧穴。

黄帝问：什么叫做五藏相应于冬、五色相应于春、五时相应于夏、五音相应于长夏、五味相应于秋呢？希望听你解释一下。

岐伯回答：治疗发于脏器的疾病，应该施针于井穴来治疗；治疗伴有脸色变化症状的疾病，应该施针于荥穴来治疗；治疗忽轻忽重的疾病，应该施针于腧穴来治疗；治疗伴有声音变化症状的疾病，应该施针于经穴来治疗；治疗经脉盛满而存在淤血、胃脏病变，或由于饮食不节制而引发的疾病，那么应该施针于合穴来治疗，所以才说五味相应于秋，故针刺合穴。此即是"五变"的各种表现和针刺五腧穴的原则。

外揣第四十五

　　黄帝说：我听你传授了这九篇关于九针的文章，亲自感受到了这一理论的玄妙之处，也颇有一些心得体会。我认为九针层次繁复的思想是统一在一个核心理论体系里面的，但我还未能找到其所在。九针的道理，将相关的全部事物都涵盖其中，又与所有具体的细节都有所涉及，究其深奥，无上高妙不会呆滞的局限于某一种形式，与自然界和人类社会的变化相联系。我想把这复杂得就像牛毛一样的论述归纳一个核心的要领，不知道是否可行？

　　岐伯说：能够提出这个问题，说明您对这个问题已经认识得很透彻了啊！不仅施针的道理是这样，治理国家，也应该要这样。

　　黄帝说：我想听你谈一谈施针的道理，并不是治国之道。

　　岐伯说：无论是治国还是针刺之道，都是需要法则和规律的。如果在治理国家的时候没有法则的话，如何能把各种大、小、深、浅的复杂事物统一在一起呢？

　　黄帝说：我希望听您把这个道理完整地说一下。

　　岐伯回答：世间的事物是普遍联系着的，这就像是太阳和月亮、清水和铜镜、鼓槌和回声的情况一样。太阳和月亮光辉照耀下，万物都会出现它们各自的影子；清水和铜镜能够映照出物象，不会偏离其本体的形态；鼓槌落下，鼓声一定会相应地响起来。由此看来，一旦某种事物有了变动，某种现象就会相应发生，本质和表现的联系存在着可以为人所察觉的规律。掌握这些规律，针刺的理论就显而易见了。

　　黄帝说：这个道理真是深奥啊！它所展现出的智慧的光辉是无法遮蔽的。之所以不会被蒙蔽，是由于它始终围绕着阴阳运行的规律！将各种临床治疗中获得的经验进行归纳、总结，然后再将这些结论运用回切诊中加以检验，通过这种方式获得理论，就像是清水明镜清晰地现出人们的面容一般，不会与实际情况出现有所偏差。病人声音迟滞不清晰、脸色晦暗没有光泽，便是脏器罹患了疾病在外部的表现。这种人体阴阳内外相互影响，使得外资表现出的病症可以反映出内在发生疾病的情

x

况，就如同鼓会随着鼓槌的敲打而发出声音、回声会随着原声的发出而应和、影子会随着身体的出现而出现的道理一般。因此从外部来说，可以通过观察外在的症状来获知内脏的病变；从内部来说，可以通过体察内脏的状态推测外在的症状。这一道理是辨析阴阳之道的最高境界，也是囊括天地万物的总纲。请让我把它藏在灵兰之室，以免它散失了！

五变第四十六

黄帝问少俞：我听说所有疾病的最初阶段，都是风雨寒暑的邪气顺着皮毛侵入到腠理。然而邪气进入腠理之后，或是被排出体外，或是在里面停留，留在体内的邪气有的形成风肿、汗多的风水病，有的形成了消瘅，有的引发成寒热病，有的形成了长久难治愈的痹症，有的只是积聚在体内，暂时并不发作。同样是邪气引起，可能的结果却数之不尽，请你说说这里面的缘故。此外，有些人是同时得病，但是所患的病症却不尽相同，这难道是由于自然界为不同人生化了不同的邪气吗？多么奇怪啊！

少俞说：自然界的邪气，对每一个人而言都是一样的，并不会因人而异。只有被邪气侵犯的人才会发生疾病，能够躲避邪气的人就不会发生危险。疾病的发生，不是自然界的邪气有意侵袭人体，而是人不能躲避而被邪气所侵。

黄帝问道：那么在同时被邪气侵袭，同时发生病变，但是他们的病情却是不一样。这是为什么呢？

少俞回答：您这个问题问得很好！请允许我用匠人作比喻来说明这个问题。匠人们磨刀砍树的时候，常常会发现树木的向阳面的材质比背阳面的材质坚实，刀斧无法砍入坚硬的向阳一面，而松脆的背阳一面树皮质地松脆，容易砍伐。在树干分叉长结的地方更加坚硬，甚至会使得刀斧残缺。同一棵树木上，木质的坚硬与松脆还不一样，既有坚硬难以砍动的部位，也有松脆易伤的部位，更何况树木品种会不一样，树皮的厚薄当然也会不一样，汁液的多少有所差异也是必然的。开花抽芽较早的树木，如果碰到春天的霜和风，就会花朵零落，叶片枯萎；质地疏松、皮层较薄的树木，遭受持续的暴晒或者大旱，枝条就会干枯、树叶就会萎黄；树皮薄、汁液多的树种，在长期的阴雨之下，树皮就会溃烂和汁液就会渗出；木质刚硬而脆的树种，很容易就会被狂风牵动树根，就会出现枝干折伤；这五种树木，尚且因为自身体质的不同，在不同的天气条件下受到不同的损伤，更何况是人了！

黄帝问道：那么，人体和树木的这些情况有什么相通之处呢？

少俞回答：树木受到损害，都在枝杈上。刚强的枝杈松脆。所以有些人生病较多，也是因为他的骨节、皮肤、腠理不够坚固，邪气就从这些部位进入人体，所以就常常患病。

黄帝问：如何分辨那些易于感染上发汗不止的风厥病的人呢？

少俞回答：肌肉不够坚实，腠理疏松不密，就经常患风厥而出汗不止的病。

黄帝问：那么，医生是以什么作为依据来诊测病人的肌肉的坚实与否的呢？

少俞回答说：聚结的肌肉不够坚实，并且皮肤纹理不清晰，或者就算有纹理也是粗糙的纹理。质地也不够紧密的人，他的腠理也会很疏松。这就是判断病人肌肉的坚实与否的依据。

黄帝问：如何分辨那些易于感染上消渴病的人呢？

少俞回答：五藏不强健的，就会经常得消渴病。

黄帝问：那么，医生以什么作为依据来诊察病人的五藏是否强健呢？

少俞回答：五藏不够强健的人，一定是脾性刚暴强悍的性格。他们常常会愤怒，并对不够强健的五藏造成伤害。

黄帝问：那么，如何分辨那些五藏不够强健而性格刚烈的人呢？

少俞回答：这些人的皮肤比较薄，眼神锐利并且眼窝深陷，眉毛长而直扬，性格刚烈，所以常常发怒。发怒的话，气就会向上冲逆，在胸中郁积，导致血气逆乱而在内滞留，使得皮肤肌肉出现胀满，血脉运行受到阻碍，从而郁积生热，消耗肌肉和皮肤里的津液，从而引发了消渴病。这就是那些性格刚烈而肌肉瘦弱的人的情形。

黄帝问：如何分辨经常患有寒热病症的病人呢？

少俞回答：假如病人的骨骼非常细小，肌肉很柔弱，就会经常发生寒热病症。

黄帝问：医生依据什么来判断病人骨骼大小的情况和肌肉的坚柔和气色的情况的呢？

少俞回答：颧骨是全身骨骼的标杆。颧骨比较粗大的人，他全身上下的骨骼都会很粗大；颧骨是比较低小的人，那么他全身上下的骨骼都会很细小。并且这些人的皮肤比较脆薄，全身上下的肌肉没有丰隆突起的地方，臂膊也显得比较软弱无力，地阁处暗淡无光，与天庭有明显的区别，在所有部位中显得暗淡，这就是肌肉瘦弱、气色不一的表现。此外，双臂肌肉瘦弱的人，精髓里的阴精一定是衰少不足的，因此会常患寒热病症。

黄帝问：医生如何分辨那些易于患痹证的病人呢？

少俞回答：肌肉不够坚实，皮肤纹理粗糙的人就会经常得痹证。

黄帝问：那么，痹病发作于身体的什么部位，是否存在一定的规律？

少俞回答：如果医生想要知道痹病发作于身体的什么部位，就一定要审视各个部位，较虚弱的部位易于染上痹病。

黄帝问：医生如何分辨那些肠子易于染上积聚病症的人呢？

少俞回答：皮肤显得菲薄而不够润泽，肌肉不结实却湿润的人，肠胃功能一定是比较差的，邪气容易留止在里面，从而引发脾胃等脏器的积聚病。再加上如果饮食不按常度的话，外邪进一步侵害脾胃，在肠里面蓄积滞留更甚，从而导致发生严重的积聚病症。

黄帝问：我听您讲述了这些病症的症状，已经掌握了通过外在表现推断疾病的方法。我还想知道一些疾病与时令的关系。

少俞答道：首先要知道当年的天干地支，然后据此推算客气加临于主气的时序顺逆。客气高于主气时，病人的病就会好转；主气高于客气时，病人的病情就会恶化。此外，有的时候尽管并不处于主气高于客气的状态下，但是因为年运的影响，也会引发病症。这是由人的形体、气质类型和年运五行属性的生克关系所决定的，是五变的规律。

本脏第四十七

　　黄帝问岐伯：人体的血、气、精、神，是为人体提供能量，维持人体生活活动的物质。卫气的作用是充盈皮肤和滋润腠理以及控制汗孔的开合；经脉流行血气向各个脏器、器官、骨骼个韧带输布营养；人的意志，是用来统驭精神，收摄魂魄来适应气候寒温变化和调节情绪、调节人体的生理活动。

　　血液调和，就能够在经脉中正常运行，遍布周身而营养身体的内外，从而保持筋骨强劲有力，关节滑利自如。卫气和顺，就能使得肌肉得到滑润，皮肤呈现得比较柔和润泽，腠理紧密；人的意志比较专注的话，那么人的精神就会比较集中，思维显得比较敏捷，魂魄就会安定，并不会产生懊悔愤怒的情绪变化，五脏因此得以避免邪气的侵害；饮食的冷热变化平稳，六腑就能正常地消化食物，供给营养，保持经脉的通畅，让风病、痹病等无法产生，使得肢体关节比较灵活。人体正常的生理状态就是上面所说的情况。

　　五脏是贮藏着精、神、气、血和魂魄的器官，六腑能够传化水谷然后输送由此所得的津液的器官。是先天赋予了它们这些功能，这个是无关乎人的愚笨、聪明、贤能、浅薄而有所增益或是缺失。但是有些人可以享尽天年，邪气无法侵扰，老但是没有显得衰弱，就算是风雨、骤寒暴暑，也不可以令其染病；有些人尽管足不出户，也没有被忧伤、惊恐的刺激，但是还是不能避免生病，这是什么道理呢？我想听你说说看？

　　岐伯回答：您的问题问得真是高深啊！五脏的状态是受到自然界和阴阳运转的影响，与四时和五季的流转相应和。在不同的个体里面，五脏会有体形大小的不同、位置高低的不同、质地坚脆的不同还有端正偏斜的不同，六腑也会有体形大小、长短、管壁厚薄、走向曲直还有弛缓紧急的差异，上面所说的这二十五种个体的差异，有些对人体有利，有些对人体不利，有些有好处，有些有害处，请让我解释其中的原委。

　　心脏体形比较小的，心气就容易在里面安守，不易为邪气所害，但比较容易因为忧患而导致内伤；心脏的体形比较大的，不易为忧虑所伤，但容易被外邪侵入而损伤；心脏位置比较高的话，心脏就会挤压肺脏，会使人心中烦闷，并且比较健忘，遇到事也不易用语言来开导他；心脏的位置比较低的话，心阳容易外散，总是很容易被寒邪损害，也容易被语言惊吓到；心脏质地比较坚实的话，心阳就会安定，神气稳固；心脏的质地比较松脆的话，心脏就会容易被消瘅等热病所侵；心脏比较端正的话，那么里面的气血就会呈现调和和流畅，邪气也就不容易对其造成伤害；心脏位置比较斜的话，神气就会外散，使人操持不一，缺乏主见。

肺脏的体形比较小的话，饮水一般会比较少，不会被喘息病所侵；肺脏的体形比较大的话，饮水一般会比较多，容易得胸痹、喉痹和气急上逆之类的病证；肺脏的位置比较高的话，就容易出现气急上逆，造成抬肩喘息、咳嗽；肺脏的位置比较低的话，就会因与贲门的距离过近而气血不畅，所以容易发生胁下疼痛之类的疾病；肺脏的质地比较坚实的话，那么里面的精气就能固守住，所以不会得咳嗽、气急上逆之类的疾病；肺脏的质地比较松脆的话，就会因气机不宣而引起化热，所以常会得消瘅之类的病证；肺脏位置比较端正的话，那么里面的气血就会和调而流畅，难以被邪气所伤害了；肺脏比较斜的话，那么就会得胸部偏痛之类的疾病。

肝脏的体形比较小的话，那么里面所藏的气血就会呈现安宁和调，并且不会发生胁下病痛的疾病；肝脏的体形比较大的话，向下就会压迫到胃腑和食道，引发饮食不入的膈中症以及胁下疼痛；肝脏的位置比较高的话，会上支隔膜，紧贴胁壁，引起息贲疾病；肝脏的位置比较低的话，向下就会压迫到胃腑，但是胁下却是空虚不实的，容易被邪气侵害；肝脏质地比较坚实的话，那么里面所藏的气血就会比较安宁和调，难以被邪气伤害；肝脏的质地比较松脆的话，容易得消瘅之类的病证；肝脏位置比较端正的话，那么里面的气血就会比较和调并且流畅，难以被邪气伤害；肝脏位置比较斜的话，那么就会患胁下疼痛之类的疾病。

脾脏的体形比较小的话，那么里面所藏的气血就会比较安宁而和调，难以被邪气伤害；脾脏的体形比较大的话，就会在充塞胁下的空软处，使人疼痛，导致无法快步行走；脾脏的位置比较高的话，就会患有胁下虚软的地方牵扯到胁下的小肋骨疼痛；脾脏的位置比较低的话，向下就会压迫到大肠，脾脏的质地比较坚实的话，那么里面所藏的气血就会显得比较安宁和调，难以被邪气伤害；脾脏的质地比较松脆的话，容易患消瘅之类的疾病；脾脏位置比较端正的话，那么里面的气血就会显得和调并且流畅，难以被邪气伤害；假如某人的脾脏位置比较斜的话，就总是容易患满胀之类的疾病。

肾脏的体形比较小的话，那么里面所藏的精气就会比较安宁而和调，难以被邪气伤害；肾脏的体形比较大的话，就总是会患腰部疼痛的疾病，使人无法俯仰屈伸，而且易于被外邪所伤；肾脏的位置比较高的话，就会出现脊背部作痛，亦使人无法俯仰屈伸；容易患腰部和尾骶部疼痛的疾病，同样使人无法俯仰屈伸，容易形成狐疝之类的疾病；肾脏的质地比较坚实的话，就不会发生腰背疼痛之类的疾病；肾脏的质地比较松脆的话，就会总是发生消瘅之类的疾病；肾脏位置比较端正的话，那么里面的气血就会显得比较和调并且流畅，难以被邪气伤害；肾脏位置比较斜的话，就会出现腰部和尾骶部作痛之类的疾病。以上所说的这二十五种五脏先天的条件引起的病症，是人体经常发生的病症。

黄帝问：如何才能查知五脏的这些先天条件呢？

岐伯回答：某人肤色比较赤并且纹理致密，这就说明这个人的心脏比较小；某人的皮肤纹理比较粗疏的话，这就说明这个人的心脏比较大；某人的胸骨剑突隐明显的话，这就说明这个人的心脏位置比较高；假如某人的胸骨剑突短小，有鸡胸现象，这就说明这个人的心脏位置比较低；某人的胸骨较剑突较长的话，这就说明这个人的心脏比较坚实；某人的胸骨剑突较小并且比较薄弱的话，这就说明这个人的心脏质壁比较松脆；某人的胸骨剑突直向下方并且没有突起的话，这就说明这个人的心脏位置比较端正；某人的胸骨显得剑突并且偏向一侧，这就说明这个人的心脏位置比较斜。

某人的肤色显得比较白并且纹理致密的话，这就说明这个人的肺脏比较小；某人的皮肤纹理比较粗疏的话，这就说明这个人的肺脏比较大；某人的两肩显得比较宽厚，胸膺比较高起，喉部比较内陷的话，这就说明这个人的肺脏位置比较高；某人的两腋比较紧敛，两胁比较开张的话，这就说明这个人的肺脏位置比较低；某人的肩背宽厚的话，这就说明这个人的肺脏比较坚实；某人的肩背显得较薄，这就说明这个人的肺脏比较松脆；某人的胸背显得比较宽厚的话，这就说明这个人的肺脏位置比较端正；某人的胁部一侧比较低的话，这就说明这个人的肺脏位置比较斜。

某人的肤色比较青并且纹理比较密的话，这就说明这个人的肝脏比较小；某人的皮肤纹理粗疏的话，这就说明这个人的肝脏比较大；某人的胸廓显得比较宽厚，胁骨显得比较高突的话，这就说明这个人的肝脏位置比较高；某人的两胁窄小，扁骨不明显的话，这就说明这个人的肝脏位置比较低；某人的胸胁健美的话，这就说明这个人的肝脏比较坚实；某人的胁骨显得比较细弱的话，这就说明这个人的肝脏比较松脆；某人的胸腹健美并且相互称应的话，这就说明这个人的肝脏位置比较端正；某人的胁骨一侧比较高的话，这就说明这个人的肝脏位置比较斜。

某人的肤色比较黄并且纹理比较密的话，这就说明这个人的脾脏比较小；某人的皮肤纹理比较粗疏的话，这就说明这个人的脾脏比较大；某人的嘴唇上翻的话，这就说明这个人的脾脏位置比较高；某人的嘴唇下垂的话，这就说明这个人的脾脏位置比较低；假如某人嘴唇比较充实的话，这就说明这个人的脾脏比较坚实；某人的嘴唇虽厚却不实的话，这就说明这个人的脾脏比较松脆；某人的嘴唇充实且上下相称的话，这就说明这个人的脾脏位置比较端正；假如某人的嘴唇偏斜耸起的话，这就说明这个人的脾脏位置比较斜。

某人的肤色比较黑并且纹理比较密的话，这就说明这个人的肾脏比较小；某人的皮肤纹理比较粗疏的话，这就说明这个人的肾脏比较大；某人的两耳比较高的话，这就说明这个人的肾脏位置比较高；某人的两耳后侧比较低陷的话，这就说明这个人的肾脏位置比较低；某人的两耳比较坚挺的话，这就说明这个人的肾脏比较坚实；某人的两耳皮肉较薄并且不坚实的话，这就说明这个人的肾脏比较松脆；某人的两耳肥厚，长在下颌骨前面的话，这就说明这个人的肾脏位置比较端正；假如某人两耳不等高的话，这就说明肾这个人的脏位置比较斜。

先天存在这种情况的人，只要加以良好的持护，便可以保持健康，但若调理不善，以致五脏有所损伤，便会罹患疾病了。

黄帝说：您说得很好，但我问的问题不是这个。我希望听你解释的是为什么有些人能够颐养天年，就算他有非常深重的忧虑和非常恐怖的惊惧，也还是不能使得他的正气受到损伤，就算气候冷热巨变，也不能使得他的身体受到侵害；而有些人即使足不出户，心里面没有忧虑恐惧等情志因素的困扰，但还是无法免于被病患所侵害。这是什么缘故呢？希望听你加以解释。

岐伯回答：五脏六腑正是邪气滞留的地方，请允许我解释其根源吧。五脏都比较小的人，就会很少因为外邪的入侵而生病，但心中总是很忧急，忧愁多；五脏都比较大的人，行止速度比较迟缓，但不易受忧愁的困扰。五脏位置都比较高的人，举动往往好高骛远；五脏位置都比较低的人，性格怯弱，安于他人之下；五脏都比较坚实的人，那么他就很少生病；五脏都比较松脆的人，那么他就经常生病；五脏位置都比较端正的人，性情平和，善于与人交往；五脏位置都比较斜的人，心术比较邪恶，常图谋不轨，讲话比较反复无常，不能以常人的标准来评价。

黄帝问：我想知道六腑与其他组织的对应关系。

岐伯回答：肺脏对应大肠，而大肠相应于皮肤；心脏对应小肠，而小肠相应于脉络；肝脏对应胆，而胆相应于筋膜；脾脏对应胃，而胃相应于肌肉；肾脏是对应三焦、膀胱，而三焦、膀胱相应于腠理、毫毛。

黄帝问：它们之间的对应关系是如何表现的呢？

岐伯回答：肺脏对应皮肤。皮肤比较厚的人，那么这个人的大肠就比较厚；皮肤比较薄的人，那么这个人的大肠就比较薄；皮肤比较松弛、腹部隆起的人，那么这个人的大肠就会比较粗大并且较长；皮肤比较绷紧的人，那么这个人的大肠就会比较紧急并且短缩；皮肤比较光滑的人，那么这个人的大肠就会比较舒直而畅；皮肤干枯的人，那么这个人的大肠就会比较涩结。

心脏对应脉络。皮肤比较厚的人，那么这个人的脉管和小肠也比较厚；皮肤比较薄的人，那么这个人的脉管和小城也比较薄；皮肤比较松弛的人，那么这个人的脉络就会比较弛缓，小肠就会比较粗大并且较长；皮肤比较薄并且脉络比较细小的人，那么这个人的小肠就比较细并且短缩；各条阳经多呈屈曲状地人，那么这个人的小肠就会比较涩结。

脾脏对应肌肉，肌肉的突起处粗而坚实的人，那么这个人的胃壁的肌肉就比较厚；肌肉突起处细而瘦弱的人，肌肉突起的地方不相称应于身体的人，那么这个人的胃的位置就会比较低，胃下口的收束不灵活；肌肉突起的地方不够坚实的人，那么这个人的胃腑就会比较弛缓没有力气；肌肉突起的地方没有累累相连的较小突起的话，那么这个人的胃腑就会比较拘急紧张；肌肉突起的地方多有累累相连的较小突起的话，那么这个人的胃腑就会涩结，胃上口的收束不明显。

肝脏对应指甲，指甲厚实并且色黄的人，那么这个人的胆壁就比较厚；指甲比较菲薄并且色红的话，那么这个人的胆壁就比较薄；指甲比较坚实并且色青的人，那么这个人的胆腑就会比较拘急；指甲比较柔弱并且色赤的人，那么这个人的胆腑就会比较弛缓；指甲平直色白并且没有纹理的人，那么这个人的胆腑就会比较通畅；指甲畸形色黑并且多有纹理的人，那么这个人的胆腑就会涩结。

肾对应骨骼。皮肤纹理比较密而皮肤厚实的人，那么他的三焦和膀胱都会比较厚实；皮肤纹理比较粗而皮肤薄弱的人，那么这个人的三焦和膀胱都薄弱。皮肤纹理比较疏松的人，那么这个人的三焦和膀胱都会比较弛缓；皮肤紧张并且没有毫毛的人，那么这个人的三焦和膀胱都会比较紧敛。毫毛粗壮丰润的人，那么这个人的三焦和膀胱的气就会比较舒畅；毫毛比较稀疏的人，那么这个人的三焦和膀胱的气都会比较涩结。

黄帝说：脏腑的厚薄、好坏都在人体的外部形态上有所表现，我想听你说下脏器的疾病。

岐伯回答：通过诊察脏器所对应的体表上的器官的外部形态，就可以知道内在的脏器的情况，进而了解脏器所发生的疾病了。

禁服第四十八

雷公问黄帝：我接受了你传授的《九针》六十篇文章的原理之后，每天都从早到晚地勤奋学习，目前所看的部分，竹简上的皮条都断了，之前看的竹简上也已经蒙上灰尘，但是还是不停地阅读和背诵。尽管这样，我还是无法掌握这里面的精义。《外揣》篇里面写到，将繁复散乱的问题归结为一体，我不明白这话是对什么来讲的。既然九针的道理已经大到不能再大，细到不能再细了，其精细、高深已经到了不能计量的程度，这样广博、精微、深奥的内容，如何把它归纳和总结呢？要知道人们的聪明才智，有厚薄的差异，有的人智慧过人，心思缜密，也有的人见识浅薄，无法领会它高深的道理，又无法如我这般刻苦努力地学习。我担心这样长期下去的话，九针这门学术的内容便会失散，后代的子孙也就无法世代地继承下来了，所以我想请教您，怎样对它进行概括呢？

黄帝说：你这个问题题得很好！先师再三告诫的也是这样，不可随意教授他人，一定要经过了割臂歃血的盟誓才能把它传授。如果你想得到它的话，为什么你不至诚地进行斋戒呢？

雷公立即拜了两拜，起身说：请让我依照您的教诲去做。

雷公就独宿斋戒了三天，然后请求黄帝：今天正午的时候，我愿意结盟立誓。

黄帝于是和雷公一同走进斋室，进行割臂歃血的仪式，黄帝亲自祷告说：今天正午时分，我们两个歃血为盟、立下誓言，教授医学要旨，以后如果有人违背今日的誓言，一定要到祸殃。

雷公拜了两拜，起身说：我接受盟誓。

黄帝左手握着雷公的手，右手把书交到他的手上，嘱咐着说：你务必要小心谨慎啊！现在我将其中的道理传授给你，只要是施针的道理，都是以掌握经脉的理论作为基础的，利用经脉运行的规律，了解经脉分布的尺度情况和其中的气血量，针刺的时候，在内要会诊察五脏的顺序，在外要可以诊察六腑的功用，同时还要掌握卫气的变化情况，作为医治各种病症的根本，对病变的虚实情况来予以调理，病症若在血络，使用刺络放血，令恶血、邪气全部排掉，病症就会消失。

雷公说：我已经知道了您所说的这些道理，我只是不明白怎样将其归结在一起掌握其要旨。

黄帝说：要说归结医学理论的方法，就如同捆扎袋子一般，如果袋子都已经装满了却不绑扎住口袋，袋里面的东西就会向外散落出来；学习医学理论后不对其进行归结，便无法把握其精神而活学活用。

雷公问：我就想做个下等才识的人，未完全掌握便进行归结，又会如何？

黄帝回答：尚未完全掌握医学理论及方法便进行归结的人，那也只能成为普通的医生，无法成为天下医生的师表。

雷公说：我想知道做个普通的医生应当掌握的道理。

黄帝说：诊察寸口脉的脉象可以知道五脏的情况，诊察颈部的人迎脉可以知道六腑的情况，寸口脉和人迎脉是相称应，同往来的，它们的扩张和收缩如牵拉一根绳般一致。春夏两季的话，人迎脉就会稍微旺盛一点，秋冬两季的话，寸口脉像就会稍微旺盛一点。呈上述脉象的，便是身体健康、没有疾病的人。

人迎脉象比寸口的脉象还要旺盛一倍，是足少阳经有病；旺盛一倍而躁动不均的，就是在手少阳经有病变；人迎脉象比寸口的脉象还要旺盛两倍，就是在足太阳经有病变；人迎的脉象比寸口的脉象还要旺盛两倍而躁动不均的，就是在手太阳经这个地方有病变；人迎脉象比寸口的脉象还要旺盛三倍，就是在足阳明经这个地方有病变；人迎的脉象比寸口的脉象还要旺盛三倍而躁动不均的，就是在手阳明经这个地方有病变。

人迎脉盛大为热，虚为寒，紧为痛痹，代则表明病时轻时重。人迎的脉象比较旺盛的，

就要使用泻法；人迎的脉象比较虚弱的，就要使用补法；脉紧痛痹，就应该施针于分肉之间的穴位；脉代则是血络有病，就要施针于络脉放其恶血，而且要使病人服药；若脉陷下不起，就要使用灸法；脉象既不旺盛也不虚弱的话，则依据发病的经脉，采取相应的医治方法，就是所说的经刺。人迎的脉象比寸口的脉象还要旺盛四倍，并且搏动的速度很快的话，则表明阳气外溢，叫做溢阳。溢阳是阳气被阴气格拒在外的表现，是不治的死证。除了上述情况外，还务必要仔细察看病症的始末，掌握疾病性质的寒热，用以分辨出五脏六腑具体病理变化。

寸口的脉象比人迎的脉象还要大一倍，就是在足厥阴经有病；盛大了一倍并且还显得躁疾的话，就是在手厥阴经有病；寸口脉象比人迎的脉象还要大两倍，那么就是在足少阴经有病；盛大了两倍并且还表现得躁疾的话，那么就是在手少阴经有病；寸口的脉象比人迎的脉象还要大三倍，那么就是在足太阴经有病；盛大了三倍并且还显得躁疾的话，那么就是在手太阴经有病。

寸口脉主阴，若脉象显得盛大，就会出现胀满、寒滞中焦、食不消化等疾病；寸口的脉象显得比较虚弱的话，就表明阴气不足而化生内热，会有热盛中焦、少气、小便颜色异常的现象；脉象紧是痛痹，代则表明病症忽轻忽重。寸口脉象旺盛的话就使用泻法，虚弱的话就使用补法，脉象比较紧的话就先施针然后再使灸法，脉象显得比较代的话，就是血络有病，就先施针于血络来泄去邪血，然后用药物加以调治。脉象虚陷不起的话，则仅能用灸法来进行治疗。寸口脉象是虚陷不起，表明经脉里面有血行凝结，并有淤血在经脉里，这是由于血脉里有寒邪，所以比较适合用灸法来通阳散寒。脉象不旺盛也不虚弱的，则依据发病的经脉，采用相应的医治方法。寸口的脉象比人迎脉象盛大四倍，就是内关，内关是阴气被阳气封闭在体内，此时脉象显得旺盛并且搏动很快速，就是无法医治的死症。除了上述的情况，还务必要仔细察看病症从始至终的寒热变化，用以分辨出五脏六腑的具体病理变化。

与此同时，一定要透彻地了解经脉的运行和输注，这样才可以进一步传授用针灸治疗病症的大法。

针灸治病的大法是脉盛的只采用泻法，脉虚的只采用补法，脉紧的采用灸法、刺法和汤药。脉陷下不起的只采用灸法。如果脉象是既不旺盛也不虚弱的，则依据发病的经脉，采用相应的治疗方法。所说的依据经脉来医治，不仅能用服药的方式，也能用灸法和针刺的方式进行治疗。脉象比较急的话就，可以用导引法来去病，脉象显得比较大并且虚弱的话，适合安心静养，不能勉强用力和劳累过度。

五色第四十九

雷公问黄帝：青、赤、黄、白、黑这五种色泽的变化，是单独由明堂这个部位决定的吗？这里面的道理我不太明白。

黄帝说：明堂，说的就是鼻头，两眉的中间就是阙，额部就是天庭，两颊的外侧就是蕃，耳门前的部位就是蔽。上述提到的明堂、阙、庭、蕃、蔽这些部位的正常现象应该是端正、宽大、丰满，远离十步以后还能看得清楚。若某人具备了上述特征，就会长寿。

雷公说：如何将面部五官的表现区分开呢？

黄帝说：鼻的正常表现应是鼻骨高起，端正而平直。五脏在面部相对应的部位依照顺序分布的面部中央。六腑在面部的相应部位，列于五脏部位的两旁。头面的情况在两眉间和前额显示，而心的状态情况在两眉之间的下极显示。胸腹内五脏比较安和的话，五脏真气所化生的五种色泽，会正常地表现在面部，不会出现不正常的色泽，鼻部呈现出色泽清润的状态。所以若想将五脏六腑的情况区分开，怎么可以不先将面部五官的表现区分开呢？

雷公说：您可以给我讲解一下通过察看五官来诊视病症的情况吗？

黄帝说：五种色泽在面部的表现有着特定的部位。假如某个部位呈现出色泽隐晦、有深陷入骨的现象的话，就是一定会发病的征兆。假如五种色泽呈现在相乘的部位上，也就是子色呈现在母体上，那么就算病人病很严重，也不会发生死亡。

雷公说：如何通过察看五种色泽来诊视病症呢？

黄帝说：青色和黑色是主司疼痛的，黄色和赤色是主司热的，白色是主司寒的，此即通过五色色泽变化来判断病症的大致情况。

雷公说：如何推断病症是在日益严重，还是在渐渐减轻呢？

黄帝说：病邪在人体内外皆有可能发生，对疾病进退的推断，不但要运用色诊，还要结合脉诊。切按病人的寸口脉时，脉象呈现得比较滑、小、紧而沉的时候，这就表明阴邪已经进入五脏，说明病症日益严重；人迎脉的脉象呈现得比较大、紧而浮的时候，这就表明阳邪已经进入六腑，病情已经加重；寸口的脉象变得浮滑的时候，这就表明五脏内的阴邪在日渐消散，病症是在日渐减轻；人迎的脉象呈现得比较沉而滑的时候，这就表明六腑内的阳邪在日渐消退，病也会日渐减轻。寸口的脉象呈现得比较滑而沉的时候，这就表明五脏内的阴邪在日益旺盛，病情会日渐加重；人迎的脉象呈现得比较滑盛而浮的时候，这就表明六腑内的阳邪在日益旺盛，病在日渐加重。假如病人的人迎脉和寸口脉的脉象呈现为或浮或沉大小相等的情况的时候，这就表明脏腑内阳邪旺盛，疾病难以治愈；病症发生在五脏时，如果脉象表现为比较沉、大的话，这就表示正气充沛，疾病就容易治愈；如果脉象呈现为比较沉而小的话，就表明正气不足，病症难以治好。病症发生在六腑，脉象呈现得比较浮而大的话，就表明正气充沛，那么这个病就会容易治愈；如果见小脉，表示正气虚，无法抵抗外邪，则病症难以治好。如果人迎脉脉象呈现盛而坚的话，就是寒邪导致的外感病；寸口脉象呈现为盛而坚的话，就是因饮食无节制所导致的内伤病。

雷公问：如何依据面部气色的变化来判断病势的轻重呢？

黄帝回答：面色表现得比较浮显而明泽的话，表明病症轻；面色表现为比较沉滞而枯槁的话，表明病症重。假如五种色泽由下向上扩展，这就表明病情在逐渐加重；假如五种色泽由下朝上，就像乌云散尽一样，这就表明疾病就要被治好。五种色泽在面部的表现，都和脏腑所主相对应的部位有关系，整个面部分为内外两部分，内部归属五脏，外部归属六腑。如果五色的变化是从外部开始，逐渐发展到内部，则疾病的发生，是从六腑开始，而逐渐影响到五脏。五色的变化从内部开始，逐渐发展到外部，疾病则是从五脏开始，逐渐影响到六腑。疾病由五脏影响到六腑，应当首先治疗五脏，如果违背了这个原则就会日渐加重病情；如果疾病是由六腑而影响到五脏，就应当首先治疗六腑，然后治疗五脏，如果违背了这个原则，就会日渐加重病情。假如病人的脉象表现得比较滑、大、代、长的话，这就表明邪气是从外界侵入导致发病的。若出现目有所见的幻视和有厌恶感的精神异常的情况，则是由于阳邪侵入阳分而阳气过盛引起的，可以通过使用前面所说的治疗方法并且灵活应用就能痊愈。

雷公问：我听说很多种疾病都是由风邪引起的，气血逆乱的痹证、厥证是由寒邪、湿邪引起的，应当怎样进行辨别呢？

黄帝回答：一般是通过观察两眉之间的色泽来辨别。假如病人的两眉之间表现为色浮而有泽的话，就是风邪导致的疾病；假如病人的两眉之间表现为色沉并且晦浊的话，就是寒湿导致的痹痛，而如果这种沉而晦滞的病色出现在地隔的话，就表明是寒湿导致的厥冷证。一般规律就是这样，都是依据色泽的。不一样的变化来判断病症的。

雷公问：人没有得病却会突然发生死亡，这是什么原因呢？

黄帝回答：这是因为邪气趁人体正气亏损的时候进入腑脏，因此虽然病人平时没有什么病兆，却突然出现死亡。

雷公问：有些人病情虽然已经有了缓解，也会突然发生死亡，该如何解释此种情况呢？

黄帝回答：两颧浮现着赤色，就像拇指一样大小的话，就算病情稍有缓解，但还是会最终出现突然死亡；前额出现黑色，并且就像拇指一样大小的话，尽管平时没有什么病兆，也会突然出现死亡。

雷公拜了两拜，说：您说得很好！以上所说的突然死亡的时间有什么规律吗？

黄帝回答：通过观察五色出现在面部的位置，按照五行生克乘侮的原则，就可以推测死亡的时间。

雷公问：讲得太好了！我想听您细致地说一遍。

黄帝回答：脏腑、肢体与面部各位置的关系是天庭反映头面的状况；咽喉的色诊部位是眉心上部的地方；肺脏的色诊部位是两眉之间；心脏的色诊部位是两目之间；肝脏的色诊部位是两目之间的正下方的鼻柱位置；肝所主位置的左侧，体现胆的情况；脾脏的色诊部位是鼻头；胃腑的色诊部位是鼻翼；大肠腑的色诊部位是面颊的中央；肾脏的色诊部位是大肠腑色诊部位的侧旁；脐部的色诊部位是正对肾脏色诊部位的下方；小肠腑的色诊部位是鼻端以上的两侧；膀胱和子宫的色诊部位鼻端以下的人中沟部位；肩部的色诊部位是两侧颧部；臂部的色诊部位是两颧外侧；手部的色诊部位是臂部的色诊部位以下；胸部和乳房的色诊部位是内眼角上方；背部的色诊部位是沿着耳边向上的地方，大腿的色诊部位是顺着颊车向下的地方；膝部的色诊部位是上下牙床的中央；小腿的色诊部位是膝部的色诊部位以下的地方；足部的色诊部位是正对着小腿色诊部位的下方；大腿内侧的色诊部位是唇边大纹处；膑骨的色诊部位是颊下曲骨处。

上述说的就是五脏、六腑和肢体在面部的对应部位。五脏六腑和肢体发生病变，在相应的部位便会出现色泽异常。总的来说，身在面部所主的位置确定后，就能够正确地诊断疾病了。在治疗时，阴衰而导致阳盛的，应当补阴以配阳。阳衰而导致阴盛者，则应当助阳以和阴。明确了人体各部与面部位置的关系和阴阳盛衰状况，辨证治疗就一定会恰当。左右是阴阳升降的道路，所以辨别色泽在面部左右上下的移动，是辨别阴阳盛衰的重要规律。男子和女子面部色泽上下移动的诊断意义是不同的，男子左为逆右为顺，女子右为逆左为顺，这是因为男女阴阳属性不同。在进行色诊时，除了明确人体各部与面部相应位置的关系外，还要审察面部色泽的荣润与晦暗，那更能算得上是高明的医生了。

　　病人的面色表现为沉而晦滞，就是在五脏有病；病人的面色表现为浮而润泽的话，就是在六腑有病。病人的面色表现为黄或赤的话，就是风邪导致的疾病；病人的面色表现为青或黑的话，就是疼痛的疾病；病人的面色比较白的话，就是寒症。在疮疡等外科疾病中，某些部位色泽黄润，而且像膏脂一样软的话，就是痈疮导致的生脓；某些部位呈现深红色，就是淤血内留的情况；疼痛强烈，可造成肢体痉挛；寒邪过重，就会导致皮肤麻痹。

　　当人体发生病变，面部就会出现相应位置的色泽，通过观察面色的润泽与晦暗，就能掌握病位的深浅情况；通过诊察病色的润泽和枯槁情况，来掌握病势的善恶情况；通过诊察病色的疏散和凝滞情况，来判断病程的长短情况；通过诊察病色的上下左右位置，来判断病变的部位。而且，只有医生专心致志地仔细诊察，才可以全面掌握病变始末的情况。所以说，如果诊察气色无法细心入微的话，连正常和不正常都无法辨别清楚，就不能知道病变的性质；只有谨慎小心而不放过细节的钻研，才能掌握病变的发展规律。面色不呈现应有的明润，却见沉滞枯槁，病情严重。面色虽然不明润光泽，但是没有沉滞枯槁现象的，病情不重。

　　假如病人的病色表现得散疏不聚并且没有凝滞的势态的话，就表明病邪会慢慢退散，就算因气滞而作痛，也不会导致积聚之类的病理变化。

　　肾脏的邪气会侵袭心脏，由于心脏先发生了病变，肾脏的邪气才乘虚进入心脏，这时肾所主的黑色便会呈现在面部心所属的两目之间的区域上。通常发生病症后，若病色不呈现在本脏所主的位置上，都能以此类推。

　　如果是男子的话，假如在鼻准上表现出病色，就表明小腹疼痛，向下牵拉会引起睾丸的疼痛；假如是在人中沟上面表现出病色的话，就表明阴茎在作痛。如果在人中沟上半部显现病色的话，就表明茎根作痛；如果在人中沟的下半部显现病色的话，就表明茎头作痛。上述情况皆属于狐疝、阴囊肿大的症状。

如果是女子的话：如果在鼻准上显现病色的话，就表明有病在膀胱子宫；如果病人的病色表现为散而不聚的话，就是气滞造成的疼痛；如果病色表现为积聚不散的话，就是属于血液积聚的疾病。积聚的表现为：有的为方，有的为圆，有的位于左侧，有的位于右侧，皆与病色的表象相统一。如果病人的病色下行到唇的话，就说明有自淫、带下不洁等病症；如果病人的面色表现为润如膏状的话，大多是因为暴食或饮食不洁导致的病症。

面部色泽的异常变化与体内疾病发生的部位是一致的。如果病色在左侧的话，就说明左侧有病；如果病色在右侧的话，就说明右侧有病。如果是面部有病色，聚散不定并且不端正的话，就表明与病色呈现部位相对应的人体部位出现了疾病。

所说的"五色"，即青、黑、赤、白、黄五种色泽，在正常情况下，深浅适中而充满，分别表现在各自的部位上。异常情况下，色泽会发生变化。比如病人的赤色若呈现于心所主的位置，并且面积大得就像榆荚一样大小的话，就表明心出了病症。如果出现在鼻头，说明疾病在近日内就会发生。如果病人的病色表现为尖端的话，就表明病人的头部比较气虚，有向上发展病邪的趋势；假如病人的病色尖端的话，就表明身体下部正气亏损，有向下发展病邪的趋势。向左向右的情况都和这个辨认法一样。将面部的五种色泽五脏联系起来，青色对应肝、赤色对应心、白色对应肺、黄色对应脾、黑色对应肾。

五脏同时又与外在的组织保持相合，而肝与筋相合，心与脉相合，肺与皮相合，脾与肉相合，肾与骨相合。因此各个组织亦分别与五种色泽相关联。

论勇第五十

黄帝问少俞：即使有几个人的举动相同，同时行走或者站立，他们也有着相同的年龄，穿着一样的厚薄的衣服厚薄。突然遭到狂风暴雨的恶劣气候变化的时候，有的人会生病，有的人却不生病，这是为什么呢？

少俞说：你想先知道哪一个问题呢？

黄帝说：你就全都详细地说说吧。

少俞说：春季吹的是温风，夏季吹的是热风，秋季吹的是凉风，冬季吹的风是寒风。由于在四个季节分别受到不一样的风邪，因此发病的情况也是不一样的。

黄帝问：四个季节不一样的风邪分别侵入人体内，病人受到风邪会有什么不同呢？

少俞回答：如果是面色发黄，皮肤较薄，肌肉脆弱的人，脾气不足，就承受不了春季风邪的侵扰；如果是面色发白，皮肤较薄，肌肉脆弱的人，肺气不足，就承受不了夏季风邪的侵扰；如果是面色发青，皮肤较薄，肌肉脆弱的人，肝气不足，就承受不了秋冬风邪的侵扰；如果是面色发赤，皮肤较薄，肌肉脆弱的人，心气不足，就承受不了冬季风邪的侵扰。

黄帝问：如果是肤色发黑的人就不会受风邪侵害而导致疾病吗？

少俞回答：如果是肤色发黑，皮肤厚实，肌肉坚劲的人，肾气充足而旺盛，自然不会受到四季风邪的侵扰。可如果是那些皮肤较薄，肌肉坚劲不足，并且肤色也不是一直呈现黑色的人的话，遇到长夏季节的风邪，一样要发病的。而如果是那些皮肤厚实，并且肌肉坚劲的人的话，就算遇到了长夏季节的风邪，也不会导致疾病。如果那些肤色发黑，皮肤厚实，并且肌肉坚劲的人，只有反复受到寒邪的侵扰，内外都受到了风邪的侵害才会发病的。

黄帝说：你说得很好。

黄帝说：人能否耐受得住痛楚，这不是性格的果敢和怯懦决定的。性格勇敢而不能忍耐疼痛者，遇到危难时可以挺身向前，可是感到疼痛时就会退缩不前；性格怯懦而能忍耐疼痛者，听到危难的事情就惊恐不安，遇到疼痛却能忍受而不动摇。勇敢而又能忍耐疼痛者，遇到危难的时候心里面一定没有恐惧，就算受到了伤痛还是会坚持不动的；怯懦又不能耐受疼痛者，遇到危难的地方或者是受到了一些伤痛，就会双目昏眩，无法正视，恐惧得说不出话来，心里面惊跳不已，意气已经丧失掉了，面色大变，痛不欲生。我曾经见到过这样的情况，但不知道会有这些不同表现的原因，您能讲述这里面的道理吗？

少俞说：人能够耐受得住痛楚的情况与否，是和皮肤的厚薄，肌肉的坚脆、弛缓紧急的情况有关的，并不是和性格的果敢怯懦有关的。

黄帝说：我想知道人们性格勇敢或者胆怯有哪些不一样的改变。

少俞说：如果是性格果敢的人的话，目光深沉且坚定，眉毛竖立，皮肤肌肉的纹理横生，心脏位置端正向下垂直，肝脏体形比较大并且比较坚固，胆腑表现为满盈并且扩张，假如发怒的话，怒气充满胸中而胸廓张大，肝气上升而胆气横溢，看上去就仿佛要目眦睁裂，目光呈现闪动，毫毛出现竖立并且面色呈现铁青。这就是勇敢之人的表现。

黄帝说：我希望能够知道性格胆怯的人有哪些表现。

少俞说：如果是性格怯懦的人的话，眼睛虽然很大，但是不含神采，阴阳气血失调，皮肤肌肉的纹理纵生，胸骨比较剑突和短小，肝脏的系膜呈现得比较弛缓，胆腑不满并且还会下垂，肠胃表现为比较直但缺少正常的曲折，胁下出现空虚，就算是正在大怒的时候，怒气也不能充满胸中，肝肺虽然因怒气而暂时上举，但是随着怒气的衰减，肝肺又重新下降，所以无法持续发怒。这就是胆怯之人的表现。

黄帝说：如果怯懦的人喝酒之后，他的发怒，也跟勇士无异，这是哪些脏腑作用的结果呢？

少俞说：水谷的精华是酒，它是谷类经发酵后酿造出来的液体，性质猛烈而滑利。当酒液进入到胃里面的时候，就会导致胃部发生胀满，气机出现上逆，从而在胸中充满，导致肝气盛且浮动，胆气壮横。当一个胆怯的人发生酒醉之时，表面上他的言谈举止与勇士无异，但是酒气过了之后，他仍然会怯态如故，并且还会懊悔自己不该冲动。此种人表面上与勇敢之人很相似，但不知道避忌的情况，这是酒在人体内起的作用，因此叫做酒悖。

背腧第五十一

黄帝问岐伯：我希望知道五藏的腧穴，都是出自背部的什么部位？

岐伯回答说：背中的大腧穴的位置是在项后第一椎骨下的两侧，肺腧穴的位置是在第三椎骨的两边，心腧穴的位置是在第五椎骨的两边，膈腧穴的位置是在第七椎骨的两边，肝腧穴的位置是在第九椎骨的两边，脾腧穴的位置是在第十一椎骨的两边，肾腧穴的位置是在第十四椎骨的两边。这些腧穴的位置都是在脊椎的两侧分布的，左右两穴的距离是三寸左右，距离背正中线大约为一寸五分。假如想要审验某个穴位的位置，就用手按压住那个穴位所在的地方，若病人觉得局部有酸、麻、胀、痛的感觉，或是病人体内原有的疼痛得到减轻，那么那个穴位所在的正确位置就是所按压的位置。对于背腧穴，应该施行灸法，而不能使用针刺法。假如是邪气旺盛有余的话，就使用灸法来泄除，假如正气虚损不足的话，就使用灸法来进行补益。在使用灸法来补益正气的时候，艾火点燃后不可将其吹灭，要使艾柱渐渐烧尽而后自然熄灭；在使用灸法来泄除邪气的时候，艾火点燃后要迅速将其吹灭，并且用手不停地撮聚艾炷，也要等待它熄灭。

卫气第五十二

黄帝说：五藏是储藏精、神、魂、魄的器官；六腑是受纳、运输和传化饮用及食用物质的器官。由饮食化生而成的精微的气，向内运行进入到五藏，向外运行到全身的肢节。在这些精微之气里面，其中浮漂在外而不在经脉中运行的是卫气，在经脉中运行的是营气。卫气性质属阳，营气性质属阴，两者相依相随而行，内外相互贯通，在体内的运行像圆环一样循环往复永无休止。营气和卫气运行的情况，谁能彻底弄明白呢？然而经脉又分为阴经与阳经，经脉都有各自的起点和终点，都有气血充盛和空虚的不同，经脉之间还有会合、分离的部位。所以，可以区分十二经的阴阳属性的人，就能知道疾病产生于哪一条经脉；能诊察经脉气血虚实的所在位置的人，就能知道疾病的上下的位置；可以了解六腑六气往来通道的情况的人，在诊断和治疗的时候，就可以找到解决关键问题的路径；可以知道病情虚实的坚软情况的人，便能熟知补泻方法的具体应用；知道六经标本的人，就能在治疗复杂的疾病的时候应付自如而没有疑惑。

岐伯说：这是多么精深博大的理论啊！那我就把我所知道的尽量细致地说出来吧。足太阳膀胱经之本，在足跟往上五寸地方的附阳穴，它的标部位置就在左右两络的命门。命门，说的就是两眼内眼角的睛明穴。足少阳胆经之本，在足第四趾外侧端的窍阴穴，它的标部位置就在窗笼的前面。窗笼就是在耳珠前面陷中的听官穴。足少阴肾经之本，在内踝下缘朝上三寸的复溜、交信穴，它的标部位置就在背部的肾俞穴和舌下两条静脉上的金津、玉液穴。足厥阴肝经之本，在行间穴向上五寸的中封穴，它的标部位置就在背部第九椎骨两侧的肝腧穴。足阳明胃经之本，在足次趾端的厉兑穴，它的标部位置就在颊下面结喉两边的人迎穴及上颚鼻后孔到两颊间的位置。足太阴脾经之本，在中封穴前上面四寸中的三阴交穴，它的标部的位置就在背部第十一椎骨两侧的脾腧和舌根部。手太阳小肠经之本，位于腕部外踝后面的养老穴处，它的标部位置在睛明穴朝上一寸。手少阳三焦经之本，位于第四指和第五指之间的液门穴处，它的标部位置在耳廓后上方的角孙穴和外眼角的丝竹空穴。手阳明大肠经之本，位于肘骨的地方的曲池穴，在手臂的上部还有臂穴，它的标部位置在前额和耳前相合的头维穴。手太阴经之本，位于寸口之中的太渊穴处，它的标部位置在腋下动脉的天府穴。手少阴心经之本，位于掌后锐骨的神门穴，它的标部位置在背部第五椎骨两侧的心腧穴，手厥阴心经之本，位于掌后前臂两筋间距腕上二寸的内关穴，它的标部位置在腋下三寸的天池穴。

　　一般诊察十二经标本与发病规律是位于下部的本，阳气衰弱的就会导致昏厥，阳气过于旺盛的就会导致发热；位于上部的标，阳气不足的话就会导致眩晕，阳气过于旺盛的话就会出现热痛。所以，标本病变属实的，应当用泻法，彻底驱除邪气而制止疾病的发展。标本病变属虚的，应当用补法来振奋阳气，抵抗邪气。

　　请让我再谈谈各部气机所通行的路径。总的来说，人体的胸部、腹部、头部和腿部的气，都有各自通行的道路和输注的部位。头部运行之气，输注于脑。胸部运行之气，输注到胸膺和背部十一椎以上的背腧穴。腹部运行之气，输注到背部十一椎以下的背俞穴和脐部左侧右侧动脉附近冲脉的腧穴肓俞与天枢等。腿部运行之气，输注到足阳明胃经的气冲穴、承山穴和足踝的上下部位。要施针于这些穴位，一定要使用毫针，并且要先用手指按压一会儿，等到脉气到来并且在手下反应的时候，才能进行施针来补益或宣泄。这些穴位所主治的范围，有头痛、眩晕、昏厥、腹痛、脘闷、突发胀满还有初发未久的积聚之类的疾病。对于积聚病，疼痛且切按的时候可以移动，那么这个疾病就还是可以医治的病症，切按的时候无法移动且不疼痛，这个疾病就是难以医治的病症。

论痛第五十三

黄帝问少俞：筋骨的强健和柔弱，肌肉的坚硬和脆弱，皮肤的厚实和轻薄，腠理的疏松和细密，每个人都有不同的情况，他们对针刺和灸灼所造成的疼痛的耐受力是怎么样的呢？除此之外，人的肠胃厚薄程度、坚脆程度也不一样，他们在接受药物治疗的时候的耐受力又是如何的呢？请你仔细地说说。

少俞说：如果是骨骼强健、经脉柔和、皮肤厚实的人的话，那么他耐受疼痛的能力就会比较强，因此对他们在接受针刺和艾火灸灼治疗的时候所受的疼痛也一样可以忍受。

黄帝说：如何得知哪些人能忍受艾火灸灼所造成的疼痛呢？

少俞回答：除了上面所说的人之外，还有那些肤色比较显黑并且骨骼比较康健的人也能忍受艾火灸灼所造成的疼痛。

黄帝说：如何得知哪些人不能忍受针刺所造成的疼痛呢？

少俞说：肌肉坚实但是皮肤比较薄脆的人，就对针刺的疼痛没有什么耐受的能力，理所当然也对灸灼引起的疼痛没有什么耐受能力。

黄帝说：同时生了一种疾病的人，但是有的人很容易就好了，而有的人就比较难好，这是因为什么缘故呢？

少俞说：在相同的时间得了同一种病，以热症为主的人易于治好，以寒症为主的人，就很难被治好。

黄帝问：医生怎样得知病人对药物的耐受程度呢？

少俞回答：如果病人的胃壁比较厚实、肤色比较显黑、骨骼比较粗大、形体比较肥胖的人的话，对药物就有较强的忍受力；那些形体显得比较单瘦并且胃壁比较薄弱的人，对药物的忍受能力就比较弱。

天年第五十四

黄帝问岐伯：我希望可以知道人刚出生的时候，以什么气作为基础，以什么气作为保障，失去了什么就会死，保留了什么才可以存活？

岐伯说：人在刚出生的时候，根本的气是母亲的阴血，保卫的气是父亲的阳精，如果失去神气的话就会死亡，得到神气的话婴儿就能使得活力保持。

黄帝问：那么什么是神气呢？

岐伯回答：在母体里，随着胎儿的渐渐发育，直到血气发生合和、营气和卫气都已经贯通、五脏已经成形以后，神气就会在这个时候产生，这样一个健全的人就诞生了。

黄帝问：人有不一样的寿命，有的人命短，有的人寿命很长，有的人会突然发生死亡，而有的就是得了疾病以后长久医治不好的，我想听你说一下这里面的道理。

岐伯回答：五脏功能比较强健，血脉比较畅通，肌腠通利并且没有出现凝滞，皮肤的腠理细密并且没有空隙可乘，营气和卫气也是按照常规运行的，呼吸舒缓表现得比较自然而没有出现急粗的现象，气机的运行按照法度，六腑消化饮食水谷的能力正常，并能把所化生的精微和津液传布到周身各处，总的来说就让人体的一切作用都能发挥正常的话，人的寿命就会很长。

黄帝问：有些人会在百岁之后才死去，这是怎样做到的呢？

岐伯回答：鼻孔和人中深邃且长，面部的颊侧和下颌等部位的骨高肉厚而且端正，营气和卫气通畅和谐地运行，颜面上部的额角、中部的鼻和下部的下颌都隆起，骨骼比较鲜明并且肌肉比较丰满的话，就能活到百岁，享受天年。

黄帝问：血气在人的一生中的盛衰变化情况是怎么样的呢，你能说给我听听吗？

岐伯回答：人从出生直到十岁的时候，五脏已经定了型，也已经贯通了血气。人体生长发育的根源是肾脏的精气，精气从下部而上行，因此比较爱跑动；到了二十岁的时候，血气开始出现旺盛，肌肉也开始快速地生长，因此喜爱快步地行走；长到三十岁的时候，五脏已经发育完好，肌肉显得比较强健发达、腠理也显得比较细密，血脉也显得比较盛满充盈，因此喜好从容地散步；长到四十岁的时候，五脏六腑和十二经脉的情况都到达盛满的顶点而且已经稳定下来，这个时候皮肤的腠理开始出现松弛，面部的光泽也随着慢慢地衰退，鬓发也出现了零落的斑白的颜色，精气平衡盛满，因此这个年龄的人比较喜好安坐；长到五十岁的时候，肝气开始出现衰弱，然后是肺叶也开始出现萎缩，胆汁开始慢慢地减少，眼睛开始出现昏花的情况；长到六十岁的时候，心气开始出现了衰弱，因此产生忧虑、悲伤而叹息苦恼的心情，血气已经不充足且运行迟缓，因此喜好躺卧着；长到了七十岁的时候，脾脏的功能已经出现虚弱和亏损，皮肤也变得干枯而完全没有光泽了；长到了八十岁的时候，肺气也衰弱了，魂魄出现离散，因此他们的言谈经常会出现错误；长到九十岁的时候，肾气已经接近枯竭，四脏的经脉都已经开始空虚起来；最后，活到一百岁的时候，五脏的经脉全都已经出现了空虚，神气也都散去了。如此的话，人就只剩下一具躯壳独自存在着，就等着享尽天年以后的终结。

黄帝说：为什么有的人活不到百岁就死了，这是什么原因？

岐伯说：这是由于他的五脏的脏壁不够坚固，功能不够正常，鼻孔和人中的沟不够深邃，鼻孔向外张开，因此呼吸就会显得比较急促，面部的骨骼显得比较卑小，脉管比较薄弱，脉里面的血比较少而不够充盈，肌肉不够强健，肌腠比较松弛，而且还经常遭到风寒的侵袭，血气就会更加虚弱，血脉就会出现运行不通畅的情况，外邪就会比较容易侵入肌体，令正气发生紊乱而邪气侵入人体，因此就会在中年的时候死亡。

逆顺第五十五

黄帝问伯高：我听别人说，人体里面的气机的运行是有顺也有逆的，脉象是有盛有衰的，施针也是有根本的原则的。您是否可以讲给我听听呢？

伯高回答：气机运行的顺逆，是和自然界的天地、阴阳、四时、五行相对应的；脉象的盛衰和气血的虚实相关，因此医生通过诊脉来诊察气血的虚实情况；而施针的基本原则的话，就是在施针之前必须要先掌握哪些疾病能用刺法，哪些是疾病是不能用的，哪些疾病是已经到了用针刺皆无法治理的程度。

黄帝问：怎样判断病症是不是适合用刺法呢？

伯高回答：《兵法》上面说：作战的时候要避开敌人攻势猛烈的锐气，对于声威浩大的军阵不要去攻击他。《刺法》上面也说过：热势猛烈而旺盛的时候不可以用刺法，病人大汗不止时也不可用刺法，脉象急速并且纷乱不清的不可以用刺法，病状不相符于脉象的不可以用刺法。

黄帝问：那么，如何把握可刺的时机呢？

伯高回答：医术精湛的医生，在疾病还没有发生以前就已经进施针进行预防；次之，在病邪还很轻浅、疾病还没有严重的时候再进行施针；再次，在邪气已经衰弱、正气开始恢复、疾病正要转好的时候进行施针。医术低浅的医生，在邪气正旺盛的时候，或者是在病热正旺盛的时候，或者是在病情不相符于脉象的时候进行施针。因此说：在病势正旺盛的时候不能施针，否则会损害元气，而在邪气已经开始出现衰退的时候进行施针，一定会收到比较好的效果。因此说，医术精湛的医生，是在还没有发生疾病之前实行预防，并不是在疾病已经形成了的时候再去治疗，说的就是这个道理。

五味第五十六

黄帝说：五谷有酸、苦、甘、辛、咸五种味道，食物进入人体后，五味如何分别进入五脏呢？

伯高说：五脏六腑的水谷精微物质汇集的地方是胃，一切饮食谷物都是先进入到胃，胃再把消化掉的精微的气的营养传输给五脏六腑。食物的五味同五脏的关系，是按五味、五脏的五行属性相联系，五味分别进入各自所喜爱的脏腑。谷味酸的先进入到肝；如果是味苦的话，就先进入到心；如果是味甜的话，就先先入到脾；如果是味辛的话，就先进入到肺；如果是味咸的话，就先进入到肾。饮食水谷所化生的精微之气、津液正常地运行并传布全身，营气和卫气充盈，一起在全身运行，余下的部分化成糟粕，自上而下依次传化而排出体外。

黄帝问：营气和卫气是怎么样运行的呢？

伯高回答：水谷饮食最先进入到胃腑，其化生出的精微物质从胃腑出来，然后分别运行到上焦和下焦，来灌注滋养五脏。水谷精微所化生的运行迅猛、滑利的部分是卫气，在脉外运行。此即营气和卫气的运行路径。水谷精微的另一部分与吸入的清气结合而形成宗气。宗气不像营气、卫气一样周流全身，而主要是积聚在胸中，所以把胸中称为气海。宗气从肺脏出来，在咽喉这个地方运行，所以肺呼的时候就出来，肺吸的时候就进去，确保人体呼吸运动的正常运行。谷物的精气，贮于气海，大概是呼出三分，而吸入一份，所以，如果半天无法摄入饮食的话，精气就会出现衰减；如果一天无法摄入饮食的话，精气就会出现虚损。

黄帝问：你可以为我说说食物的五种味道吗？

伯高回答：请允许我把这方面的情况仔细地谈谈吧。在五谷里面，粳米的味道比较甘甜，芝麻的味道比较酸，大豆的味道比较咸，麦的味道比较苦，黄黍的味道比较辛；在五果里面，枣的味道比较甘甜，李的味道比较酸，栗的味道比较咸，杏的味道比较苦，桃味的味道比较辛；在五畜里面，牛肉的味道比较甘甜，犬肉的味道比较酸，猪肉的味道比较咸，羊肉的味道比较苦，鸡肉的味道比较辛；在五菜里面，葵的味道比较甘甜，韭的味道比较酸，藿的味道比较咸，薤的味道比较苦，葱的味道比较辛。由五种颜色决定五种味道的适应情况，黄色相宜于甘味，青色相宜于酸味，黑色相宜于咸味，赤色相宜于苦味，白色相宜于辛味。

以上五种情况，分别代表着五脏发生疾病时应选择的食物。得了脾病的人脸色比较黄，适合食用粳米饭、牛肉、枣、葵等味道比较甘的食物；得了心病的人脸色比较赤，适合食用麦、羊肉、杏、薤等味道比较苦的食物；得了肾病的人脸色比较黑，适合食用大豆黄卷、猪肉、栗、藿等味道比较咸的食物；得了肝病的人脸色比较青，适合食用芝麻、犬肉、李、韭等味道比较酸的食物；得了肺病的人脸色比较白，适合食用黄黍、鸡肉、桃、葱等味道比较辛的食物。

五脏发生疾病时的禁忌如下：得了肝病的人，禁忌吃味道比较辛的食物；得了心病的人，禁忌吃味道比较咸的食物；得了脾病的人，禁忌吃味道比较酸的食物；得了肾病的人，禁忌吃味道比较甘的食物；得了肺病的人，禁忌吃味道比较苦的食物。

肝发病的时候脸色发青，肝病苦急，适宜食用甘味的食物，粳米饭、牛肉、枣、葵等都属于味道比较甘的食物用以缓解；心发病的时候脸色发赤，心病苦缓，适宜食用味道比较酸的食物用以缓解；脾发病的时候脸色发黄，适宜食用味道比较咸的食物，大豆、猪肉、栗、藿等都属于味道为咸的食物；肺发病的时候脸色发白，苦气向上逆行，适宜食用麦、羊肉、杏、薤等都属于味道比较苦的食物用以排泄病苦之气；肾发病的时候脸色发黑，肾病苦燥，适宜食用黄黍、鸡肉、桃、葱等味道比较辛的食物进行滋润。

水胀第五十七

黄帝问岐伯：如何来区分水胀跟肤胀、鼓胀、肠覃、石瘕、石水等疾病的状况呢？

岐伯回答：水胀发生初期，病人的下眼睑会出现稍稍肿起的现象，就如同刚刚睡起一般，颈脉的搏动表现得很明显，常常会发生咳嗽，感到大腿内侧寒冷，小腿出现肿胀的现象，腹部胀大，如果出现以上症状，就算是已经形成了水胀的病了。当用手按压着病人的腹部，将手放开之后，病人被压下陷的部位会随着手起来，就如同按压在装有水的囊袋一般。水胀的病候就是这样。

黄帝说：那么如何来判断肤胀病呢？

岐伯说：所说的肤胀病，是因为寒邪侵入到皮肤之间才会形成的。病人的腹部出现胀大，以手叩击腹部的时候会发出鼓音，感觉很空而并不坚硬，全身发生肿胀，皮肤很厚，以手按压病人的腹部，放手之后下陷的部位无法随着起来，腹部的皮色没有异常的变化，肤胀病的症状就是这样。

黄帝问：鼓胀病有什么表现呢？

岐伯回答：腹部出现胀满，全身上下都出现肿大，这和肤胀病的表现一样，但得鼓胀病的人皮肤呈青黄色，腹壁的青筋出现暴起。鼓胀的症状就是这样。

黄帝问：如何来判断肠覃病呢？

岐伯回答：寒邪侵入人体后，邪气滞留在肠体外面，相搏于卫气，导致卫气无法正常运行，寒邪与卫气滞留在身体深处，附着于肠外，病邪逐渐增长，便生成了息肉。肠覃病之初，腹部的肿块就和鸡蛋一样大小，此后随着病情的发展渐渐地增大，当疾病完全形成的时候，就如同妇女怀孕一般，病程长的会长达多年，用手按压的时候会感到肿块的质地很坚硬，用手推抚的时候能够移动，然而月经依旧按时来潮。肠覃的症状就是这样。

黄帝问：石瘕病有什么症状呢？

岐伯回答：石瘕这种疾病生在子宫里，是因为寒邪侵入，留滞于子宫颈口，令子宫颈口闭塞，气机就会出现不通，理应按时排泄的经血无法排泄，因此凝滞不行而在子宫里面留积，凝结成块，病人的腹部一天天地慢慢地增大，就像怀孕一样，月经的来潮也无法按时。得此疾病的全部都为女子，治疗时应活血化淤，通导攻下，引导淤血下行。

黄帝问：那么，可以用施针的办法来治疗肤胀病和鼓胀病吗？

岐伯说：医治上述两种疾病，先施针于腹部胀起的有淤血的脉络，并且使用泻法，然后依据病情的虚实情况加以调理，要以祛除其血络内的淤血为主。

贼风第五十八

黄帝说：先生常说人体被贼风邪气伤害后，人就会生病，但是有的人没有离开房屋而且还被保护得很严密，也没有被贼风邪气侵袭，却会突然生病，这是为什么呢？

岐伯说：这种情况出现，都是这些人平时已经被邪气伤害了却没有察觉的缘故，比如曾经被湿气伤害到，湿邪侵扰人体后，在血脉里面和分肉之间潜伏着，在体内长久地滞留而没有被驱除出去；或者是由于自高处跌下来，使得淤血滞留在人体中未排出；也有发生突然的过度的喜怒情绪的变化，或者是因为饮食不当，或者是不注意依照气候的冷热变化而调整自己的生活习惯，导致腠理出现闭塞，从而壅而不通；或者是正当腠理开泄的时候感染了风寒，这样就会导致血气发生凝结，新风寒和体内原有的邪气相搏结，寒痹就会发生了；又或者是因为体内有热而出汗，出汗导致肌腠疏松而被风邪侵害。这些人即使没有受到贼风邪气的侵袭，也必定是外邪和体内原有的邪气相结合，才导致发病的。

黄帝说：今天先生所说的这些，都是病人自己能够觉察得到的。然而有些人既未受到邪气的侵扰，也没有惊悸恐怖之类的情绪变化，却会突然导致疾病，这又是何故呢？难道是有鬼神在作祟致病吗？

岐伯说：这种情况还是由于人体里面有旧邪还没有发作，加上情志发生变化，或是厌恶，或是倾慕而不遂心，从而导致血气内乱，紊乱的气血和潜藏于人体内的宿邪相搏结而导致发病。因为这种疾病的原因是隐而不显，气血与宿邪搏结的体内变化是不容易察觉，因此一旦突发的时候，就如同是鬼神作祟一般。

黄帝问：此种病既然并非是鬼神作祟，但有时候这种疾病可以使用祝咒画符之类的手段来治好，这是为什么呢？

岐伯回答：以前的巫医熟知一定的医治病症的方法，并且在施术以前已经掌握了病人发病的原因，所以可以通过使用祝咒画符等手段来治好疾病。

卫气失常第五十九

　　黄帝问：卫气在胸腹里面留滞，积聚且运行失常，郁结而无法运行到正确的位置，使人出现胸胁、胃脘胀满、喘息气逆等病状，如何来治疗这样的疾病呢？

　　伯高回答：卫气在胸中郁积而发病的，就要取上部的腧穴进行施针治疗；卫气是在腹中郁积导致发病的话，就要取下部的腧穴进行施针治疗；卫气是在胸腹里面郁积，令胸胁脘腹胀满的，就要取上下部及靠近胸腹的腧穴进行施针治疗。

　　黄帝问：具体应该取哪些腧穴呢？

　　伯高回答：卫气在胸中郁积，那么就施针于足阳明胃经的人迎穴、任脉的天突穴以及廉泉穴，并且要使用泻法；卫气在腹中郁积，就施针于足阳明胃经的三里穴和气街穴，并且要使用泻法；卫气郁积在胸腹中的话，上下都感到胀满时，就在上施针于人迎、天突、廉泉等穴，在下施针于三里、气街穴，还有季胁下一寸的章门，都是使用泻法；病情严重的，就要使用鸡足针法取穴。如果是诊察到病人的脉搏表现得比较大并且弦急，或者是出现脉绝不至的情况，或者是腹部皮肤太过绷急的话，就不能使用针刺法治疗。

　　黄帝说：先生说得真好。

　　黄帝问伯高：医生怎样得知病人皮、肉、气、血、筋、骨所发生的病变呢？

　　伯高回答：病人的两眉之间呈现色泽暗淡而少泽的话，就是在皮肤有病邪；假如病人的唇色出现或青、或黄、或赤、或白、或黑的现象的话，就是在肌肉有病邪；病人的营气外泄，皮肤多汗且润泽的话，就是在血气有病邪；假如病人的目色出现或青、或黄、或白、或赤、或黑的现象的话，就是在筋有病邪；假如病人的耳廓呈现干枯色深且易附着污垢的话，就是在骨骼有病邪。

　　黄帝问：这些疾病的表现和变化是怎么样的，如何来进行施针治疗呢？

伯高回答：疾病的症状是各种各样的，没有办法说得清楚，但是，皮肤有它所体现的部位，肌肉有它隆厚的地方，血气有它输注到的经脉，骨骼有与其相连属的关节，出现病症后相对应的部分就会分别出现不一样的症状。

黄帝说：我想知道这里面包含的道理。

伯高说：皮肤所表现的部位主要在四肢。肌肉的主干主要在上肢和下肢所有阳经经过的肌肉隆起处，以及足少阴肾经经过的肌肉隆起处。气血输注之处，主要在体表的血络，如果血气发生留滞的话就会出现盈满和胀起；筋所主的位置不分阴阳和左右，只要根据病变所在部位来进行治疗即可；骨骼相连处的关节腔，可以接受津液的滋补，并朝上运输精气从而使得脑髓得到补益。

黄帝问：如何来进行施针治疗呢？

伯高回答：疾病的发展有很多变化，病变部位的浮沉，疾病程度的深浅，都是没有办法说得穷尽的，要依据不同的病症的具体情形进行医治。疾病的程度轻的话要浅刺，疾病程度重的话要深刺，疾病程度轻的话适宜少取一些穴位，疾病程度重的话适宜多取一些穴位。会根据病情的变化选取不一样的治疗方法来调理气机的医生，才算得上是医术精湛的医生。

黄帝问伯高：人体的肥瘦大小，身型的大小，体表的寒温情况，还有年龄的老、壮、少、小，是如何区分的呢？

伯高回答：人的年龄超过五十岁的叫做"老"，超过二十岁的叫做"壮"，十八岁以下的叫做"少"，六岁以下的叫做"小"。

黄帝问：以什么标准来判断人的肥瘦的呢？

伯高回答：人体有多脂、多膏、多肉三种不一样的类型。

黄帝问：对于这三种类型的人如何来区分呢？

伯高回答：凸起的肌肉比较坚实，皮肤比较肥满的话，就是多脂的人；凸起的肌肉不够坚实，皮肤比较松弛，就是多膏的人；皮肤和肌肉都很坚实致密并且不相分离的话，就是多肉的人。

黄帝问：人身体的寒热又是如何来区分的呢？

伯高回答：多膏之人，肌肉柔和润泽，皮肤腠理粗疏的话体质就偏寒，腠理比较细密的话体质就会偏热。多脂之人，肌肉比较坚实，皮肤腠理比较细密的话体质就偏热，皮肤腠理比较粗疏的话体质就偏寒。

黄帝问：怎样区分身体的肥瘦和大小呢？

伯高回答：多膏之人，阳气比较旺盛而皮肤比较松弛，因此腹壁常常出现松弛的情况；多肉之人，身形比较宽大；多脂之人，肌肉结实且身形比较瘦小。

黄帝问：这三种类型的人气血情况是怎样的呢？

伯高回答：多膏之人，阳气就会比较旺盛，体质偏热，就比较能耐寒；多肉之人，阴血就会比较旺盛，能使得肌肉和形体得到充养，寒热不偏，全身平和；多脂之人，他们的血比较清，气显得比较滑利并且比较少，因此身形不大。上述情况和一般人是有所不同的。

黄帝说：一般人的情况是怎么样的呢？

伯高回答：一般人的皮、肉、脂、膏都没有过多或过少的情况，血和气也能保持着平衡，并没有出现偏多的情况，因此他们的身形既不大也不小，身体的各部位都显得很匀称，一般人的情况就是这样。

黄帝说：说得很好。对这三种类型的人出现的病症应怎样治疗呢？

伯高回答：首先一定要分清楚多膏、多脂、多肉这三种不一样的身体类型，各型人血的多少情况，气的清浊情况，而后依据病情的虚实情况来加以调治，医治时不可违背一般的医治原则。因此说，多膏之人的形体特点是宽肥、腹肉出现下垂；多肉之人的形体特点是身体上下都显得比较宽大；多脂之人的体形特点是即使脂肪很多，但是体型并不显得很大。

玉版第六十

黄帝说：我认为小针是一种很细小的物品，先生却说它上与天相合，下与地相合，中与人相合，我觉得是你夸大了针的作用，我想听您说说这里面包含的道理。

岐伯说：天可以包罗万象，还有什么可以大过天呢？对于人体的作用来说，能比针大的，就只有刀、剑、矛、矢、戟这五种兵器了。但是这五种兵器都是用来杀人的，并非是用来治病救人的。天地之间最珍贵的就是人了，针刺可以医治疾病，救人生命，细小的针难道就没有办法和天、地互相参合了吗？在为百姓治疗疾病的时候，时刻也不能离开这小小的针具。从这个意义上来说，针和五种兵器的作用，谁大谁小难道不是已经显而易见了吗！

黄帝说：疾病初发的时候，或喜怒无常，或饮食没有节制，这会导致阴气不足，阳气旺盛有余，导致营气发生郁滞不行，从而出现了痈疽病。营气和卫气出现气血阻滞不通，体内有余的阳热的营卫气血淤滞所产生的热邪相搏，熏蒸皮肤而化成了脓。发生了这样的疾病的时候，可以用小针来治疗吗？

岐伯说：医术高明的医生发现了这种疾病的话，一定会在早期的时候进行治疗，令病邪不能长留在体内，以防止变化。就好像是两军在作战，旗帜已经相望，在旷野已经出现了刀光剑影的时候，这绝对不是一天的计谋就能决定出来的。如果可以让民众做到令必行，禁必止，让兵士达到敢于冲锋陷阵而不怕牺牲的程度，也不是一天就能够教育得出来的，不是顷刻之间就能做得到的。如果身体已经得了痈疽的病，并且已经形成了脓血，这个时候再想用微针来进行治疗，这不是远远背离了养生防病之道了吗？从痈疽的发生，直到脓血的形成，既非从天而降，亦非从地而生，而是因为机体被病邪侵犯之后，还没有来得及祛除，导致其逐渐积累才会形成的。因此，医术高明的医生在痈疽还没有形成前就积极进行预防，让病情不会继续发展，愚钝的医生，不知道要在早期进行防治，医治的都是已经形成的痈疽病。

黄帝问：如果痈疽已经形成，没有及时进行治疗，脓已经生成又没有察觉，又该怎么办呢。

岐伯回答：假如已经生成了脓，死的可能远大于生，生命非常危险，因此医术精湛的医生会在早期的时候进行诊断，不等疾病形成就把它消灭在萌芽的阶段，并且在简帛上记录一些好的方法，令有才能的人可以学习、继承，让医学的方法世世代代传下去，没有失传的时候，使医生不再犯以上相似的错误。

黄帝问：假如痈疽已经形成，并且化生成脓血后，就会危及生命，这个时候能不能用小针导流放脓医治呢？

岐伯回答：如果是用小针来调治较轻浅的痈疽的话，没有什么明显功效；如果是用大针来刺破较深重的痈疽的话，又恐导致不利的后果。所以，当痈疽已经形成生脓的时候，只适合用砭石、铍针、锋针来刺破排脓进行治疗。

黄帝问：有些痈疽已经恶化，还可以治疗吗？

岐伯回答：这是由痈疽病症的顺逆来决定的。

黄帝问：我想听你讲讲顺逆的情况。

岐伯说：当痈疽之病为害的时候，病人眼白变青，眼珠变小的话，这就是第一逆候的现象；病人服用药物之后又呕出的话，这就是第二逆候的现象；病人是腹中疼痛，并且非常地口渴的话，这就是第三逆候的现象；病人的肩部和颈项转动不灵便的话，这就是第四逆候的现象；病人声音嘶哑，脸上没有血色的话，这就是第五逆候的现象。除了这五种逆证之外的都是顺候的现象。

黄帝问：所有病症都有顺逆的情况，你可以说给我听听吗？

岐伯回答：病人出现腹部胀满，全身发热，脉搏表现得比较洪大的话，表明邪盛正虚，此为逆证之一；病人的腹中发生鸣响并且出现胀满，四肢清冷，还会出现腹泻不止，并且脉搏表现得比较洪大的话，表明阴证得阳脉，此为逆证之二；病人出现鼻血不止，并且脉搏表现得比较洪大的话，表明阴虚邪实，此为逆证之三；病人出现咳嗽不止，小便发生带血，形体显得极瘦并且肌肉如脱，脉形呈现得比较细小并且搏动有力的话，此为逆证之四；如果病人出现咳嗽不止，形体显得极瘦并且肌肉如脱，全身出现发热，脉形表现为细小并且搏动频数的话，表明正气衰退而显出真脏脉，此为逆证之五。若出现上述五种逆证，病人十五天以内就会死亡。五逆的急症分别是：病人的腹部出现胀极，四肢呈现清冷，形体显得极瘦并且肌肉如脱，还有腹泻不止，表明脾阳已经衰败，为一逆；病人的腹部出现胀满，大便出现带血，脉形表现为宽大并且常常歇止，表明孤阳将脱，为二逆；病人出现咳嗽不止，并且小便出现带血，形体显得极瘦而且肌肉如脱，脉象表现为搏动有力并且在指下击打，表明胃气已绝，为三逆；病人出现呕血，胸部发生满痛，并且牵扯到脊背，脉形表现为细小并且搏动急数，表明元气亏损严重而邪气依然旺盛，为四逆；病人出现咳嗽，呕吐，腹部发生胀满并且完谷不化的泄泻，脉象表现为绝而不至，表明邪气充盛、元气已脱，为五逆。如果病人出现上面所说的五种逆证，一天之内就会死亡。医生没有仔细审察上面所说的各种逆候的迹象而轻率地施针的话，就叫做"逆治"。

黄帝说：先生所说针的作用非常大，可以相配于天地。上合天文，下合地理，符合自然界变化规律，在内能和五藏相连，在外与六腑相通，可疏通十二经脉、引导血气，使得二十八脉可以融汇畅通。但是，如果违背了施针的原则，便会伤害人的生命而无法救治生命接近死亡的人，你能告诉我运用针刺，救治生命而不伤害人的性命的方法吗？

岐伯说：错用针刺会伤害人的生命，正确地运用针刺也不能救活死去的人。

黄帝说：我听了这些，总认为里面太缺少仁爱和道义了，我想听你具体地讲讲其中的规律，以免再错施于人。

岐伯说：这是十分清楚明白的道理，也是必然的结果。不善用针，就好像用刀剑可以杀人，饮酒过多可以导致人发生沉醉一样。这里面的道理不用诊视也能得知。

黄帝说：我想听你详细地说说其中的道理。

岐伯说：水谷饮食是人体禀受的精气的来源，水谷饮食注入胃中，所以胃是物化生气血的源泉。在自然界中，大海蒸腾而生的云气在天下游行。在人中，胃化生而成的气血随着十二经脉运行。经脉为五藏六腑精气往来的通道，如果在这些通道的要害部位，运用逆着经气运行的方向进行针刺，就会泻真气而导致死亡。

黄帝说：经脉关键的位置在人体上下有特定的数目和部位吗？

岐伯说：如果施针于手阳明大肠经的五里穴，脏气就会运行到中途而止。每一脏的真气如果连续误刺五次就会被泄尽。所以连续误治五次就会使某一脏的真气泄尽，连续泄二十五次的话，那么五藏所输注的精气就会全部竭绝，这就是所说的劫夺了人的天真之气。因此，不是针刺本身能够损伤人的性命，而是不知针刺治疗禁忌的人，误刺而劫夺天真之气的结果。

黄帝说：我希望你能详细地说一下其中的道理。

岐伯说：妄自施针于气血出入的关键位置，刺得浅一点，病人回到家里面才会死；如果刺得深的话，在医者的堂上病人就会死了。

黄帝说：你说的这些针刺方法非常好，道理也很明白，请允许我把它们刻录在玉版上，像珍宝一样收藏着，用以流传后世，作为施针治疗的禁忌，令医生们不敢违背针刺的原则。

五禁第六十一

黄帝问岐伯：我听说刺法里面有"五禁"的说法，那么"五禁"是什么呢？

岐伯回答：所说的"五禁"就是禁止针刺，只要是碰到禁日，就要避免施针于某些部位。

黄帝问：我还听说刺法里面还有"五夺"的说法，那么"五夺"又是什么呢？

岐伯回答：所说的"五夺"就是在气血虚弱、元气大虚的时候不可以用泻法进行针刺，以免更加损害元气。

黄帝问：我还听说刺法里面还有"五过"的说法，那么"五过"是什么呢？

岐伯回答：所说的"五过"就是说在施针治疗时，是补还是泻都不能超过一定的限度。

黄帝问：我还听说刺法里面有"五逆"的说法，那么"五逆"是什么呢？

岐伯回答：假如病人的病候和脉象出现相反情况就叫做"五逆"。

黄帝问：我还听说刺法里面有"九宜"的说法，那么"九宜"是什么呢？

岐伯回答：熟知九针的理论，并且恰当地进行运用，就叫做"九宜"。

黄帝问：什么是"五禁"呢？我希望能知道什么时间不可以进行施针。

岐伯回答：天干和人体相对应，甲乙日与头相应，因此只要是碰到甲乙的日子，不能施针于头部，也不能使用"发蒙"的针法施针于耳内。丙丁日与肩喉相应，因此只要是丙丁的日子，不能用"振埃"的方法施针于肩部、咽喉和廉泉穴。戊己日与腹部相应，因此只要是戊己的日子，不能施针于腹部，也不能使用"去爪"的方法来泻除水邪。庚辛日与股膝相应，所以只要是庚辛的日子，不能施针于股膝部位的腧穴。壬癸日与足胫相应，所以只要是壬癸的日子，不能施针于足部和胫部地穴位。这就是所说的针刺"五禁"。

黄帝问：什么叫做"五夺"呢？

岐伯回答：五夺说的是五种由于正气散失而形成的大虚的病症。病人的形体显得极瘦并且肌肉已脱的话，这就是一夺；病人大失血之后，这就是二夺；病人出大汗之后，这就是三夺；病人大泻之后，这就是四夺；五夺皆是元气亏损严重，都不能使用泻法。

黄帝问："五逆"是什么呢？

岐伯回答：病人得了热病，但脉象表现沉静，汗出之后，脉象反而显得盛躁，就是一逆；病人得了泄泻的病，但是脉象显得比较洪大，就是二逆；病人得了痹阻之证，疼痛不移，肘膝隆起部位的肌肉溃破，全身发热，而一侧脉偏绝、难以捉摸，就是三逆；病人纵欲过度，耗尽精液，形体消瘦，全身发热，脸色白而没有色泽，并且大便夹有紫黑的血块，出血很严重，就是四逆；病人长时间患寒热病，造成身形消瘦，脉象反而坚实、有力，就是五逆。

动输第六十二

黄帝说：在人体十二经脉里面，手太阴肺经、足少阴肾经、足阳明胃经三经的经脉是呈现为搏动不止并且在外表现着的，这是为什么呢？

岐伯说：足阳明胃脉和脉搏的跳动有着紧密的关系。胃是五脏六腑所需营养的来源，胃里面水谷精微所化生而成的清气，向上运行注入肺，肺气始于手太阴肺经，运行至周身十二经脉，肺气的运行随着呼吸运动而往复，所以人一呼的话脉象就跳动两次，一吸的话脉象也跳动两次，呼吸运动不停下来，脉搏的跳动也不会发生停止。

黄帝问：脉气从手太阴肺经的寸口经过的时候，气其盛衰上下是不同的，进时脉气非常充盈，退时脉气衰微，脉气究竟是从什么道路上来去呢？我不知道其中包含的道理。

岐伯回答：脉气离开脏腑而向外运行到达经脉的时候，就好像箭突然离开弦那样迅疾，又好像急流下冲到堤岸一样的急速，因此开始的时候脉气是比较强盛的。当脉气向上运行到达鱼际之后，便会出现由盛转衰的迹象，这是由于脉气到此已经衰弱、消微，且向上逆行，因此气行之势就会显得比较微弱。

黄帝问：足阳明胃经为什么跳动不止？

岐伯回答：胃气向上运行流注到肺，其中迅速而剽悍的气向上冲行到头部，顺着咽喉而向上走到七窍，顺着眼球深处的脉络，向内与脑相络，接着出于面部，向下运行与足少阳胆经的客主人穴会合，顺着颊车，会合于足阳明胃经，并向下运行到结喉两侧的人迎部位，胃气别行而向足阳明经运行的路径就是这样。所以，手太阴的寸口脉和足阳明的人迎脉的搏动现象是一致的。因此如果疾病为阳病而人迎的脉象反而小的话就是逆象，如果是阴病而寸口的脉象反而大的也是逆象。所以寸口脉相合于人迎脉，如果静的话就会一起静，如果动的话就会一起动，就如同牵引绳索一般协调匀称；如果二者失去了平衡，出现偏盛或者偏衰的现象的时候，就会患病。

黄帝问：足少阴肾经为什么跳动不止？

岐伯回答：足少阴脉的跳动，是因为与冲脉并行的原因。冲脉为十二经脉之海，它和足少阴的络脉，共同起于肾下，出于足阳明胃经的气冲穴，顺着大腿的内侧，斜行运行进入膝部腘窝里面，再顺着胫骨的内侧，相并于足少阴肾经，向下运行进入到足内踝以后，进入到脚下。它的一条支脉，斜着运行进入到内踝，从足背外侧近踝的地方出来，运行进入到足大趾间，注入足少阴经在足胫部的各络脉，用以发挥温养胫部与足部的作用，这就是足少阴经脉跳动不止的原因。

黄帝问：营气卫气的运行，在人身的上下贯通，循环往复而不止息。如果突然被邪气侵袭，或者被严寒刺激的话，外邪滞留于四肢，就会出现手足懈惰而没有力气，脉管内外的营气和卫气循行的道路、气血相互输注会合的地方就会出现失常紊乱。那么，在这种情况下，营气和卫气是怎样回循往复的呢？

岐伯回答：阴阳经脉会合的地方是四肢的末端，同时也是营卫的气运行的大络。头、胸、腹、胫四个部分的气街，是营气和卫气运行的时候的必经之路。因此就算邪气阻滞了小的脉络后，类似四街这样的一些大的路径便会被打通，营气和卫气依然可以运行；当四肢末端的邪气被解除了以后，各个经脉又会如当初一样通连，营气和卫气重又在此转输会合，循环往复、永不止息。

黄帝说：你说得很好！通过上述阐释，对于如环无端，周而复始的道理，我更加明白了。

五味论第六十三

黄帝问少俞：食物进入到人体里面后，五种味道都能进入到相对应的脏腑经络，五脏六腑也会在五种味道的影响下发生相对应的病理变化。比如酸味是进入到筋的，食用过多的酸味，小便就会发生不通；咸味是进入到血的，食用过多的咸味，人就会觉得口渴；辛味是进入到气分的，食用过多的辛味，人的心中就会出现空虚；苦味是进入到骨的，食用过多的苦味，人就会发生呕吐；甘味是进入到肌肉的，食用过多的甘味，人的心中就会出现烦闷。这些情况我都知道，却不知道是什么原因造成的，想听你讲解一下。

少俞回答：酸味的食物进入到胃里面后，因为酸味涩滞，而且有收敛的作用，仅可行于上、中二焦，而无法很快的很快吸收转化，就会在胃里面留滞着。如果胃里面比较温和的话，就能促使酸味下注于膀胱，膀胱的皮比较薄软，所以遇到酸味的话就会出现卷曲并且收缩，致使膀胱出口紧束不通，影响尿液的排出，因而形成小便不通的病征。前阴为宗筋汇集之处，肝脏主筋，因此酸味进入胃后而走筋。

黄帝问：咸味善于走血分，如果食用过多的咸味的话，人就会觉得口渴，为什么会这样呢？

少俞回答：咸味进入到胃里面以后，咸味之气上行到中焦，输注到血脉，同血相合，随血而行，血和咸味相合，就会使血液浓稠，血液浓稠就需要胃中的水液接连注入血脉中进行补充。如此的话胃里面的水液就会出现匮乏，影响咽部的津液输送，令病人觉得咽部和舌根部都感到干燥，因此就会感到口渴。血脉为中焦化生的精微输送到全身的路径，血液亦出于中焦，咸味向上行于中焦，因此咸味进入到胃以后，就会趋向于走血。

黄帝问：辛味善于走气分，食用过多辛味的人会觉得心里面空虚，为什么会这样呢？

少俞回答：辛味进入到胃里面以后，辛味之气向上运行到上焦，上焦的功用是把来自中焦的水谷精微之气而向外输送到体表，食用过多的葱、姜、蒜、韭之类的辛味食物便会熏蒸到上焦，营气和卫气也会受到影响，并且辛味会在胃里面久留，因此病人会觉得心里面空虚。辛味和卫阳之气同行，因此当辛味进入到胃里面后就会令卫阳之气外达而汗出，辛味就会与汗液一同排出，这便是辛味走气的道理。

黄帝问：苦味善于走骨，食用过多的苦味，人就会发生呕吐，并使牙齿的颜色改变，为什么会这样呢？

少俞回答：苦味进入到胃里面以后，五谷之气皆无法战胜它。苦味运行进入到下脘后，三焦气行的道路就会受其影响出现闭阻而不通。三焦若不通畅，胃中食物就无法通调、传布，因此胃气就会出现上逆导致作呕。牙齿为骨的外露部分，苦味经过牙齿进入到人体内而又随着呕吐通过牙齿出来，所以可以知道苦味是趋向于走骨的。

黄帝问：甘味善于走肌肉，食用过多的甘味，人就会觉得烦闷，为什么会这样呢？

少俞回答：甘味进入到胃以后，会腻碍胃内的气机，令胃气小而弱，无法向上运行到上焦，而和饮食水谷一起在胃中留滞，因此胃气也显得很柔润。胃气柔润则气行缓慢，易于化湿生虫，寄生虫由于食甘味而在胃内蠕动，因此人就会觉得烦乱。除此之外，甘味能够进入到脾，脾是主肌肉的，甘味在外和肌肉相通的，因此说甘味善于走肌肉。

阴阳二十五人第六十四

黄帝问：我听说人又阴阳类型之分，他们是怎样划分的呢？

伯高说：在天地之间和宇宙间所有事物都禀受五行之气，亦无法脱离五行运动变化的规律，人也如此。根据人的先天禀赋不同，也各自体现着木、火、土、金、水五行性质的特征。每一类型的人又表现出五种个体差异，所以，人群中体现了二十五种类型。然而二十五种人的形体特征、性格特点与阴阳类型的人是不同的。阴阳类型的太阴之人、少阴之人、太阳之人、少阳之人、阴阳和平之人的情况我已经知道了。我想了解二十五种不同类型的人的形态，还有他们血气的生成情况，如果分别进行候察的话，那么如何能从外部表现来测知病人内部的情况呢？

岐伯说：你问的问题很详细啊！这是先师所藏的秘密的心得，即使是伯高也无法把这里面的道理理解透彻。

黄帝离开座位，向后退了几步，非常恭谨地说：我听人家说如果遇见合适的人而不将理论教授给他是严重的损失，如果掌握了此种学术却不加看重，随便向外泄漏的话，上天也要厌恶和嫌弃他。我急切地想掌握这种学术并且对它深入领悟，之后会将它放在金匮里面保存着，不会随便把它宣扬出去。

岐伯说：首先要明确金、木、水、火、土这五种类型的人，之后再用五色作为依据来区分上面所说的五种人，如此就易于得知二十五中人的形态了。

黄帝说：我想听你详细说说。

岐伯回答：一定要非常的谨慎小心啊！就让我为你讲解一下吧。

身形和性情秉承了木性的人，属于木音里面的上角，相似于东方的苍帝。此类人的形态特点是：肤色为青色，头部比较小，脸型比较长，肩背显得比较宽大，躯干显得比较直，手脚都比较小，很有才气，喜欢用心机，体力不是很强，总是为各样的事务而忧心劳神。这类人对时令的适应情况是，对春夏的温热比较能够耐受，对秋冬的寒凉比较不能耐受，秋冬的时候容易感染邪气而导致发病。这类人归于足厥阴肝经，性格特征是比较柔美和安重，为禀受木气最全面的人。另外还有四种禀受木气不全的人，分左右上下四种：在木音中属于大角一类的人，位于左上方，归入到左足少阳经之上，其性格特征是柔弱且退缩不前；木音中属于左角的这一类人，位于右下方，归入到右足少阳经之下，性格的特征是显得比较随和顺从。木音中属于钛角的这一类人，位于右上方，归入到右足少阳经之上，性格特征是比较向前进取。木音中属于判角的这一类人，位于左下方，归入到左足少阳经之下，性格特征是比较正直不阿而缺乏变通。

身形和性情秉承火性的人，属于火音里面的上徵，相似于南方的赤帝。此类人的形态特点是：肤色为红色，脊背宽广，脸显得很尖瘦，头部很小，肩背腹和两腿各个部分的发育情况都比较良好，手脚比较小，步履显得比较稳重，走路很快并且会摇肩，背部和肩部的肌肉显得比较丰满，做事表现得有气魄，对钱财一般不看重，但是缺乏信用，疑虑比较多，察看及分析事物明快且透彻，气色很好，性情比较急躁，一般不太长寿，容易发生暴亡。此类人对时令的适应情况是，对春夏的温热比较能够耐受，对秋冬的寒凉比较不能够耐受，秋冬的时候容易感染邪气导致发病。这类人在五音中比作上徵，归入到手少阴心经，为秉承火气最全面的一类人，性格特征是对事物认识深刻、追求实际效果、办事果断而迅速。另有四种禀受火气不全的人，分为左右上下四种：在火音中属于质徵的这一类人，就归入到左手太阳经之上，性格特征是比较光明正大。在火音中属于少徵的这一类人，就归入到右手太阳经之下，性格特征是比较多疑。在火音中属于右徵的这一类人，就归入到右手太阳经之上性格特征是比较欢欣踊跃。在火音中属于质判的这一类人，就归入到左手太阳经之下，性格特征是比较乐观自得。

身形和性情秉承土性的人，属于土音里面的上宫，相似于中央的黄帝。此类人的形态特点是：肤色显得比较黄，脸显得比较圆，头部显得比较大，肩背的肌肉显得比较丰厚，腹很大，大腿和足胫部显得比较健壮，手脚比较小，肌肉显得比较丰满，身体全身上下显得比较匀称，步履显得比较稳并且举足比较轻，内心显得比较安静，喜欢做对别人有益的事，不喜好权势，擅长团结人。此类人对时令的适应情况是，对秋冬的寒凉比较能耐受，对春夏的温热比较不能耐受，春夏的时候容易感染邪气导致发病。这类人在土音中叫做上宫，归入到足太阴脾经，为禀受土气最为全面的人，性格特征是为人比较忠厚诚实。另外还有四种禀受土气不全的人，也分成左右上下四种：在土音中属于太宫的这一类人，就归入到左足阳明经之上，土气不充足，性格特征是比较平和柔顺。在土音中属于加宫的这一类人，归入到左足阳明经之下，性格特征是为人比较持重。在土音中属于少宫这一类人，归入到右足阳明经之上，土气不足，性格特征是为人比较圆滑灵活。在土音中属于左宫的这一类人，归入到右足阳明经之下，土气不足，性格特征是性格比较独立。

身形和性情秉承金性的人，属于金音里面的上商，相似于西方的白帝。此类人的形态特点是：脸显得比较方，肤色显得比较白，头显得比较小，肩背也显得比较小，腹很小，手脚也很小，足跟显得比较坚厚，他们的骨就像是生长在足踵的外侧一样，身体显得比较轻捷，他们的禀性比较廉洁，但是性情会比较急躁，静的时候显得很安静安，动的时候就显得很剽悍，刚悍但是却能很沉着，因此适合做官吏。这类人对时令的适应情况是，对秋冬的寒凉比较能耐受，对春夏的温热比较不能够耐受，春夏的时候容易感染到邪气导致发病。这类人在金音中叫做上商，归入到手太阴肺经，为禀受金气最全面的人，性格特征是比较果敢决断。另外四种禀受金气不全的人，分成左右上下四种：在金音中属于敛商的这一类人，归入到左手阳明经之上，金气不充足，性格特征是为人比较廉洁自守。在金音中属于右商的这一类人，归入到左手阳明经之下，他们的性格特征是为人比较潇洒舒缓。在金音中属于大商的这一类人，归入到右手阳明经之上，性格特征是为人比较善察是非。在金音中属于少商的这一类人，归入到右手阳明经之下，性格特征是为人比较庄重威严。

身形和性情秉承水性的人，属于水音里面的上羽，相似于北方中的黑帝。此类人的形态特点是：肤色显得比较黑，面部比较多皱纹，头显得比较大，面颊显得比较清瘦，肩显得比较小，腹显得比较大，手脚比较好动，走路的时候身体显得比较摇摆，自腰到尻距离比较长，背部也显得很长。他们一般没有敬畏的人和事，喜欢欺骗别人，总是会被杀戮导致死亡。这类人对时令的适应情况是，对秋冬的寒凉比较能耐受，对春夏的温热比较不能耐受，春夏的时候比较容易感染邪气导致发病。这一类人在水音中叫做上羽，归入到足少阴肾经，为禀受水性最全面的人，性格特征是为人人格比较卑下。在水音中属于大羽的这一类人，归入到右足太阳经之上，水气不充足的性格特征是为人比较洋洋自得。在水音中属于少羽的这一类人，归入到左足太阳经之下，水气不充足性格特征是不管善恶都可以和他们周旋。在水音中属于众羽的这一类人，归入到右足太阳经之下，水气不充足性格特征是为人比较洁身自好。在水音中属于枉羽的这一类人，归入到左足太阳经之上，水气不充足，性格特征是为人比较平静、稳定而拘谨。上述木、火、土、金、水五种形态的人，由于各自的禀赋不一样，特点也各不相同，因而是有着二十五种变化。

黄帝问：如果从五行理论的角度来看，人体已经具有了二十五种类型中某种身形特征，然而没有具备与之相对应的肤色，这是为什么呢？

岐伯回答：根据五行相克的规律，如果出现了形体的五行属性和肤色的五行属性出现相克的情况，或者是肤色的五行属性和形体的五行属性出现相克的反常现象，再加上年忌的相加，又感染到了病邪，就会导致生病。如果疏于治疗、治疗错误，或是自己粗心大意，不注重调养，就不能避免有生命之忧。如果身形和肤色互相对应的话，则表明形质与气机协调，是平安、健康的表现。

黄帝问：如果身形和肤色相克的话，年忌的相加可以得知吗？

岐伯回答：一般人重要的年忌，自七岁这一大忌年开始，一般情况下是每递加九岁就是一个年忌，也就是从七岁开始，十六岁、二十五岁、三十四岁、四十三岁、五十二岁、六十一岁，这几个岁数都是人的大忌之年。在这些年忌里，人应该特别注意对自己身体及精神的保养，在日常生活作息及行为举止上切勿自我损伤，否则就容易遭受到病邪的侵袭而生病。如果已经生病之后又不注意调养治疗的话，病人就会有性命之忧了。因此，人每当到了以上年忌的年龄时，就要格外注意调养，预防疾病发生，更不可做奸邪的事情，以免损伤身体，年忌的意义就是这个。

黄帝问：你曾经说过，依据手足的十二经脉在人体的上下运行及气血多少的变化，可以反映到人体表面的现象，到底是怎样的呢？

岐伯回答：运行在人体上部的足阳明经脉，如果血气比较旺盛的话，那么人两颊的胡须就会显得比较美并且比较长；如果病人比较血少气多的话，那么他的胡须就会比较短；如果病人比较气少血多的话，那么他的胡须就会比较稀少；如果病人的血气都很少的话，那么病人就会没有胡须，并且口角两侧的皱纹比较多。运行在人体下部的足阳明经脉，如果血气比价旺盛的话，那么人的毫毛就会显得比较美并且比较长，甚至可以延续到胸部；如果是血比价多气比较少的话，那么病人的毫毛就会显得比较美并且比较短，只是能长到脐部，行走的时候喜好高抬两脚，足趾上的肌肉比较少，足部经常感觉寒冷；如果是血比较少气比较多的话，那么病人就容易出现冻疮；如果是血气都比较少的话，那么下部就不会长出毫毛，就算有也是比较稀少并且枯悴的，此种人容易得痿、厥、痹之类的疾病。

运行在人体上部的足少阳经脉，如果气血比较旺盛的话，那么病人的两颊连鬓的胡须显得比较美并且比较长；如果是血比较多气比较少的话，那么两颊连鬓的胡须就会显得比较美并且比较短；如果是血比较少气比较多的话，那么病人的胡须就会比较稀少；如果病人的血气都比较少的话，那么就不会生胡须，如果感染了寒湿的病邪的话，就容易出现痹痛还有骨痛、爪甲干枯之类的疾病。运行于人体下部的足少阳经，如果血气比较旺盛的话，那么腿胫部的毫毛就会比较美并且比较长，足外踝的肌肉肥厚；如果是血比较多气比较少的话，那么腿胫部的毫毛就会比较美并且比较短，足外踝这个地方的皮肤坚实且厚；如果是血比较少气比较多的话，那么腿胫部的毫毛就会显得比较稀少，足外踝这个地方的皮肤就会显得比较软和薄；如果病人的血气都比较少的话，那么病人的腿胫部就会没有毫毛，足外踝显得比较瘦薄并且没有肌肉。

运行于人体上部的足太阳经脉，如果血气比较旺盛的话，那么人的两眉就会显得清秀比较长，眉里面有长得长的毫毛；如果病人的血比较多气比较少，那么病人的两眉就会显得粗疏不整，并且脸部有很多细小的皱纹；如果病人是血比较少气比较多的话，那么病人的面部的肌肉就会显得比较丰满；如果病人的血气显得比较调和的话，那么人的面色就会显得比较润泽和美丽。运行于人体下部的足太阳经，如果血气都比较旺盛的话，那么足跟部的肌肉就会比较丰满并且坚实；如果病人是气比较少血比较多的话，那么病人的足跟部肌肉就会显得比较瘦弱、空软而没有力量；如果病人的血气都比较少的话，就会容易出现痉挛转筋、足跟痛之类的疾病。

运行于人体上部的手阳明经脉，如果血气比较旺盛的话，那么人嘴上边的胡须机会长得秀美；如果病人是血比较少气比较多的话，那么病人嘴上边的胡须就会显得比较稀少；如果病人的血气都比较少的话，那么病人的嘴上边就会不长胡须。运行于人体下部的手阳明经，如果血气比较旺盛的话，那么腋毛就会比较秀美，手掌鱼际的肌肉就会显得比较温暖；如果病人的气血都比较少的话，那么病人的两手就会显得比较瘦薄并且比较寒凉。

运行于人体上部的手少阳经脉，如果血气比较旺盛的话，那么病人的眉毛就会比较秀美并且比较长，耳色就会比较红润；如果血气都比较少的话，那么病人的耳部就会出现焦枯和晦暗。运行于人体下部的手少阳经脉，如果血气都比较旺盛的话，那么病人的手部肌肉就会显得比较坚实饱满；如果血气都比较少的话，那么病人的手部肌肉就会显得比较消瘦并且比较寒凉；如果气比较少血比较多的话，那么病人的手部皮肉就会比较瘦薄，脉络就会比较显露在外。

运行于人体上部的手太阳经脉，如果血气比较旺盛，那么病人唇上下的胡须就会显得比较多，面部的肌肉显得比较丰满并且比较平正；如果血气都比较少的话，那么病人的面部就会显得比较消瘦并且比较晦暗枯槁。运行于人体下部的手太阳经脉，如果血气比较旺盛的话，那么病人的手掌的肌肉就会比较饱满；如果病人的血气都比较少的话，那么病人的手掌的肌肉就会显得比较瘦薄并且比较寒凉。

黄帝问：对于这二十五种类型的人，在用针刺治疗的时候有一定的原则吗？

岐伯回答：如果病人的眉毛显得比较秀美，表明足太阳经脉的气血比较充足；如果是病人的眉毛显得比较粗梳没有光泽，表明足太阳经脉的气血都比较少；如果病人肌肉饱满并且肤色显得比较润泽，表明血气比较旺盛有余；如果病人肌肉饱满但是肤色并不润泽，表明气比较多而血比较少；如果病人肌肉消瘦并且肤色并不润泽，表明气血都比较缺乏。细致地观察人身形的外在表现及人体内气血的盈亏，就能测知病症的虚实、病情的顺逆，如此一来就可以进行适当的医治，不致耽误治病的时机。

黄帝说：如何对三阴三阳经所出现的疾病进行施针治疗呢？

岐伯说：诊查病人的人迎、寸口的脉象，以诊视病人阴阳盛衰的变化情况，再顺着经络所运行的部位，诊查病人是否有结聚等气血凝滞、阻涩不通的现象，如果气血瘀滞不畅通，一般都会发生痛痹的疾病，这是因为阳气严重不充足，气运行不畅，造成血液瘀滞，医治时就应该要用针刺的方法补充气机，令阳气运行到这个部位，用以温通其瘀滞的气血，等到气血通调之后就要停止治疗。对于气血结聚在小的络脉而导致血脉瘀滞不通的，可以施针放出淤血，使得脉络得到开通，消除淤血，气血就能正常运行了。

因此说：只要是上部的病气旺盛有余的，就应该要用上病下取的取穴方法，才能引导病气可以向下运行；只要是上部的正气不够的，就要使用推而扬之的施针方法，令正气可以向上运行，让气血实现新的平衡；如果气总是不至而无针感，或是气运行迟缓且中途停滞，就应该要在气停滞的地方快速针刺，以迎接并引导其气，令其运行至病所。一定要先知道经脉循行的情况，才能准确地使用各种不一样的施针方法。如果有寒热交争的情况，那么就依据阴阳盛衰情况的不同，补其不足，泻其有余，调节气血实现平衡；如果经脉里面尽管有郁滞但没有淤结的血话，就依据不同情况进行不同治疗。总而言之，一定先明了二十五种人不一样的外部特点、各部位经脉上下气血的充盈或盛微，还有内部的病理机制等具体情形，也就可以依此来确定医治的方法了。

五音五味第六十五

　　属于火音里面的右徵和少徵类型的人，调治的部位就应该是右手太阳小肠经的上部。属于金音里面的左商和火音里面的左徵类型的人，调治的部位就应该是左侧手阳明大肠经的上部。属于火音里面的少徵和土音里面的太宫类型的人，调治的部位就应该是左侧手阳明经脉的上部。属于木音里面的右角和大角类型的人，调治的部位就应该是右侧足少阳胆经的下部。属于火音里面的大徵和少徵类型的人，调治的部位就应该是左侧手太阳经的上部。属于水音里面的众羽和少羽类型的人，调治的部位就是右侧足太阳膀胱经的下部。属于金音里面的少商和右商类型的人，调治的部位就是右侧手太阳小肠经的下部。属于水音里面的桎羽和众羽类型的人，调治的部位就应该是右侧足太阳膀胱经的下部。属于土音里面的少宫和太宫类型的人，调治的部位就应该是右侧足阳明胃经的下部。属于木音里面的判角和少角类型的人，调治的部位就应该是右侧足少胆阳经的下部。属于金音里面的釱商和上商类型的人，调治的部位就应该是右侧足阳明胃经的下部。属于金音里面的釱商和木音里面的上角类型的人，调治的部位就应该是左侧足太阳膀胱经的下部。

　　上徵和右徵都是火音类型性质的人，调养的时候要选择五谷中的麦，五畜中的羊，五果中的杏等带有苦味的食物。它们是对应于经脉里面的手少阴心经，呈现的颜色为赤色，与苦味食物较为相宜，对夏季气候很适应。上羽和大羽都是水音类型性质的人，调理的时候要选择五谷中的大豆，五畜中的猪，五果里面的栗等带有咸味的食物。它们是相对应于经脉里面的足少阴肾经，呈现的颜色为黑色，与咸味食物较为相宜，对冬季气候很适应。上宫和大宫都是土音类型性质的人，调理的时候要选用五谷里面的谷子，五畜里面的牛，五果里面的枣等带有甜味的食物，它们是对应于经脉里面的足太阴脾经，呈现颜色为黄色，与甜味食物较为相宜，对长夏的气候相适应。上商和右商都是金音类型性质的人，调养的时候要选用五谷里面的黍，五畜里面的鸡，五果里面的桃等带有辛味的食物，它们是相对应于经脉里面的手太阴肺经，呈现的颜色为白色，与辛味食物较为相宜，对秋季气候很适应。上角和大角都是木音类型性质的人，调养的时候要选用五谷里面的芝麻，五畜里面的犬，五果里面的李等带有酸味的食物，它们是相对应于五脉里面的足厥阴肝经，呈现的颜色为青色，与酸味食物较为相宜，对春节气候很适应。

属于土音里面的太宫类型和木音里面的上角类型的人，都可以在右侧足阳明胃经的上部加以调治；属于木音里面的左角类型和大角类型的人，都可以在左侧足阳明胃经的上部加以调治；属于水音里面的少羽类型和大羽类型的人，都可以在右侧足太阳膀胱经的下部加以调治；属于金音里面的左商类型和右商类型的人，都可以在左侧手阳明大肠经的上部加以调治。属于土音里面的加宫类型和大宫类型的人，都可以在左侧足少阳胆经的上部加以调治。属于火音里面的判徵类型和土音里面的太宫类型的人，都可以在左侧手太阳小肠经的下部加以调治。属于木音里面的判角类型和大角类型的人，都可以在左足侧少阳胆经的下部加以调治。属于水音里面的大羽类型和木音里面的大角类型的人，都可以在右足太阳膀胱经的上部加以调治。属于木音里面的大角类型和土音里面的太宫类型的人，都可以在右足少阳胆经的上部加以调治。

属于火音的五种类型，即右徵、少徵、质徵、上徵、判徵；属于木音的五种类型，即右角、敛角、上角、大角、判角；属于金音的五种类型，即右商、少商、钛商、上商、左商；属于土音的五种类型，即少宫、上宫、大宫、加宫、左宫；属于水音的五种类型，即众羽、桎羽、上羽、大羽、少羽。

黄帝问：妇女是不长胡须的，那么是因为她们没有血气吗？

岐伯回答：冲脉与任脉，都是从胞中开始的，顺着脊椎的里边向上循行，经、络脉气血在这里汇合、聚集。它在体表外部较浅的部分循行，顺着腹部向上运行，在咽喉部会合，其中的一个分支，别出咽喉，绕口、唇循环运行。如果血气都很旺盛的话，那么就会使得皮肤得到滋养，使得肌肉得到温养，从而变的湿润有光泽，而毫毛只有营血充足并渗入到皮肤中时才会长出来。而妇女的生理特征恰巧是气有余但血缺乏，这是因为经血会按月排出体外，她们的冲、任经脉气血都出现了亏虚，不足以让口唇四周得到荣养，因此无法生长胡须。

黄帝问：有的男子的阴器受到了损伤，而出现阳痿并且无法勃起，失去了性能力，可是他的胡须还能够继续生长，这是为什么呢？但是宦者实行阉割之后是不会长胡须的，又是因为什么呢？请你说说其中的理由。

岐伯回答：宦者们接受阉刑是割掉了睾丸的，使得冲脉受到损伤，导致冲脉中的血向外泻出，伤口愈合后皮肤变得干结，致使冲脉、任脉中的血液无法正常运行。口唇四周就没有气血的荣养，因此没有办法生长胡须。

黄帝问：有一种人是属于天阉，宗筋没有受到损害，亦非如妇女那般时常排出月经，可是他们也无法生长胡须，这是为什么呢？

岐伯回答：这是先天的生理缺陷，这类人的人冲、任的二脉气血都不旺盛，阴茎、睾丸的发育也并不健全，宗筋也不全备，虽有气但是确血，无法向上运行荣养到口唇四周，因此无法长胡须。

黄帝说：你说得很好啊！智慧高的人可以洞察世间的万事万物，就如同日月有光彩一般，就如同日月的光辉，可以立竿见影，擂鼓作响，听到鼓响就能知道鼓的形状，因此而能知彼，除了先生以外的人，谁还能掌握了世间万事万物的博大精深的道理呢！因此智慧高的人，只要诊查病人的脸色，就可以推知病人体内气血的情况了。如果病人的脸色黄赤，就说明他体内多热气；如果病人的脸色青白，就说明他体内的热气不足；如果病人的脸色比较黑，就说明他体内多血少气；如果病人的眉毛秀美，那么他的太阳经脉的血就比较多；如果病人的须髯相连于耳髻，那么他的少阳经脉的血就比较多；如果病人的胡须秀美，那么病人的阳明经脉的血就比较多。这些都是普遍的规律。

一般人的情况下，人体个经脉气血的状况都是这样的：太阳经经常是血比较多气比较少；少阳经脉经常是气比较多血比较少；阳明经常常是血比较多气也比较多；厥阴经经常是气比较多血比较少，少阴经脉常常是血比较多气比较少；大阴脉常常是血比较多气比较少。这是人体生理的正常规律。

百病始生第六十六

黄帝问岐伯：各种疾病的原因，都是因为风、雨、寒、暑、寒、湿等外邪的侵袭，还有喜、怒等情绪内伤而引起的。喜怒没有节制，就会使得内脏受到损伤；在外感染到风雨之邪，就会使得人体的上部受到损伤；感染了湿冷的邪，就会使得人体的下部受到损伤。人的上、中、下三部感染到的邪气不一样，我想听听其中的道理。

岐伯回答：从致病方面来说，它们都是邪气，但其性质是不一样的。喜怒哀乐属于人的情感，风雨寒暑属于自然现象，阴冷潮湿属于大地环境，因此有的是病先在阴分发生，有的是病先在阳分发生，请允许我来对这里面的道理讲解一下吧。只要因为喜怒不进行节制而引起的疾病，都会对五藏造成损伤，五藏的性质属阴，这就是所说的病起于阴；冷湿的邪气是乘虚侵袭到人体的下部的，这就是所说的病起于下。风雨的邪气是乘虚侵袭到人体的上部的，这就是所说的病起于上。这是依据邪气的致病特点划分的三个部分。而说到邪气对人体的侵害所带来的各种变化，那就更加复杂而难以说清楚了。

黄帝说：我当然说不明白这些变化无常的病情，因此才向您请教，希望可以完全搞清楚其中的道理。

岐伯说：风雨寒暑等邪气，如果不碰到身体发虚的情况，通常是不会使得人体受到伤害而致病的。突然遭遇到急风暴雨但是没有生病的人，就是由于他的身体比较健壮，正气不会出现虚弱，所以邪气也无法独自让人致病的。因此首先身体发虚，然后又遭到贼风邪气的侵袭，就是因素相合，因此就会疾病；通常来说，假如病人的身体比较健壮，肌肉比较结实，又碰到比较正常的四时气候，人就不会轻易得病。决定疾病发生的因素，是四时的气候是否正常，身体的情况是否虚弱，也就是说，人体内正气缺乏而邪气旺盛，就会导致疾病。通常情况下邪气都是根据它们各自的不同性质而侵害人体的固定的部位的，然后依据侵害的部位的不一样，确定不同的命名。从纵的角度来说，人体可分成上、中、下三部；从横的角度来说，人体可分成表、里、半表半里三个部分。

虚邪侵害到人体的话，一定先从最外层的皮肤开始侵犯，如果皮肤出现弛缓，腠理发生开泄，那么邪气就会抓住机会从毛孔进入人体，如果侵害渐渐加深，通常会引起恶寒颤抖、毫毛直竖的现象，皮肤也会感到被紧紧束缚般的疼痛。

如果让邪气滞留下来不除去的话，就会逐渐传到脉络，当脉络中出现邪气时，肌肉就会发生疼痛。疼痛时而发作时而停止，络脉中的邪气就会向经脉传播。如果邪气一直滞留着不除去，病人总是会觉得寒栗恶寒，并且容易受到惊吓。如果让邪气滞留下来不除去的话，就会进入输脉并潜伏下来。当邪气在输脉留滞的时候，就会损伤到足太阳经的六经腧穴，使其无法传到四周，四肢关节就会发生疼痛，腰脊也会感到强烈的疼痛感。如果让邪气滞留下来不除去的话，就会进入人脊内的冲脉中，冲脉受到损害，病人就会出现体重身痛的疾病。如果邪气一直滞留不除去的话，就会进一步传输进入到肠胃，并在那里隐藏起来。肠胃中出现邪气后，病人就会出现肠鸣腹胀的疾病，这个时候如果寒邪比较旺盛的话就会出现肠鸣、泄泻，消化不良之类的疾病；如果是热邪旺盛的话就会出现湿热下利或者大便糜烂，肛门也会有炽热的感觉。如果让邪气滞留下来不除去的话，就会传输进入到肠胃之外、半表半里间的募原也会被邪气侵入，一旦邪气滞留在血脉中，就会和气血出现相互凝结的情况，时间一长就会结聚成为积块。总的来说，邪气在侵袭人体以后，有的是在小的孙络里面留滞，有的是在络脉里面留滞，有的是在经脉里面留滞，有的是在输脉里面留滞，有的是在伏冲之脉里面留滞，有的是在脊膂之筋里面留滞，有的是在肠胃外的募原里面留滞，向上与缓筋相连，各个人体组织因为邪气的渗入、蔓延、泛滥而出现类型不一样的疾病，很难用语言说完。

黄帝说：我想听你讲一下它从开始到结束的原因和内在变化的原理。

岐伯回答：邪气留滞在孙络形成积证，疼痛点在上下往来地移动，由于停积的位置是孙络，而孙络是显得比较浮浅并且弛缓的，不可以将积限定于一处而使其无法移动，因此疼痛就带有了移动的特点。假如积停留的孙络位于肠胃之间，则肠胃之间的水液渗透灌注，则会形成水液停聚，吸收代谢失调，就会有濯濯水鸣的声音；寒邪盛则阳不化水，上下不运，气机不通，腹部胀满雷鸣，并出现刀割样疼痛。若邪气留在足阳明经而形成积滞，积滞位于脐的两旁，病人饱食之后积块就会变得比较大，饥饿的时候积块就会变得比较小。如果邪气停留、成积的位置在缓筋留在缓筋，其形状表现和阳明经的积块相似，但疼痛的特点是饱食则出现疼痛，饥饿时则不痛。如果邪气留肠胃之膜原而成积，疼痛时牵连到肠外的缓筋，特点是饱食后不痛、饥饿时疼痛。如果邪气留在伏冲之脉而成积，用手切按腹部，搏动应手，并随着搏动而阵阵作痛。举手时则患者自觉有一股热气下行，放射到两股之间，就像用热汤浇灌一样，难以忍受。邪气留在脊筋而成积，饥饿时肠胃空虚，积形可以触摸得到，饱食后肠胃充实则触摸不到。邪气留在输脉而成积，脉道闭塞不通，津液不能上下输布，汗孔或其他孔窍干涩，壅塞不通。这些都是邪气从外部侵犯到内部，从上部而转变到下部的临床表现。

黄帝问：积证自开始出现到成形的过程是怎样的呢？

岐伯回答：刚开始出现积证的时候，是由于病人感染了寒邪，寒邪之气向上运行，就会发生积证。

黄帝问：寒邪又是怎样治病的呢？

岐伯回答：寒邪所造成的厥逆的气，首先堵塞了足部阳气，使得血液凝涩，逐渐又导致胫部寒冷，胫部寒冷进而使血脉凝滞，久之，寒冷之邪上逆进入肠胃，导致气机不通而腹胀，腹胀则肠道外组织间的水液汁沫聚积不得消散，这样日益加重而形成积病。又由于病人突然发生暴饮暴食，导致肠里面的水谷太过充满，再加上病人的起居比较无常，或者劳累过度的话，都会损伤到细小的经脉。如果损伤到阳络表层较浅，血液就会发生外溢，所以就会发生鼻子出血的症状；如果损伤到较深的阴络，就会导致血液发生内溢，所以就会出现便血的情况。如果病人的肠胃的络脉受到了损伤，肠道外的腹腔组织间都是溢出的血，如果这个时候肠的外面刚好有寒气的话，那么汁沫就会和外溢的血凝结起来，两者如果出现相互凝结并且不消散的话，就形成了积证。此外病人外感寒邪，内又有忧伤思虑，或是郁怒愤懑等情志损伤，气机就会出现上逆，如果气逆的话六经的气血就会出现运行不畅，阳气就会无法正常运行了，如果血液没有了阳气的温煦就会发生凝结不散，津液也会显得比较涩滞而无法正常输布，也会因此而留滞无法消散，也就形成了积证。

黄帝说：那些"病生于阴"的致病因素都是什么呢？

岐伯说：病人太过忧愁思虑，心脏就会受伤，病人在外感染了寒邪再加上食用寒冷的饮食，肺脏就会受伤；病人太过怨恨、恼怒，肝脏就会受伤；病人酒醉后行房，或者是汗出后受风，脾脏就会受伤；病人用力过度，或者是行房之后出汗又在水中沐浴，肾脏就会受伤。这些规律就是内外三部致病的原因所在。

　　黄帝说：你说得很好。那么如何进行治疗呢？

　　岐伯回答：对疼痛的特点和部位进行仔细地查看，那么就可以知道病变的原因，以其虚实和表现出的各种症状为依据，适当地使用补法和泻法，同时要遵守四季气候和脏腑间的关系，这就是正确的治疗原则。

行针第六十七

黄帝问岐伯：我从先生这里知道了九针的理论，替百姓使用九针的技术来治病的过程中，看到百姓的气血有不同的盛衰情况，施针后的也有不一样的反应，这种差别很明显。有的在进针之前神情就有了变化，精神高度紧张，并对针感有强烈的反应。有的进针后马上就有得气的感觉。有的在出针后才有反应。还有的很不敏感，经过数次针刺才有反应。有的甚至下针后就出现气逆、晕针等不良反应。更有甚者，经过几次针刺治疗后病情反而加重。这六种情况，表现都不一样，我希望能够知道这里面的道理。

岐伯说：如果是阳气比较重的人，就会比较容易激动，具体表现就是非常敏感，对针感有很强烈的反应。

黄帝问：重阳之人是什么样的人？

岐伯回答：重阳之人，他们的神气禀性如同火一样轰轰烈烈，精力充沛，说话爽朗流利，趾高气扬。这是由于它的心肺两脏的气有余，功能强大，阳气旺盛就容易变得激越昂扬，因此他们的神气比较容易激动，对针刺有着强烈的反应。

黄帝问：但是有的重阳之人，他们的神气是不容易被激动，这是什么原因呢？

岐伯回答：这种人就是除了有旺盛的阳气外，阴气也很旺盛，阳中有阴。

黄帝问：如何才能知道病人阳中有阴，阴气也很旺盛呢？

岐伯回答：多阳的人一般情绪饱满，精神愉悦，通常喜上眉梢，多阴的人一般压抑、忧郁、心情紧张、多发怒，并且是多次发怒但是又比较容易缓解，通过这些表现可以说明阳中有阴，阳被阴滞留，阴阳之气的离合会显得比较困难，因此病人神情就没那么激动了，也没有那么强烈的反应了。

黄帝问：有的人对针的敏感度高，针一刺进立即就会有得气的反应，这是为什么呢？

岐伯回答：原因在于人体内的阴阳处于平衡调和的状态，血气的运行就会比较润泽和滑利，因此针一刺进就会有得气的反应。

黄帝问：有的人在出针以后才会有得气的反应，其内在的机制是怎样的呢？

岐伯回答说：这种人阴气比较多并且阳气比较少，阴的功能主沉降，阳的功能主升浮，则沉潜蕴藏处于优势的地位，因此针刺的反应比较缓慢，在出针以后，阳气才会随着针而发生上浮，他的反应才会随着出现。

黄帝问：有的人数次针刺后才会有得气的反应，这是什么原因呢？

岐伯回答：原因在于这类人多阴而少阳，他的气机下沉到很深的部位，气很难达到，对针刺的感觉十分迟钝，因此多次施针以后才会发生反应。

黄帝又问：有的人刚刚进针即出现气逆、晕针等不良反应，这是什么原因？

岐伯回答：进针后出现气逆晕针的不良反应，以及病情在经过多次针刺治疗后反而加重恶化者，并不是患者的体质阴阳偏盛偏衰，以及气机的升浮沉降造成的，都是因为医生本身技术不高明，是治疗上的失误，与患者的形气体质无关。

上膈第六十八

黄帝问：对于因为气机郁结在上，形成食后即吐的上膈证，我已经对它很清楚了。但是由于虫在下部积聚而发生的下膈证，呕吐现象在食后一天左右才会出现，我还不大明白这个道理，请你把它详尽地地告诉我吧。

岐伯说：由于不能很好地调节情志活动，饮食没有节制，并且无法适应气候的寒温的话，就会导致脾胃运化的功能失常，肠道中注入了寒汁。寒冷促使肠道中的寄生虫汇集在一起，虫在下脘盘踞，肠胃扩张，卫气不能正常营运，邪气也滞留在这里。在人饮食的时候，虫闻到了气味，就会向上运行求食，虫向上运行求食，下脘就会出现空虚的状态，邪气就会从这里乘虚侵入，并且在里面积聚，时间久了，就会形成臃肿。臃肿形成了以后，肠道就会变得比较狭窄，传化就会出现不利，因此食后一天，仍会吐出。如果臃肿是在下脘里，疼痛的部位就会比较深；在下脘的外面，疼痛的部位就会显得比较浮浅，同时发生痛的部位的皮肤就会发热。

黄帝问：如何进行施针治疗这种病证呢？

岐伯回答：具体方法是：首先用手轻按住痛部进行按摩，对臃肿部位的大小和病气发展的动向进行观察。先在痛的周围进行浅刺，渐渐进针到深部。这样反复地进行施针，次数不可超过三次。进针的浅深程度，决定于病位的深度。施针以后，一定要使用温熨法，使得热气能够直达到内部。只要阳气慢慢温煦、畅通，那么寒邪的气就会日趋衰退了，内痛自然就会溃散了。在治疗的同时，还要配合适当的护理，清心寡欲，使元气得以恢复。然后再服用比较成苦的药物来加以调理，以软坚化积，从而消化食物，并传输到下部。

忧恚无言第六十九

黄帝问少师：有的人会出现突然忧愤而导致发不出声音，这是因为哪条道路发生了阻塞呢？又是什么样的气机阻碍造成气机不通行，导致没有办法发出声音了呢？我希望能知道这里面的道理。

少师回答：咽部下通于胃，是受纳水谷的必经之路。喉咙下通于肺，是气息呼吸出入的道路。会厌在咽部和喉咙之间，能够开启和闭合，是声音发出的门户。口唇的开张和闭合，犹如开启言语声音的两扇门。舌体上下前后运动，是言语声音的枢机。悬雍垂，是发音成声的关键所在。颃颡又称后鼻道，声音气流一部分由此通过，协助发声。横骨因舌骨横于舌根而得名，受意识支配，是控制舌体运动的组织。所以，鼻腔涕液流而不能收摄，则颃颡闭塞不通，分气失职，多伴有鼻塞声重。会厌薄小的人一般呼吸畅快，开合流利，所以语言流畅；若会厌厚大，开合就不利，气体出入迟缓，所以说话滞涩或者口吃不畅。如果人突然失音，是因为会厌感受了风寒之邪，气道不利，会厌启闭失权，气机不畅，发声器官功能失调，就形成了所谓的失音症。

黄帝说：那么如何进行施针治疗失音症呢？

岐伯说：足少阴肾经，由足部向上运行，与舌根相系，与横骨相联络，在喉间厌这个地方停止。针刺治疗时，应当重复使用泻法来两次施针于足少阴肾经向上同会厌相连的血脉，放血将其中的邪气泻掉，这样的方法可以祛除浊邪，会厌中的足少阴肾经是相联络于任脉的，再施针于任脉的天突穴，会厌的开合功能就可以得到恢复，因此就可以发出声音了。

寒热第七十

黄帝问岐伯：发冷、发热的瘰疬病，大多是在颈部和腋下发生的，这是什么原因造成的?

岐伯说：这都是因为经脉中停留鼠瘘证的寒热毒气，无法消除，导致了这样的结果。

黄帝说：如何治疗这种病呢?

岐伯说：内脏是鼠瘘的病根，但是它所出现的症状，却只表现在项部和腋部。假如毒气游动的位置只在表浅的经脉，而没有在深部的肌肉停留下来而在外部化成脓血的，便容易治疗。

黄帝说：怎样将它消除呢?

岐伯说：应该从致病的根源入手，以对正气予以充实，并通过治疗外在的瘰疬毒邪，以消除发冷发热的症状。同时，要仔细诊查发病的脏腑经脉，以便按照经脉选择穴位，进行针刺治疗。用针的时候出入都要比较缓慢，以实现扶正祛邪的目的。瘰疬还在刚开始的时候，形状小得就像麦粒一样的话，施针一次就会见效，施针三次就可以治好。

黄帝说：怎样对瘰疬病做预后呢?

岐伯说：具体方法是：翻开并查看病人的眼睑，假如病人的眼睛里面有红色的脉络，并且是从上向下贯瞳子的话，就是病情恶化的表现。如果病人红色的脉络出现了一条，就会在一年以内死亡；如果病人红色的脉络出现了半条，就会在一年半以内死亡；如果病人红色的脉络出现了两条，就会在两年以内死亡；如果病人红色的脉络出现了两条半，就会在两年半以内死亡；如果病人红色的脉络出现了三条，就是在三年以内死亡。如果病人只有红色的脉络而瞳子没有被贯通，就是还可以进行医治。

邪客第七十一

黄帝问伯高：邪气侵犯到人体，一些时候会导致人无法闭目入睡，这是什么原因呢？

伯高回答：食物进入胃中，通过消化吸收后，宗气聚于上焦，津液出于中焦，糟粕由下焦排出体外，这三条路就是进入人体内的食物的最终走向。上焦的宗气在胸里面积聚，从喉咙出来，与心肺相连成为呼吸之气。中焦化生成的营气，会分泌出津液，渗注到经脉里面，化成血液。在外可以使得四肢得到营养，在内就会流注到五藏六腑，向全身运输，对应于昼夜的时间。卫气是水谷化生而成的悍气，流动快速凶猛且顺畅，四肢、分肉和皮肤是它最先运行的部分。它白天的时候以足太阳膀胱经为开端，在阳分中运行，夜间的时候从足少阴肾经开始在阴分中运行，运行于全身，没有片刻停顿。厥逆之气滞留在五藏六腑的话，卫气就会只能在阳分运行，而无法运行进入到阴分。因为卫气只能在阳分运行，就会导致在表的阳气比较旺盛，使阳跷的脉气充盈；卫气无法运行进入到阴分，就会阴虚，因此造成失眠。

黄帝说：你说得很好！那么应该如何进行治疗呢？

伯高说：首先用针刺补阴分的不足，泻阳分的有余，使阴阳相互协调，疏通营卫运行的道路，消除引起营卫逆乱的邪气。然后再服用半夏汤一剂，通调阴阳经气，这样病人就可以安然入睡了。

黄帝说：你说得很好。这种针药双管齐下的治疗方法，就如同将水道挖开，对里面的淤塞进行清除一样，让经络得到畅通，阴阳得到调和。你可以把这种汤的组成、制法和服用方法告诉我吗？

伯高回答：这种汤，就是要用八升长流的水制作，先煮此水，用杓扬之千万遍，然后沉淀澄清，取上面的清水五升，以芦苇为燃料进行煎煮。等到水发生滚沸以后，再放入一升秫米，制出半夏五合，继续用慢火来进行煎煮，等到药汤的量浓缩到一升半的时候，再把药渣去掉就做成了。每次服用的量是一小杯，每天服用三次，渐次加一点量，以见效为限度。新患病的病人，服药以后病人很快就能入睡了，出汗以后，病就会好转了；

病的时间就算很久了，服用三剂这样的药后也能够痊愈了。

黄帝问伯高：我希望能够知道人的肢体是如何与自然界中的现象联系起来的？

伯高回答：天是圆形的，地是方形的，头圆，相应于天，足方，相应于地；天上有太阳和月亮，人有两个眼睛；大地有九个州，人有九个孔窍；天有不一样的风雨气候，人有喜怒情绪；天上有雷电轰响，人有声音；天上有四时的变化，人有四肢；天上有五音，人有五藏；天上有六个音律，人有六腑；天上有冬夏的差异，人有寒热截然相反的表现；天上有十个天干，人有十个手指；天上有十二个时辰，人有十个脚趾、阴茎和睾丸；女子不够十二的数，因此能够受孕怀胎来补足这个数；天上有阴阳之分，人有夫妻之合；一年里面有三百六十五天，人有三百六十五个骨骼；地面上有很多高山，人有肩和膝；地面上也有很多深谷，人有腋窝和腿窝；地面上有十二条比较大的河流，人有十二条主要的经脉；地下有泉脉在潜流，人有卫气的运行；地面上会有丛生的杂草，人有毫毛；天上有白昼黑夜变更，人有起卧交替；天上有众星，人有牙齿；地上有许多小山包，人有小关节；地上有山石耸起，人有高骨；地面上有许多林木，人有密布的筋膜；地上有村镇人烟会聚，人有肌肉的隆起；一年里面有十二个月，人体四肢有十二个关节；大地上有四时都草木不生的荒地，人也会有终身不育的男女。上面所说的都是人与天地相对应的现象。

黄帝问岐伯：我想知道持针的原则，进针的道理以及怎样用手指将皮肤伸展，以使腠理得到开泄，此外，再有就是经脉怎样地屈折，在哪里出入，在哪里会合，在经气流注的过程中，从哪里出，到哪里止，在哪里缓慢，哪里又疾急，到哪里而入？又是在哪里进入六腑的腧穴而通贯于全身？关于这些经脉循序运行的情况，我想听你讲解一下。除此之外，在经脉的经别分出的地方？阳经是怎样以腧穴分出而进入阴经，阴经又是怎样由腧穴分出而进入阳经的呢？它们之间是通过什么路径沟通的呢？你可以全面地把这些道理说说。

岐伯说：你所提的问题，已经将针法的要理全都包括进去了。

黄帝说：请你具体说说吧。

岐伯回答：手太阴肺经，从拇指的尖端出来，然后向里面曲折，顺着大指内侧的赤白肉际直达大指本节后面的太渊穴，在这里经气汇集到一起，寸口脉由此形成。然后再向外面曲折，向上运行到本节的下方，再向内屈行与各阴脉络合在鱼际部位。因为这里会聚了几条阴经，因而它的脉气充实、顺畅。手太阴肺经伏行到大指本节后的腕骨，然后向外弯曲，在寸口部浮出，沿着臂曲侧外缘上行，到肘内侧而进入肘关节的大筋之下，又向内屈折上行，通过上臂膈部的内侧进入腋下，向内屈行进入肺中。这就是手太阴肺经由手至胸逆行屈折出入的顺序。手厥阴心包经，出于中指指尖，内屈沿中指内侧上行，流注于掌中的劳宫穴，然后伏行于尺骨和桶骨之间再向外屈折出行于两筋之间的骨肉交界处，它的脉气流动滑利，离开腕部上行二寸后，向外屈折出行于两筋之间，上至肘内侧，进入小筋之下，流注于尺骨和桡骨在肘关节的会合处，再沿臂上行入于胸中，内部与心脏相连。

黄帝问：只有手少阴经没有腧穴，这是什么原因呢？

岐伯回答：手少阴属于心的经脉，由心所主，而心主宰着五藏六腑，是存储精气的内脏。心脏坚固的，外邪无法侵入。如果外邪侵入的话，就会使得心脏受到损伤，神气就会消散，人也就会死亡。通常各种邪气中，但凡对心脏进行侵犯的，都会对心包络经进行侵袭。主宰心包络经的经脉是手厥阴心包经，因此只有手少阴心经脉没有腧穴。

黄帝问：只有手少阴心经没有腧穴，莫非它就对病邪没有感觉吗？

岐伯回答：脏腑各自都有自己的经脉，脏是居在里面的，经是在外面运行的，心脏比较坚固不容易受邪气的侵害，在外面运行的经脉则会因为被邪气侵袭而致病。因此，当心经有病时，可以施针于本经在掌后面锐骨的顶端的神门穴进行治疗。其他经脉的出入曲折运行情况，脉气运行的快慢，都如同手太阴经和手厥阴心包经的循行情况那般。因此各个经脉生病时，可以施针于少阴本经上的腧穴进行治疗。治疗的时候，都要以该经脉气的虚实快慢情况做来依据，分别加以调治。如果是邪气比较旺盛的话就使用泻法，如果是正气比较虚衰的话就使用补法。唯有如此，才可以祛除邪气，加固真气，这是与自然规律相符的治法。

黄帝问：针刺治疗又该如何进行呢？

岐伯回答：必须要首先知道十二经脉的始终的位置、皮肤的寒热现象以及脉象的盛衰和滑涩情况，然后再对是否采用针刺疗法做出决定。如果病人的脉象滑并且旺盛，就说明病势在蔓延；如果病人的脉象虚弱并且细，表明病时较长精气发虚；如果病人的脉象大并且涩，就说明是血气阻塞的痛痹；如果病人的表里都受了伤，血气都出现衰败，寸口脉和人迎脉在气势上有着基本相同的表现，说明病就很难治疗，不适合针刺了。只要是病人的胸腹四肢还继续呈现热象，就表明病邪还未退去，治疗还得继续；热度退去，说明已经消散了邪气，就表明病已经痊愈。同时，通过诊察尺肤肌肉的坚实与脆弱，皮肤的滑涩与寒温、燥湿等情况，以及观察两目的五色，可以分辨五藏的病变，判断疾病的预后。观察血络所呈现的不同色泽，便能推断是寒热、痛痹等症。

黄帝说：针刺治疗的操作方法和穴位的选取，我对它内在的含义还无法进行详尽的了解。

岐伯说：操作施针的法则，首要的就是态度端正，心神一定要安静，专心致志，掌握疾病的虚实情况，而后再考虑使用快、慢、补、泻的手法。用左手将骨骼肌肉的位置标示出来，用右手取穴进针，进针力度要适中，不要太猛，来防止肌纤维缠裹住针导致出现弯针、滞针的不良后果。使用泻法的时候，要垂直进针；使用补法的时候，一定要按闭皮肤上面的针眼，方可出针。在针刺过程中还应采用提、插、捻、转等辅助行针方法，以导引正气，消散邪气，真气自然就固守体内了。

黄帝问：如何进行针刺能将皮肤拉伸而使腠理开泄呢？

岐伯回答：用手按在分肉间的穴位上，从穴位的皮肤上进针，轻微地用力，慢慢地垂立进针，这种刺皮而不伤肉的针法，恰好使神气不散乱而又能达到开泄腠理、排除病邪的效果。

黄帝问：人体的肘窝、腋窝、髋窝、膝窝这八个气血经常流注的地方称为"八虚"，由此能分别诊察什么疾病呢？

岐伯回答：可以通过诊察五藏的病变来知道。

黄帝说：如何来诊察呢？

岐伯说：肺和心都有了邪气的话，那么邪气可顺着它的经脉注入两肘窝；肝有了邪气的话，那么邪气能同经脉一起注入两腋窝处；脾有了邪气的话，能和经脉一同流入髀窝；肾有了邪气的话，那么邪气会和经脉一同流入位于两侧的腘窝部。这八虚所在的部位都是四肢关节屈伸的枢纽，也是真气和血络通行、会合的重要处所。所以，切不可让邪气和恶血在这些部位上面停滞。如果出现停留的话，就会使得经脉筋骨受到损伤，导致关节出现屈伸不利，因此出现拘挛的病候。

通天第七十二

黄帝问少师：我曾经听人家说过人有阴阳的不同，那么阳性之人和阴性之人是如何区分的呢？

少师回答：在自然界中，万事万物的归属，都不能离开五行，人也包括在内。所以人的类型不只是有阴阳两种。关于这方面的详细情况也只能大略地说说，因为简单的语言是无法将它说清楚的。

黄帝说：希望你能给我简略地说说其中的大意，比方说其中的贤人和圣人，才智是超群的，他们的禀赋是否阴阳均衡，行为也做到公正无私呢？

少师说：人大体上分为五种类型，即"太阴的人"、"少阴的人"、"太阳的人"、"少阳的人"和"阴阳和平的人"。这五种类型的人，形态不一，筋骨的强弱情况、气血的盛衰情况也存在着差异。

黄帝问：可以告诉我这五种类型的人的区别吗？

少师回答：所说的"太阴的人"，内心贪得无厌而没有仁义道德，外表上谦虚恭敬，内心里面阴狠奸诈，贪婪索取，讨厌贡献，不在外表现出喜怒，不识时务，只知道为己牟利，在行动方面习惯使用后发制人的手段。"太阴的人"的特征就是这样。

"少阴的人"，他们为人处世的时候喜欢贪小便宜，深藏贼心，嫉妒是其大性，遇到别人有损失，就如同自己得了好处一样觉得满足，喜好伤害别人，见到别人有荣誉就会觉得心里面恼恨，心性上喜欢嫉妒，怀恨在心而不知恩图报。"少阴的人"的特征就是这样。

"太阳的人"，他们平常喜欢到处显示自己，得意洋洋，爱说大话，却没有什么真正的学问，好高骛远，做事盲目不考虑后果，总认为自己是正确的，就算在事业上失败了也还是没有后悔的心。"太阳的人"的特征就是这样。

"少阳的人"，他们为人处事比较小心谨慎，自尊心强，爱慕虚荣，如果得了个小小的官职，就会表现得很高傲自得，喜欢宣扬自己，喜好和人交际，不喜欢平淡无名、无声无息地工作。"少阳的人"的特征就是这样。

"阴阳和平的人"，他们心胸开阔而不斤斤计较，无欲无求而不欢喜过度，遵循事物发展的规律，对个人得失不放在心上，而且比较擅长与时势的变化相适应，就算有了尊贵的身份，还是会很谦逊，常常用道理来使人信服，让人心悦诚服，而非依靠势力来统治别人，拥有良好的治理才华。"阴阳和平的人"的特征就是这样。古时候擅长施针的人，便是根据人的这五种类型特征分别施治的，对邪气旺盛的人使用泻法，对正气缺乏的人使用补法。

黄帝问：怎么样治疗五种不同类型的病人呢？

少师回答："太阴的人"，体内多阴而无阳，他们的阴血一般比较稠浊并且卫气会出现涩滞，无法调和阴阳二气，筋膜会出现弛缓，皮肤比较厚实。在对这种类型病人进行治疗的时候，如果不赶快使用泻法将其阴分泻掉，就不能将病情扭转过来。

"少阴的人"，体内多阴少阳，胃腑显得比较小并且小肠显得比较大，六腑的功能不相协调。胃小，其足阳明胃的脉气显得比较弱小；肠大，其手太阳小肠的脉气会显得比较旺盛。血液耗脱和气衰败的病症就容易在这类人身上出现。所以进行调治时必须对其阴阳盛衰的状况进行详细的察看。

"太阳的人"，体内多阳少阴，对这种人进行治疗的时候，一定要谨慎小心地加以调治，不能耗伤病人的阴血，以防止出现阴气虚脱的状况，而只能使用泻法泄除病人阳气，但是要防止泻阳过度，如果损伤了太多的阳气，则易于造成阳气外脱，外部虚阳浮动，形成狂症。如果病人的阴血阳气都被耗伤而出现外脱，病人就会出现暴死或突然发生昏厥的严重后果。

"少阳的人"，体内多阳少阴，这类人经脉显得比较细小，络脉相对来说显得比较粗大，经脉部位较深，属性为阴，络脉部位比较浅，属性为阳，因此治疗的时候对其阴经使用补法，对其阳络使用泻法，就能使疾病痊愈。可是"少阳的人"以气为主，如果泄其络脉泄得过多，阳气又会被迫迅速消耗，以致中气不足，这样疾病就难以痊愈了。

"阴阳和平的人"，体内阴阳之气和谐，血脉比较和调、顺畅。医生在对这种类型病人进行治疗的时候，应谨慎地察看阴阳的盛衰、邪气和正气的虚实，并且要端详其面容和仪表，以推断脏腑、经脉、气血的有余或不足，而后再根据这个来进行适当的治疗，如果是邪气旺盛的话就使用泻法，如果是正气不足的话就使用补法，对虚实变化不显著的病症则以病邪所在处的经脉为依据选取穴位进行治疗。上面的这些调治阴阳的方法，在治疗时须针对五种类型人的特征来分别进行。

黄帝说：如果和五种类型的人素不相识，刚刚见面，对他的行为又不了解，哪用什么作为辨别的依据呢？

少师回答：一般的人是不拥有这五种类型的特征的，因此五类型的人里面是并不包括"阴阳二十五人"。由于五态人是很有代表性的五种类型的人，他们不同于一般人。

黄帝说：那么应该如何对五种形态的人进行辨别呢？

少师说：属于太阴的人，他们的面色就会显得比较阴沉和黑暗，并且经常会假意谦虚，虽然他们的身材高大，但是他们经常卑躬屈膝、点头哈腰的故作姿态，有这些表现的就是属于太阴一类人。

属于少阴的人，他们的外貌好像显得很清高，可是他们的行动比较鬼鬼祟祟，经常偷偷摸摸的，心里面常有阴险害人的贼心，站立的时候会出现躁动不安的情绪，行走时身体前倾，有这些表现的就是属于少阴一类人。

属于太阳的人，高昂着头，挺胸凸肚，得意扬扬，看上去很傲慢，自命不凡，有这些表现的就是属于太阳这一类人。

属于少阳的人，站立的时候习惯把头仰得很高，行走的时候习惯摇摆身体，总是会把手反挽在背后，有这种表现的就是属于少阳这一类人。

属于阴阳平和的人，外表比较从容稳重，举止也比较大方，性格比较和顺，善于和环境相适应，他们的态度通常比较严肃，他们的品行也比较端正，待人接物总是很和颜悦色的样子，他们的目光比较慈祥和善，作风也显得比较光明磊落，言谈举止都恰到好处，能够有条不紊地处理事情，大家都叫他们为有德行的人。有这种表现的就是属于阴阳调和这类人。

官能第七十三

黄帝问岐伯：我听你讲解了很多九针的道理，多到甚至没有办法说清。我仔细地推究过这里面的道理，通过归纳和整理，概括成了比较系统的理论。现在我念出来给你听听，假如在理论上有什么不对的地方，请你就告诉我，让我进行修正，这样它就可以永远流传到后世了，使后世能正确地理解它，从而避免受到疾病的危害。当然只有遇到了可靠的人，我才会将这套高深的理论传给他，如果是不可靠的人的话我就不传授了。

岐伯行了礼再拜说：请允许我来恭听圣主所讲的理论吧。

黄帝说：用针时，最重要的是做到心中有数，知道脏腑形气所在的上下左右的部位，分别阴阳表里的关系以及十二经脉气血的多少，经气运行的逆顺情况，以及血气出入运行会合流注的腧穴等，这样便可以将各种情况综合起来考虑以便对疾病做出处理。同时，还要掌握祛除结聚的方法，并且知道补虚泻实方法的运用，能将精气在各条经脉中上下贯通的气穴辨别清楚，了解经脉和气海、血海、髓海、水谷之海彼此之间的相通相应关系。诊察出疾病的所在，以及表现出来的热寒、羸弱疲困等虚实证状，需要周密考虑，因病邪所侵袭的气血输注之处，其部位是各不相同的，所以治疗时要根据各经荥穴和输穴不同的部位以选取相应的穴位。而且还要谨慎地给脉气加以调养。还要掌握经气分布运行及表里关系要非常明确，对经络与左右支络交合之处的细节也要做到了如指掌。

如果病人出现寒热交争等阴阳不和的现象，则要能够将具体症状综合起来进行观察和调治。对于那些类似于虚实证的疾病，也可依据经脉的盛衰情况，对病人进行疏通治疗。如果病人的大络中有外邪侵入，左侧邪气旺盛，会影响右边发病，右侧邪气旺盛，则会影响左边发病，因此必须准确掌握病邪停留的部位，采用谬刺法进行治疗，即左病刺右、右病刺左。把疾病的顺逆情况进行了区分的话，就可以提前通知顺者可治，逆者不可治的差别了。如果脏腑经脉的阴阳没有偏差，因外界气候能影响内脏，所以由此可了解某些疾病的起因与时令有关。同时也需要推究疾病的标本，观察其寒热的变化，懂得病邪侵入传变的规律及其盘踞的地方，然后进行针刺治疗，就是刺一万遍，也不会发生危险。掌握九针的不同的性能，并能使它们各自发挥自己的作用的话，就能够说全面了解了施针治疗的方法。

要对手足十二经的井、荥、输、经、合五腧穴的功能有清晰的认识，这样就能针对虚实的病情运用或快或慢的针法进行治疗，经气的往来运行、屈曲伸展、由表入里都存在着一定的规律。提到人体的阴和阳，它们也是符合五行的。五藏六腑是和天地之间的阴阳、五行相合的，五藏是储藏精气的地方，六腑是传化水谷的地方。四时的气和八节的风都有阴阳的差异，人的面部，也分别与阴阳五行相配，同腑脏相合，并且可以在有明堂之称的鼻部集中表现出，其在各部位表现出不同的色泽，可以看做是五藏六腑内在变化的标志。如观察其疼痛的部位，结合在面部左右上下所显现的颜色，就可以知道疾病的属寒属温，以及哪条经脉有病。审察皮肤的寒温、滑涩，可以知道患者的痛苦的部位以及疾病的阴阳虚实。膈分上下，膈上是心肺居住的地方，膈下是肝脾肾居住的地方。诊察膈膜的上下的情况，就能知道病气所在的脏器部位了。

了解经脉运行的规律，然后才能进行施针。针对不同的病情，选取正确的穴位。若正气不足的，用针宜少而进针要慢，进到一定深度，久留其针以待正气恢复。如果是在上半身有大热的话，就应该推热向下运行，使其下和于阴；如果病人病邪的发展方向是自下往上的话，就应该引导它上逆的邪气将其消除。病情复杂的，治疗时要有先后之分，通常情况下，要先治疗先发病的地方。如果是在表有大寒的话，就应该要留针来补阳气，帮助阳气胜寒气。如果寒邪已经进入到里面的话，应该选取正确的穴位以泄出寒邪。凡是不适用针刺疗法的病，通常都是使用艾灸法。如果病人是属于上气不足的话，就可以使用"推而扬之"的方法使得病人的气达到充盈；如果病人是属于下气不足的话，就可以用"积而从之"的留针法随气以将下部的气补足。如果病人是属于阴阳两虚的疾病的话，治疗时可用艾灸法。假如病人是属于经气厥逆导致出现严重寒邪现象，寒邪没过膝部并且骨侧的肌肉出现陷下，要灸治足三里穴进行治疗。再比如，在阴络分布的部位，有寒邪侵袭并滞留在其内，或者从络脉到内脏都有寒邪渗入，就应当使用"推而行之"法将寒邪消除。

如果是寒邪发生凝结而导致经气下陷，就要使用艾灸法来祛除寒邪；如果由于寒邪凝结导致络脉坚紧的话，也要使用艾灸法来治疗；假如对疼痛的准确部位不清楚，就应该施针于阳跷脉的申脉穴和阴跷脉的照海穴。男子以阳跷为经，女子以阴跷为经，如果男子患病的话却施针于阴跷，而如果是女子患病施针于阳跷，则效果就会完全相反了，就是高明的医生所禁忌的做法。能将这些技术牢牢掌握并娴熟地进行应用，用针的理论就全部齐备了。

治疗时运用针刺法，一定要掌握方法和原则。首先要熟知自然界的各种现象，在上要对日月星辰等天体的运行规律进行观察，在下要了解四时、节气候的变化情况，来避免邪气侵入到人体。更重要的是在老百姓中间将这些预防疾病的知识普及开来，能使他们做到对这些邪气带给人体的影响心中有数，及时进行预防，从而避免因为感染到邪气而生病。如果遇到了不符合时令的风雨灾害，或是在气运不足的年份未加以防范，而医生又不了解这些自然变化，不能及时治疗，病情就会加重。因此只有掌握了天时顺逆情况和宜忌的事项，才可谈论施针治疗的重要意义。要取法古人的经验并验证于临床实践，还要吸取现实的治疗经验，只有细致入微地观察那些玄渺难见的形迹，才可以对变化无穷的疾病有透彻的理解。医术低浅的医生是不会注意到这些方面的，而医术精湛的医生却会很重视它。假如无法审查到细微的形迹变化的话，那么疾病就会显得比较神秘莫测而不易把握了。

邪气侵害了人体，人就会出现恶寒战栗的症状；正邪侵害到人体的时候，其结果是在病人的气色上有一些稍微的变化，而病人的身体上并没有什么特殊的感觉，这个时候如果邪气是显得若有若无，若存若亡，而且症状也不是十分明显，通常很难感受到，所以就不能轻易地知道病人确切的病情。因此医术精湛的医生能依据脉气细微的变化，在疾病刚开始的时候就进行治疗；而如果是医术低浅的医生没有掌握这种方法，往往已经形成疾病，才了解怎么样进行治疗，这毫无疑问会严重损伤到人的形体。因此医生在施针的时候，一定要了解脉气所运行的情况，以及邪气所处的部位，然后再守候邪气出入的门户，审视情势，明确调理气机的方法，什么时候应该使用补法，什么时候应该使用泻法，进针应该要快还是应该要慢，还有应该施针于哪些穴位。如果使用泻法，手法必须灵活麻利，直接施针于病的地方并且要转针，如此经气就畅通无阻。快速地进针，缓慢地出针，来引导邪气的外出，进针的时候，针尖的方向要和经气的运行方向相迎，出针的时候要摇动针体以张大针孔，才能快速地外泄邪气。如果使用补法，手法一定要沉着，精神淡定，从容舒缓，先在皮肤上进行按摩，以达到缓解肌肉紧张、放松肌肉的目的，再找准穴位，左手对腧穴周围的皮肤进行按摩以触动经气，再用右手推循着皮肤，轻轻地进行捻转，缓慢地进针，针身一定要始终处于端正的状态，同时医生一定要安心静神，等候气的到来，气到了以后，要稍微地留针，等待经气通畅以后快速地出针，按揉皮肤，闭合针孔，如此的话真气就能在内存守而不向外泄了。总而言之，用针的秘诀和关键，在于神气的调理、保养，千万不要忽略这一点。

雷公问黄帝：《针论》上面说：见到了合适的人才能传授给他针刺的理论，如果是不合适的人就不可传授给他。那么如何知道这个人是否可以传授呢？

黄帝说：根据每个人的特点，让他承担一定的技术职能，在实际工作中观察他的技能，就知道他们是否可以传授了。

雷公说：我希望知道如何根据才能任用人才。

黄帝说：眼睛比较明亮、视力比较好的人，就可以给他们传授诊察颜色的能力；听觉比较灵敏的人，就可以给他们传授辨听声音的能力；说话比较流利、思维比较敏捷的人，就可以给他们传授理论，让其进行理论的传播；言语比较缓慢、行动比较安静、手比较巧心比较细的人，就可以给他们传授针灸的方法，用来调理正气和血气、对各种逆乱不顺的疾病进行调治，对阴阳盛衰的情况进行观察，同时还可以从事处方配药的精细工作；肢节比较缓和、筋骨比较柔顺、心气比较平和的人，就可以给他们传授导引按摩的技术，让他通过运行气血来治疗疾病；嫉妒成性、口舌比较恶毒、言语比较轻薄的人，就可以让他们做"唾痈咒病"的事；手足生硬、凶狠，做事经常会损坏器具的人，就可以给他们传授按摩积聚、抑制痹痛的技术。依据各人的才能，发挥他的特长，各种治疗方法就能推行。这样，他们工作才能做好，名声就会流传开来。如果传授的人不合适的话，那么接受传授的人功业也无法成就，老师的技能也就无法得到发扬光大，声誉也会受到影响。因此说，见到合适的人，才能给他传授理论知识，如果是不合适的人的话，就不能给他传授，说的就是这个道理。至于手是否比较狠毒，可以做个用手按乌龟的实验，在器具下面放一只乌龟，把他的手放在器具的上面，每天按一次，手比较狠毒的人，乌龟五十天就死了；如果是手不狠毒并且比较柔顺的人，就算按了五十天乌龟还会是活着的。

论疾诊尺第七十四

黄帝问岐伯：我希望能够不用通过望色、诊脉的方法而只靠对尺肤的诊察，就能说出疾病的部位和性质，根据外在的表现来推测病人内在的变化，要做出正确的诊断，临床上应用的具体方法有哪些呢？

岐伯说：对尺肤的紧急弛缓情况、高起瘦削情况、滑润涩滞情况的各种表现进行详尽、细微的察看，就能确定病形了。如果看到病人眼胞上有轻微浮肿的现象，就如同刚刚睡醒的样子，颈部的人迎脉有清晰的搏动脉象，并且会经常咳嗽，如果用手按压病人的手足的话，被按的地方就会发生深陷不起的情况，同时有这些表现，就能确诊是风水肤胀病。

尺部的皮肤显得比较滑而不涩并且比较润泽，就是患了风病；尺部的肌肉显得比较松软柔弱，身体倦怠，嗜睡，卧床不起，肌肉消瘦，是寒热虚劳之病，不容易治愈。尺部肌肤显得比较滑润就像青脂一样的，就是患了风病；尺部肌肤显得比较涩滞不滑，就是患了风痹病；尺部肌肤显得比较粗糙干燥，就像干枯鱼鳞一样，是脾脏虚弱衰老、水饮不化的水湿痰饮病的表现；尺部肌肤显得比较灼热，脉象比较旺盛并且比较躁动，就是患了温病。脉象显得比较旺盛并且畅通无阻，就是病邪即将被驱出，正气即将渐复，病即将痊愈的表现；尺部肌肤显得比较寒冷，脉象比较小而却没有力气，就是患了泄泻或气虚的病；尺部的肌肤热得烫手，先发热然后才发冷，就是患了寒热往来之类的疾病；尺部肌肤先是感到寒冷，久按以后才感觉到发热，也是寒热往来之类的疾病。

发热的部位只有肘部，就是腰以上的部位有热象；发热的部位只有手部，就是腰以下的部位有热象。原因在于肘部与腰上相应，手部与腰下相应。发热的部位只有肘关节前面，就是前胸部位有热象；发热的部位只有肘关节后面，就是肩背部位有热象；发热的部位只有手臂中部，就是腰腹部位有热象。肘部后缘以下三四寸的地方感到热，就是肠里面出现了寄生虫。掌心感到热，就是腹里面有热象；掌心发寒，就是腹里面有寒象。手鱼际上白肉部分出现青色的血脉，就意味着胃中侵入了寒邪。尺部皮肤热到烫手，并且人迎的脉象比较旺盛，是热盛伤阴、营血耗损的失血症的表现；尺部肌肤急紧并且人迎脉弱小，就是气虚元阳不足的疾病。倘若还出现烦闷难安等情形，并且日甚于日，则是阴阳都要绝迹的症状，人会很快死去。

眼睛发红，就说明在心脏有病；眼睛发白，就说明在肺脏有病；眼睛发青，就说明在肝脏有病；眼睛发黄，就说明在脾脏有病；眼睛发黑，就说明在肾脏有病。眼睛发黄同时又掺杂其他的颜色，而且难用语言描述的，就是在胸里面有病。对眼睛疾病进行诊察时，如果有赤色脉络从上睑延伸到下睑的话，是在足太阳经发生的疾病；赤色脉络自下睑延伸到上睑的话，是在足阳明经发生的疾病；赤色脉络自外眦延伸到内眦的话，是在足少阳经发生的疾病。对有寒热发作的瘰疬病进行诊察时，如果有赤色脉络将瞳子上下贯通，发现一条赤脉，一年以后病人就会死亡；发现一条半的赤脉，一年半以后病人就会死亡；发现两条赤脉，两年以后病人就会死亡；发现两条半赤脉，两年半以后病人就会死亡；发现三条赤脉，三年以后病人就会死亡。

对由龋齿引发的疼痛进行诊察时，要对经过两侧面颊而交叉环绕于口周围的阳明脉进行按压，有经气太过的部位必然单独发热。左侧发病，就说明是在左侧阳明经有热；右侧发病，就是右侧的阳明经有热；在上的上热，在下的下热。

对皮肤上呈现的血脉进行诊察时，赤色越多，发热情况越严重。青色越多，疼痛越剧烈。黑色越多，就是经久不愈的痹证。如果有多处部位红、黑、青的颜色都混在一起表现出来的，就是寒热相兼的疾病。身体疲乏伴有隐痛并且肤色微黄，牙齿表现为色黄并且污浊，爪甲上面也表现为黄色，就是得了黄疸病。精神较倦怠并且嗜睡，小便呈现黄赤的颜色，脉显得比较小，并且阻塞不畅又不润滑，就会出现不欲饮食的症状。

人感染疾病以后，位于手桡骨部位的寸口脉和颈部的人迎脉搏动力量大小齐等，浮沉现象表现又相一致的，则这种疾病就很难治愈了。

掌后尺骨侧凹陷的部位为神门穴，是手少阴心经的动脉所在之处。这条动脉平时细小而隐潜，如果女子的这条动脉搏动明显增强，就是怀孕的表现。

婴儿有病时，其头发如果蓬乱枯槁，并且向上竖立的，为不治之症。观察耳廓间细小脉络，如果出现脉色青黑紫暗，并且形态鼓起，说明有筋肉抽搐、腹痛的症状。假如病人的大便腹泻是青绿色并且呈现瓣状，就是脾胃虚寒、食物不化的飧泄病的表现。再加上脉搏比较弱小，手足比较冰凉的现象，则说明脾胃阳气将要耗尽，这种病就会很难治愈；假如脉搏比较弱小，但是手足犹然比较温暖，那么这种腹泻就比较容易治好。

四季的气候变化、寒暑交替的规律是，阴盛到达顶点的时候就会转变成阳，阳盛到顶点的时候就转变成阴。阴性是属于寒的，阳性是属于热的。因此寒到一定程度的时候就会变热，热到一定程度的时候就会变寒。所以才有了寒生热、热生寒的说法，天地间阴阳相互转化、此消彼长的道理就是这样。因此，如果在冬天的时候感染了寒邪，却不会立即发病，而是先在人体内部潜伏下来从而形成伏邪，到了春天就会患温热病；如果在春天的时候感染了风邪，却不会立即发病，到了夏天就会出现泄泻、痢疾的病；如果在夏天的时候感染了暑邪，却不会立即发病，到了秋天就会出现疟疾；如果在秋天的时候感染了湿邪，却不会立即发病，而是在人体潜伏下来，到了冬天就会出现咳嗽病。这是因为四季气候差异，根据四季变化的次序特点而形成的不同类型的疾病。

刺节真邪第七十五

黄帝问岐伯：我听说刺法分为五节，具体情况是怎么样的呢？

岐伯回答：施针方法里面的确是有五节的说法的，它的本质上说的是五种针刺的方法，第一种叫做振埃，第二种叫做发蒙，第三种叫做去爪，第四种叫做彻衣，第五种叫做解惑。

黄帝说：先生所说的这五节刺法，我对它的具体含义还是不太明白。请你详细地讲给我听。

岐伯说：振埃针法，就是施针于四肢和浅表运行的经脉，以对阳病进行治疗；发蒙针法，就是施针于六腑的腧穴，以对腑病进行治疗；去爪针法，就是施针于关节支络；彻衣针法，就是普遍施针于诸阳经的奇穴；解惑针法，就是调和人体的阴阳情况，少补多泻，使其恢复相对的平衡，就能治愈疾病。

黄帝说：刺节中的振埃，您说得对。浅层的经脉运用针刺法，来对阳病进行治疗，可我对其中的原理还是不很清楚，我想听你详细地说一说。

岐伯回答：振埃之法，说得具体一些就是运用针刺对阳气大逆，布满胸中，胸部发胀，呼吸时有张口抬肩现象等疾病进行治疗，或者是胸中之气向上运行冲逆，致使发生气喘吁吁，只能坐、伏而不易仰卧，讨厌尘埃和烟气，一碰到烟尘就会加重病情，致使喉咙出现噎阻，呼吸不通畅的现象。此法称为振埃的原因在于，治疗这种病收效极快，立竿见影，甚至比振落尘埃还要迅速。

黄帝说：先生说得很好！那该选取哪一个穴位呢？

岐伯回答：选取手太阳小肠经的天容穴。

黄帝问：假如出现咳嗽上气，胸部发生痛痹的现象，应该选取哪一个穴位呢？

岐伯回答：选取任脉的廉泉穴。

黄帝问：选取这两个穴位时，对针刺有相应的要求吗？

岐伯回答：选取天容穴的话，针刺深度不能超过一寸；选取廉泉穴的话，发现病人血色一变浅就应该马上停针。

黄帝说：先生说得很好！

黄帝问：刺节中所说的发蒙法，我还没将它的含义搞清楚。发蒙法原本以耳聋听不见，目盲看不见的疾病为治疗对象的，先生说的却是施针于六腑的腧穴，那究竟针刺什么腧穴能将这耳目病治愈呢？我想知道这里面的道理。

岐伯回答：您问的问题很妙呀！针刺最妙的地方就在这里，是施针技术的极致境界了，其中的秘诀只能意会不能言传，只靠日常说的和记录在书本中的内容，还无法将它神乎其神的奥妙阐释清楚，我所描述的发蒙，它的见效速度，要远远快过启发蒙聩。

黄帝说：先生说得很好！那么，我希望能彻底地知道这方面的内容。

岐伯说：针刺治疗这种病，一定要在日中的时候进行，施针于手太阳小肠经的听宫穴，借助手法的运用让针刺感应到瞳子，并使耳朵中可以听见发出的响声，这就是对本病进行治疗时要取的主要穴位。

黄帝说：您说得很好！那要让耳朵听到声音又该如何做呢？

岐伯回答：在对听宫穴运用针刺法的同时，用手紧紧地按压住两侧的鼻，紧接着合口，使气上行经过耳目，如此一来耳朵中就可以在进行针刺的同时相应地发出声音。

黄帝说：先生说得很好！这真是不知不觉中，就让针刺感应进行传导，什么也没看见，效果却显著地体现出来，的确是太神奇了。

黄帝问：刺节上面所说的去爪法，您说是对关节的支络进行针刺，我希望能彻底知道这里面的道理。

岐伯回答：腰脊是身体内的关节中较大的一个，下肢是人行走的核心所在，站立时要靠它支撑；阴茎有生育繁殖的功能，可用来交媾排精，同时津液也通过它排出。假如病人的饮食不节制，喜怒过度的话，津液的运行和代谢就会受到影响，导致津液向内溢出，阴囊就会逐渐地肿大起来，病人就会出现俯仰不便，行走比较困难现象。发生这种病变是水液聚积造成的，导致上下水道无法通调。这个时候应该要使用铍针、砭石来进行治疗。因为这种病人的阴部显得比较肿大，所以就算是宽松的下衣也难以遮掩，因此祛除积水是治疗的目的所在，就好像是剪去多余的爪甲一般，因此取名为去爪。

黄帝说：您说得很好！

黄帝问：刺节中所提到的彻衣法，您说的是遍刺六腑之别络，没有固定的部位，我希望能够彻底地了解一下这方面的情况。

岐伯回答：此方法是针对阳气旺盛有余并且阴气显得比较虚弱不足的疾病来说的。阴气虚弱不足就会在内生成虚热，阳气旺盛有余就会在外见到实热，内外两热的彼此搏结在一起，其热度比怀抱着的炭火还要有过之而无不及。由于炽热异常，因此只想裸露身体而不想被衣服所遮盖，更不敢让人接近身体，更甚者由于怕热而不想身体贴近床褥。因为腠理闭塞，汗无法流出，热邪无法向体外散出，使口舌焦渴，嘴唇显得比较干燥，皮肤会发生枯裂，咽喉比较干涩，并且无法辨别饮食的滋味。

黄帝说：先生说得很好！那么，如何进行施针治疗呢？

岐伯说：首先施针于手太阴肺经的天府穴和足太阳膀胱经的大杼两穴，每个穴位施针三次；然后施针于膀胱经的中膂穴，以泻除体内的邪热；最后对手太阴经和足太阴经运用补法，来让病人出汗。待热势退去、汗液减少的时候，疾病就治好了。其见效的速度，比脱去外衣还要迅速！

黄帝说：先生说得很好！

黄帝又问道：刺节中所提到的解惑法，您说的要全部知道调和阴阳和运用补泻的道理，使人体内阴阳虚实相互变化移易，以达到平衡。那么，到底是如何解除疑惑的呢？

岐伯回答：人患上了中风之类的病，一定有地方偏虚，虚者即正气不足，实者即邪气充足有余，所以病人的行为举止会出现轻重失宜的情况，身体倾斜反侧，成俯伏欲倒的形态。情况严重时，能导致神志不清，意识模糊，无法分清东西南北，症状的出现上下不定，错乱无常态，因而它比纯粹的神志不清的疾病要更为严重。

黄帝说：先生说得很好！那么，应该如何进行治疗的呢？

岐伯说：无论症状复杂到何种程度，必须要将其多余的邪气泻掉，对其不足的正气进行补充，从而使其阴阳达到平衡状态。这种针刺之法是对其根本的治疗，见效快，速度比只对神志不清进行消除还要迅速！

黄帝说：先生说得真好！请允许我记录下来这些内容，并把它放在灵兰之室里面收藏，进行精心的保存，决不敢随便将其泄露。

黄帝问：我听说有方法可以对五邪进行针刺，请问五邪是什么呢？

岐伯回答：病有持久的臃肿的，有属实的，有属虚的，有属热的，有属寒的，所说的五邪就是这样。

黄帝问：那么，如何用针刺对五邪引起的疾病进行治疗呢？

岐伯回答：使用施针治疗五邪病的方法，不过五条。针对瘅热的疾病，就一定要消灭热邪；针对臃肿聚集的疾病，一定要使得痛邪消散；身上出现寒痹的，就要助阳热以对血气进行温煦；体内有虚邪的，要对阳气进行补充以使其强健；邪气旺盛的，必须要将邪气清除掉。请让我来把这些方法详细地说明一下。

通常对痛邪进行治疗时，不能在初期邪气旺盛之时，与其锐势正面相对而胡乱使用铍针刺破排脓。应耐心地加以调治，这样痛毒就会不化脓，此时应改换不同的方法进行针刺，使邪毒不在固定的部位留聚，这样，病邪就会渐行消散。所以不论是阳经还是阴经，只要是经过臃肿所生的部位，就要施针于该经的腧穴并且要使用泻法。

通常对大邪进行针刺，应用针刺迫使邪势减小，也就是泻其有余，从而使邪气日趋虚衰，在进行针刺治疗时，要急于疏通病邪，刺中病邪的所在，肌肉自然就亲附致密，观察到邪气泄去，真气就相应恢复了功能。因实邪多在三阳，使用这种方法的时候应该是施针于各阳经的分肉之间。

通常小邪多数的时候都出现在分肉间，针刺方法是必须日益壮大其真气，补其正气的不足，邪气就不致为害了。同时审查邪气的所在，当其尚未深入的时候，迎而夺之。这样远近的真气尽至，正气充足，外邪则难以内陷。治疗时不要针刺太过，因为这样往往会损伤正气，在使用这种方法的时候应该是要施针于分肉之间。

在施针于热邪弛张的疾病的时候，应当把邪气发越于外，而使之由热转凉，邪被排出后，不再发热，即属无病了。所以在针刺时要用疏泄的手法，为邪气疏通道路，开辟门户，使腠理开泄，让热邪可以外出而发生散越的话，疾病就能治好了。

在施针于寒邪疾病的时候，应当用温法，以保养正气，针刺时缓慢进针，待其得气则疾速出针。出针后，针孔已闭合，正气才不会外散。这样可使神气恢复正常，精气渐渐旺盛，从而达到补气行血散寒的目的，如此的话，虚实就能调和，真气也就保护周密、存于内部了。

黄帝问：要施针治疗这五邪的时候，应该选用什么样的针具呢？

岐伯回答：施针于痛邪凝滞的疾病的时候，要选用有刃且锋利的铍针；施针于实邪的时候，要使用锋针；施针于虚邪的时候，要选用员利针；施针于热邪的时候，要使用镵针；施针于寒邪的时候，要使用毫针。

请让我再来说说有关解结的道理。人体是相配合于天地自然的，同四季有着密不可分的联系。将人与天地相参的道理为依据，才可以对解结发表看法。例如，下面有湿润的泥土，上面才可以长出茂盛的苇蒲，从它们长势茂盛与否的情况，就可以推断出水泽有多大的面积。依据这个道理，通过人外部形体强弱的情况，就能将气血的多少推测出来。阴阳二气发生运动和变化，可通过寒来暑往的气候变化进行说明。天气炎热的话，阳气散发到上部，水湿就会蒸发而向上升腾在空中形成云雨，此时草木的根茎中水分的含量就降低了。人体在热气的熏蒸下，阳气游动到外部，所以皮肤表现得比较弛缓，腠理显得比较开疏，血气也比较消减，汗液出现大泄，体表发生湿滑；天气寒冷的时候，土地冻结，水就会凝成冰，人体阳气也在身体里面沉藏着，所以皮肤的腠理比较细密，腠理发生闭合，不出汗液，血气显得比较旺盛，肌肉显得比较坚紧不润滑。寒冷的季节里面，就算是擅长游泳行舟的人，也无法在冰中来往；就算是擅长掘地的人，也很难开凿冻土。同样，擅长用针的人，在体内阴寒旺盛的情况下，也取法直接治疗四肢厥冷的疾病。倘若由于寒冷致使血脉发生了凝结，如冰一般坚硬，血气无法流畅地运行，在这种情况下要让它即刻恢复到柔软状态是不可能的事。

因此，行水的人一定要等到天气变暖，河冰出现消融以后，才能在水面上来往运行；掘地的人也一定要等到天气变暖，冻土出现松解以后，才能去挖掘土地。人的血脉也是同样的道理，针刺只有在阳气运行、血脉疏通后才能进行。治疗四肢厥冷的疾病的时候，一定要先用温熨的方法，调和经脉，在手掌、腋下、肘部、脚部、颈部还有脊背使用熨灸法，等到温热的气通达到各处以后，血脉的运行也就恢复到正常状态了，然后对病情进行诊察，假如经脉里面的血液流行的比较滑利，则说明身体表层有卫气浮动，就用施针的方法让其平复；假如病人的脉搏显得比较坚实紧急，则是寒邪旺盛的表现，就要用破除的方法让其消散，等到厥逆的气衰退、阳气复原之后才能停针。像这样，以邪气聚结的情况为依据先疏通后治疗的方法，就是所说的解结。

只要是用施针的方法来治疗疾病的，主要目的在于对气机进行调节。人气从水谷中来，水谷之气在胃腑里面积储，转化成营气和卫气分别运行在各自的路径中，宗气在胸中直流滞留、积聚而形成气海，其向下运行的气体灌注于气街穴处，其上行的气体走向呼吸道里。所以，如果是在足部发生了厥冷的病的话，宗气就无法正常地按照由上向下的方向进行了，脉络里面的血液就会发生凝结和留滞而导致运行不畅，像这样的疾病假如不先使用温熨的方法来使气血得到温通的话，针刺治疗就无法实现预期的疗效。运用针刺治疗疾病，必须要先诊察病人经络的虚实通塞情况，用手来回切按，弹动经脉，感觉到应指而动的部位，然后取针刺入穴内。如果手足的六经脉气都比较和调通达的话，一般来说是没有病患的，就算有病也会自己痊愈。如果某一经脉发生上实下虚而阻塞不畅的情况，就一定是因为横行的络脉发生淤滞后阻碍了大经脉的运行，导致发生阻塞不通的现象，针对这样的情况，治疗时应将发病的部位找到，对其使泻法，这也是所说的解结的方法。

假如病人上部有寒象、下部有热象，就要先施针于足太阳膀胱经位于颈部四周的穴位，并且留针的时间要长。施针过后再温熨病人的颈部和肩胛部，这样做的好处是能将上部的寒邪赶走，使热气从下到上融会贯通，此时才能停针，这就是所说的"推而上之"的治疗方法。

假如病人上部有热象，下部有寒象，诊察发现病人下部经络中存在下陷不充的虚脉，就应当运用补法，使其阳气向下运行后，才能停止施针。所说的"引而下之"的治疗方法就是这样。

出现全身高热，神情狂躁不安，并有幻视、幻听、胡言乱语现象的，就要诊察足阳明经的正经和脉络的虚实情况，然后进行取穴、施针。如果是虚证的话就使用补益的方法，如果有淤血并且属于实证的话就使用泻法。同时，在病人仰卧时，医生坐在病人的头顶的前面，以两手的拇指和食指，将患者两侧颈动脉部挟持住，进行按压，挟持的时间要长一些。并捏起肌肤，遵从从上到下的方向进行切按，一直到两锁骨上窝缺盆处停止。然后重复上面所说的动作，待到热邪散去以后，才能停止按抚。所说的"推而散之"的治疗方法就是这样。

黄帝问：有一条经脉上有病邪，却导致发生了几十种疾病，也许是疼痛，也是痈疽，也许是发热，也许是恶寒，也许是瘙痒，也许是痹痛，也许是麻木不仁、无法活动，病症变化多端，这里面有什么样的缘故呢？

岐伯回答：这些病变都是因为被不同种类的邪气侵害才会产生的。

黄帝问：我听说气的叫法很多，有真气，有正气，有邪气等不同的名称。那它们分别指的是什么呢？

岐伯回答：所说的真气，是从先天的精气那里禀受而来的，相合于水谷精微的气，并且对全身进行供养。它为人体生命活动提供了动力，并能抵御外邪。所说的正气，又名风气，是指与季节保持一致的正常气候，它是在不同的季节中，从这个季节中所主的方向而来的风。如春季从东方来的风，夏季从南方来的风，秋季从西方来的风，冬季从北方来的风。这些迎合季节的风，一般不会引发疾病。而所说的邪气，又名虚风，它是一种贼风，于无形中伤害人体。一旦对人体造成伤害，使人体受伤的部位比较深，所以无法自行散除。正风就算是对人体造成了损伤，也使人体受伤的部位比较浅显，疾病也很轻微，因此可以自行恢复，其中的原因在于正风的来势相对来说比较柔弱一些，无法战胜人体内的真气，因此无须治疗就会自行散去。

如果虚邪的贼风侵犯到人体的话，病人就会发生寒慄，怕冷，毫毛发生竖起，肌肤松散，腠理出现开泄之类的症状。假如邪气对骨骼进行侵害，就会导致骨痹；对筋进行侵害，就会发生筋挛；在经脉里进行侵害，就会使得血脉发生闭塞不通，血气积聚而化热形成臃肿；如果在肌肉进行侵害，就会相搏于卫气，阳气旺盛的时候就会出现热象，阴气旺盛的时候就会发生寒象。寒邪比较旺盛，真气就会被迫离散，就会表现出虚象，人体正气空虚衰退后，阳气不足，就会比较畏寒。如果邪气在皮肤之间搏结，而且向外发泄的话，腠理就会出现开疏，毫毛就会发生动摇和脱落；如果在皮肤间进行侵害，同卫气搏结而散发出体外，促使腠理打开，毫毛脱落，如果邪气运行于皮腠之间生成疾患，病人的皮肤就会发痒；如果邪气留滞而不去的话，营气和卫气不能调和，就会导致痹证；如果仅仅是卫气出现滞涩不畅通地运行，就会导致麻木不仁。

虚邪贼风侵犯到身体一侧，会侵入比较深的位置，就会在营气和卫气里面滞留，营气和卫气功能出现衰竭，那么真气也会随之离去了，但是邪气就会在体内独留，这个时候病人就会出现半身不遂的偏瘫症。如果邪气是对比较表浅的部位进行侵害，也会引起血脉出现不和从而导致病人半身疼痛。

如果虚邪侵犯人体的部位比较深，寒热集结，并且留居在体内久留不去的话，倘若阴寒达到旺盛状态，阳热不举，营气凝结阻塞，骨节就会发生疼痛，肌肉就会出现枯萎；倘若旺盛的热邪，阴不盛阳，肌肉就会出现腐烂，并且逐渐化脓；假如虚邪进入到更深的部位，使得骨骼受到损伤，就会形成骨骼坏死的骨蚀；假如邪气在筋部积聚，则筋脉就会发生屈曲无法伸展，邪气在里面长久地留居无法消退，就会出现筋瘤；邪气集结起来回到体内，卫气积留而不能复出，以致阳不化水，津液不能输布，留于肠胃与邪气相搏结，成为肠瘤，但是发展得比较慢，拖延数年，假如邪气集结起来回到体内，津液就会发生停留不行，又连续受到邪气侵袭而凝结不散，情况日益加重并且发展迅速，邪气接连积聚的话就会导致昔瘤，如果用手按压的时候会觉得坚硬；如果邪气在深层的骨部集结并滞留下来，成为疾患，日益扩大，从而出现骨瘤；假如邪气是在肌肉结聚，如果有内热存在，就会转化成脓水，没有内热的时候就会转化成为肉瘤。上面所说的这几种邪气致病的情况，变化多端，发病时也没有固定部位，按照症状表现，都会有固定的名称。

卫气行第七十六

　　黄帝问岐伯：我希望能够知道卫气在人体内是怎样运行的？何时散出体外？何时进入体内？会合的地方又在哪里？

　　岐伯回答：一年里面有十二个月，一天里面有十二个小时。子的位置在北，午的位置在南，将南北连接起来的竖线是经，形成了一条纵向的经线；卯的位置在东，酉的位置在西，将东西连接起来，形成了横向的纬线。天体围绕着星宿循环运行，分别散布于东南西北四个方位，每一方位各有七个星宿，四七一共二十八个星宿。房宿的位置在东，昴宿的位置在西，相对就形成了横向的纬线；太阳以东方的房宿为起点，顺着黄道途经南方到达西方的毕宿，时间包括了卯、辰、巳、午、未、申六个时辰，这六个时辰是白天，属阳；太阳从西方的昴宿，沿黄道经过北方到达东方的心宿，时间是酉、戌、亥、子、丑、寅六个时辰，这六个时辰是夜晚，属阴。一个昼夜中，卫气就在全身运行五十个周期，白昼的时候在阳分运行二十五个周期，夜间的时候在阴分运行二十五个周期，并在五藏中循环运行。在清晨的时候，卫气在阴分的循行过程结束，卫气从目进入阳分，眼睛也就睁开了。接着卫气就从目内眦向上运行到头部，再经过颈部顺着足太阳膀胱经的通路向下运行，经过背部向下运行，到达足小趾外侧端的至阴穴。其中一部分又自目外眦分出来，向下顺着手太阳小肠经运行，最后到达手小指外侧端的少泽穴。另一部分散行的，同样自目外眦分出来，顺着足少阳胆经向下运行，注入足小趾和第四趾之间的窍阴穴。卫气又从上部循手少阳三焦经所过的部位向下行，到达手小指和无名指之间的关冲穴。在手少阳处别行的卫气，向上运行到达耳朵前面，相会合于颔部的经脉，一起注入足阳明胃经，然后顺着经脉向下运行，到足背这个地方，分散流入足中趾间的历兑穴。另外还有散行的部分，自耳部向下运行，顺着手阳明大肠经运行，注入手大指和食指间的商阳穴，再络入到手掌里面。行至足部的卫气，进入到足心，再从内踝出来，运行进入到足少阴肾经，通过足少阴肾经在阴分运行，顺着足少阴经分出的阴脉向上运行和眼睛复合，在足太阳经的睛明穴交会。卫气运行一周的顺序就是这样。

所以，卫气的运行依照天体昼夜间的运动时间而同步进行的。当太阳运行到一宿的时间叫做一舍，卫气就在体内运行了一周又十分之八；当太阳运行两舍，卫气就在体内运行了三周又十分之六；当太阳运行三舍，卫气就在体内运行了五周又十分之四；当太阳运行四舍，卫气就在体内运行了七周又十分之二；当太阳运行五舍，卫气就在体内运行了九周；当太阳运行六舍，人体的卫气就在体内运行了十周又十分之八；当太阳运行七舍，卫气就在体内运行了十二周又十分之六；当太阳运行十四舍，卫气就在体内运行了二十五周及余数的十分之二。如此下去，太阳运行周天的二分之一，白天更迭为夜晚，卫气也会从阳分转入阴分。卫气刚开始进入到阴分的时候，一般情况下是自足少阴肾经注入肾脏中，再从肾脏注入到心脏，再从心脏注入肺脏，再从肺脏注入肝脏，再从肝脏注入脾脏，再从脾脏回注到肾脏形成一周。因此，夜间日行一舍所花的时间，卫气在阴分中同样运行了一周又十分之八。卫气在阴分循行了二十五个周期以后，从眦目而出后进入阳分。一昼夜的时间中，卫气在人体运行五十周次，可是按照上述每舍卫气运行一周又十分之八作为公式计算，太阳运行二十八舍，卫气循行共计为五十周又十分之四，这样就有一个十分之四周的余数，包括阳分的十分之二周和阴分的十分一周。因为人的卧起有早有晚，所以在计算上九出现了奇零的余数。

　　黄帝问：卫气在人体运行的时间，上下循行往返的时间都是不固定的，治疗时如何选择时机而进行针刺呢？

　　伯高回答：因为太阳运行的位置不同，昼夜也有长短的差异，春夏秋冬各个不同的节气，昼夜长短都有一定的规律。一般来说是把日出时间当做测算标准，此时标志着夜晚结束白天开始，卫气也是从此时开始在阳分中运行。在一个日夜的时间里面，漏壶的水会下落一百个刻度，如此的话二十五刻刚好是半个白昼的刻度数。卫气就随着时间的推移不停地循环运行。到了日落时分的时候就是白昼结束了。就这样根据太阳的升落来确定昼与夜，再根据昼夜长短来判断卫气的运行出入情况，来进行针刺。进行针刺时，要等到气至时再下针，才能得到预期的效果。如果失去时机，违反了候气的原则而胡乱用针，无论是什么疾病都无法治愈。候气而刺的方法，对于实证，应当在气到来的时候针刺，属于泻法；对于虚证，应当在气运行过去之后针刺，属于补法。换句话说，在气行盛衰之时，要根据对其虚实诊察的情况运用针刺法。因此，要小心谨慎地诊察卫气运行的部位然后进行施针，抓准时机。假如在三阳经发生病变的话，就一定要等到卫气在阳分运行的时候再施针；假如是在三阴经发生病变的话，就一定要等到卫气在阴分运行的时候再施针。

由清晨开始，水减少一刻的时间，人体内的卫气运行到手足太阳经；水减少两刻的时间，人体内的卫气运行到手足少阳经；水减少三刻的时间，人体内的卫气运行到手足阳明经；水减少四刻的时间，人体内的卫气运行到阴分；水减少五刻的时间，人体内的卫气又从阳分运行到手足太阳经；水减少六刻的时间，人体的卫气运行到手足少阳经；水减少七刻的时间，人体的卫气运行到手足阳明经；水减少八刻的时间，人体的卫气在阴分；水减少九刻的时间，人体内的卫气运行到手足太阳经；水减少十刻的时间，人体内的卫气运行到手足少阳经；水减少十一刻的时间，人体内的卫气运行到手足阳明经；水减少十二刻的时间，人体内的卫气在阴分。水减少十三刻的时间，人体内的卫气运行到手足太阳经；水减少十四刻的时间，人体内的卫气运行到手足少阳经；水减少十五刻的时间，人体内的卫气运行到手足阳明经；水减少十六刻的时间，人体内的卫气在阴分。水减少十七刻的时间，人体内的卫气运行到手足太阳经；水减少十八刻的时间，人体内的卫气运行到手足少阳经；水减少十九刻的时间，人体内的卫气运行到手足阳明经；水减少二十刻的时间，人体内的卫气在阴分。水减少二十一刻的时间，人体内的卫气运行到手足太阳经；水减少到二十二刻的时间，人体内的卫气运行到手足少阳经；水减少的二十三刻的时间，人体内的卫气运行到手足阳明经；水减少到二十四刻的时间，人体内的卫气在阴分。水减少到二十五刻的时间，人体内的卫气运行到手足太阳经。上面得度数记录的是卫气在半个白天中的运行情况。

从房宿开始至毕宿为止，运行十四舍，经过正个白天，水减少五十刻，太阳运行二分之一个周天；由昴宿开始至心宿为止，运行时间同样是十四舍，经过正个黑夜，水同样减少五十刻，太阳又运行了二分之一个周天。在一昼夜中，总计减少水一百刻，水运行二十八舍，整整一周天。太阳每运行经过一个星宿，水减少三又七分之四刻。总的来说，情况一般是这样的，太阳每运行到上一星宿刚过，下一宿开始的时候，人体的卫气一般也会运行到手足太阳经。因此，太阳每完成一星宿的时间，卫气也完成三阳与阴分的循环运行。再碰到太阳在下一星宿之上时，卫气又恰行于手足太阳经。卫气就是如这般相应于太阳并且运行循环没有休止的时候，和自然天体的运行节奏、规律步调一致。虽然卫气在人体进行的循环过程貌似比较纷乱，但是实际上是比较有纲有序的，它们的运行终而复始。在一个昼夜的时间里水下落一百个刻度，而卫气在人体里面运行的五十个周期的就完成了。

九宫八风第七十七

　　北极星位于在天极的正中，北斗星绕着它旋转，一年中从东向西依次移行。在冬至这一天，北斗星的斗柄指向北方的坎位叶蛰宫，并在此区间运行四十六天，然后再经过冬至、小寒、大寒这三个节气。在期满后的下一天，立春这一天，就开始移居东北方的天留宫，在这个区域运行四十六天，经过立春、雨水、惊蛰这三个节气。在期满后的下一天，春分这一天，就开始移居东方的仓门宫，在这个区域运行四十六天，经过春分、清明、谷雨这三个节气。在期满之后的下一天，立夏这一天，就开始移居东南方的阴洛宫，在这个区域运行四十五天，经过立夏、小满、芒种这三个节气。在期满之后的下一天，夏至这一天，就开始移居南方的离位上天宫，在这个区域运行四十六天，经过夏至、小暑、大暑这三个节气。在期满之后的下一天，立秋这一天，就开始移居西南方的委宫，在这个区域运行四十六天，经过立秋、处暑、白露这三个节气。在期满之后的下一天，秋分这一天，就开始移居西方的果宫，在这个区域运行四十六天，经过秋分、寒露、霜降这三个节气。在期满之后的下一天，立冬这一天，就开始移居西北方的新洛宫，在这个区域运行四十五天，经过立冬、小雪、大雪这三个节气。在期满后的下一天，就开始移居北方的叶蛰宫，北斗重回叶蛰宫，又一个冬至日到来了。

　　太一日复一日地游历九宫的规律，是以冬至这一天，临于北方的叶蛰宫，是八卦中属于一数的坎位，这时阴气已极，天之阳气萌生，以此为起点，推算每一天所在的位置，其规律是从开始必属于一数的坎位出发，在各个方位依次游行了九天，最后仍回复到属于一数的坎位。经常像这样循环不休，终而复始地轮转着。在太一从上一宫移指到下一宫的第一天，也就是交节的日子，天象一定会有风雨与之相应。假如这一天风温和、雨细小，那就是吉祥的征兆。因为风雨及时适量的年景，必定有着丰足的收成，六畜兴旺，百姓会安康没有疾病；假如这一天风雨没有应时到来的话，就说明这一年雨比较多，有洪涝灾害。相反，如果交节之后出现风雨，说明这一年比较少雨多旱。

　　太一临叶蛰宫，时交冬至，太一是天元的主宰，居于帝位，南面而治。冬至这一天又是一岁之始，位于正北，所以与君王相应；在交春分节这一天，如果气候剧烈变化，就预示着这个国相有灾难，因为相位在左，负责教化布政，而春分东临卯正，春气阳和，所以与国相相应。太一在中宫之时，也就是寄居于四隅立春、立夏、立秋、立冬各自交节的那些天，气候发生突变，预示国中大小官，吏有灾变。因为他们分治国中，各司其守，立春、立夏、立秋、立冬分治四隅与普通官吏相应；在交秋分节的这一天，气候有骤然变化，预示将军的灾患，因为将位在右，职司杀伐，而秋分西临酉正，秋气肃杀，所以与将军相应；在交夏至节的这一天，气候有剧烈变化，预示百姓们有祸患，因为夏至南临午正，阳气升发，庶物蕃盛，与操百业而生的亿万百姓相应。所谓气候有突然变化，是指太一临上述五官的日子，出现折断树木，飞沙走石的狂风。这种气候，根据出现在不同的节气，其伤害性会反映在不同的阶层。因此，也是预测不同身份的人受病的依据。同时还应当察看风向的来路，作为预测气候正常与否的依据。凡是风来自当令的方位，比如说时值冬至，位临子方，气候以阴寒为特点，应当以北风凛冽为顺；时交春分，位临卯方，天气温和，应当以东风拂煦为顺；时交夏至，位临午方，天气炎热，应当以南风烘熔为顺；时交秋分，位临酉方，天气清凉，应当以西风萧肃为顺。这样的正位之风，又叫做实风，主生长，养育万物，反之，如果风从当令相对的方位而来，出现与季节相抵触的气候，叫虚风。它能够伤人致病，主摧残，危害万物。平时应密切注视这种异常气候，谨慎地加以预防。所以那些对养生之道素有高度修养的人，时刻防避四时不正之气，免受它的危害，就像躲避箭矢礌石一样，从而使外邪不能内侵，保证机体健康，就是这个道理。

所以太一迁移立于中宫，才能朝向八风，以预测凶吉。

假如从南方来的风的话，就是大弱风。大弱风损害人体，向内侵入到心脏，在外损害经脉，它性质属于南方火热之邪，所以气主热性病症。

假如从西南方来的风的话，就是谋风。谋风损害人体，向内侵入到脾脏，在外伤害人的肌肉，它性质属于后天之本，所以气主虚性疾病。

假如从西方来的风的话，就是刚风。刚风损害人体，向内侵入到肺脏，在外伤害人的皮肤，它性质属于金性，风性暴烈，所以气主燥性疾病。

假如从西北方来的风的话，就是折风。折风损害人体，向内侵入到小肠，在外伤害手太阳的经络。如果是脉气竭绝，病情加重并深入扩散；如果是脉道发生阻闭，气机郁结不通，通常会导致突然死亡。

假如从北方来的风的话，就是大刚风。大刚风损害人体，向内侵入到肾脏，在外伤害病人的骨骼和肩部、脊背旁侧的筋膜，它的性质属于阴寒，遏伤肾之阳气，气主寒性疾病。

假如从东北方来的风的话，就是凶风。凶风损害人体，向内侵入到大肠，在外伤害两肋两腋的骨下还有四肢关节。

假如从东方来的风的话，就是婴儿风。婴儿风损害人体，向内侵入到肝脏，在外伤害人体筋膜会聚的地方，因东方是水乡湿地，东风多雨，所以其气主湿性疾病。

假如从东南方来的风的话，就是弱风。弱风损害人体，向内侵入到胃腑，在外伤害肌肉，因东南湿气盛，其气重浊，所以主身体沉重一类的疾病。

这八种风都是从与时令不相当的方位来的，都属于虚风贼邪，因为它与时令相违背，属不正之气，因此才会损害人体而致病。人与自然息息相关，如果人体虚弱，时值这一年的气运衰微，恰逢月廓亏空，又失却时宜之和，这样三虚相结合，内外相因，正不胜邪，就会得暴病，猝然死亡。如果三虚之中只犯一虚，也能发生疲劳困倦，寒热相兼的病症。如果冒雨或涉水，或久居潮湿之地，感受湿邪，就会出现痿证。所以，讲究养生之道的人，防范虚风邪气，就如同躲避箭矢擂石一般。否则，一旦三虚相遇，就可能偏中邪风，而发生昏厥在地，或半身不遂一类的疾病。

九针论第七十八

黄帝说：我听你谈了九针方面的知识，觉得内容博大精深！可是我对有些问题还是无法彻底地领悟，我想知道是如何产生九针的？又是凭借什么而得名？

岐伯说：九针的产生，是依据天地间普遍的数理关系来定的。天地之间的数理，都是自一开始，至九而终的。与这种自然数理相对应，第一种针法取法于天，第二种针法取法于地，第三种针法取法于人，第四种针法取法于四时，第五种针法取法于五音，第六种针法取法于六律，第七种针法取法于七星，第八种针法取法于八风，第九种针法取法于九州的分野。

黄帝说：九针是如何与自然数理相对应的呢？

岐伯说：圣人创立了从一到九的数理，所以把大地定成九个分野，如果九九相乘的话，就产生了黄钟数。针与数相对应，就有了九针的名称。

第一种针法是对应天的，天性质属阳。而人体的五藏里面，肺主呼吸，在外与天气相应，所以肺脏的位置最高，所以被称五藏六腑的顶盖，好像天空笼盖在万物之上一样。肺脏的外合于皮毛，皮毛位于体表，属阳分。所以据此制造成镵针，其形状一定是针头比较大并且针尖比较锐利的，以利于浅刺，并容易掌握针刺的深度。此针适合治疗病邪在皮肤的疾病，以疏泄阳气，解表退热。

第二种针法是对应于地的，地性质属土。人体里面相应于地的是肌肉。所以据此制成圆针，其形状一定要针身呈现圆柱状并且针尖比较圆滑的，此针适用于治疗邪气在肌肉的病症，针刺时不能损伤分肉，如果肌肉的分理被针具刺伤的话，阳气就会出现衰竭。

第三种针法是对应于人的。人的生长发育和生命活动，依赖于血脉的充养。所以针对血脉疾病制成鍉针，针身要大，针尖圆而钝，用它可以按压穴位；疏通血脉，引导正气得以充实，使邪气自然外出，以防因刺入过深而引邪内陷。

第四种针法是对应于四季之数的。四时的意思是，如果四时八风的贼风邪气，侵入人体的经络中，能使血脉留滞淤结，而形成经久不愈的顽固性疾病。所以，为了治疗四季发生的瘤疾而制成锋针，针身呈现圆柱状并且针尖比较锋利的，这样在使用针具的时候就能用来把热邪泻除，把血络刺破，令邪气散尽，瘤疾就能痊愈。

第五种针法是对应于五音之数的。音为五数，位于一和九的中央。一代表冬至一阳初生之时，月建在子；九代表夏至阳气极盛之时，月建在午。而五数正当一到九数的中央，暑往寒来，阴阳消长的变迁，由此可分。这说明人体的阴阳也位于两端，相互别离，寒热不调，而相互搏结，使肉腐化脓，则形成臃肿。这种病适用铍针治疗，取其针的尖端一定是如剑锋一般锋利，这样在使用针具的时候就能用来割破痈脓来放脓。

第六种针法是相对应于六律之数的。因六律六吕，高低有节，可以用来与阴阳调适，并相应于四季，在人体里面相合于十二经脉。如果贼风邪气侵入经络，使阴阳失调、气血堵塞、营卫不通，就会出现突发邪气痹阻的疾病。因此为了治疗突发邪气痹阻的病而制造成员利针，针尖如同长毛一般的，既长且锐，针身的中部略微显得比较粗大，这样就能用来施针治疗突发邪气痹阻的疾病。

第七种针法是相对应于七星之数的。相应于人体的七窍的。人的周身上下分布着许多孔窍，像天上的星辰一样密集。邪气经过七窍侵入到经络之间，久留不去，就会使气血凝结停滞，导致痛痹。所以，为了治疗这种疾病而制造成毫针，针尖就像蚊虻之类的嘴那样尖细。持针治疗时，手法要轻，缓慢地进针，轻轻地捻转并且长久地留针，令正气充实，只要邪气消散，真气就会恢复。出针后，正气就可以得到充实。

第八种针法是相对应于八风之数的。人体的肱部和股部的肩、肘、髋、膝八个大关节与之相应。如果来自八方的不正之风侵害人体，就会向内侵入到骨缝腰脊关节腠理之间，形成邪气深陷的痹病。所以，为了治疗这种疾病而制造的长针，针身比较长并且针尖比较锋利，在使用针具的时候就能用来施针于邪气深入导致痹阻的疾病。

第九种针法是相应于九野之数的。人体的关节、骨缝和皮肤之间与之相应。如果邪气旺盛，在全身流溢，就会引发风水病一样的浮肿。这是因为水液下流却无法通过大的关节，从而使得肌肤积水的缘故。所以，为了治疗这种疾病而制造的大针，针尖端显得比较圆滑的，针体粗长，使用针具的时候施针于无法通过关节的旺盛之邪。

黄帝问：针具的长短都是有一定的度数吗？

岐伯回答：第一种针具是镵针。是模仿巾针的样子做成的。此针针头较大，在离尖端半寸的地方突出，呈箭状，针的长度是一寸六分。镵针适合浅刺，主要用来疏通发散体表的阳气，治疗在头身有热的疾病。

第二种针具是员针。模仿絮针的样子做成的，针身是圆柱状的，形状好像竹管，针尖表现为卵圆形，针的长度是一寸六分，主要用来治疗分肉之间的邪气。

第三种针具是鍉针。是模仿黍粟的圆锐形状做成的，针身圆而微尖，针的长度是三寸半，主要是用来按压经脉，活血祛淤，行散气滞，泻出邪气。

第四种针具是锋针。也是模仿絮针的样子做成的，针身表现为圆柱状，但是针尖比较锐利，针的长度是一寸六分，可用来泻热，达到放掉恶血的目的。

第五种针具是铍针。是仿照剑的尖锋形状做成的，宽度是二分半，长度是四寸，只要是用来治疗因寒热搏结而形成的大痈脓肿之类的疾病。

第六种针具是员利针。是仿照长毛的形状做成的，针尖长，针身反而显得比较小，使针比较容易深入，针的长度是一寸六分，主要是用来治疗臃肿、痹病。

第七种针具是毫针。是仿照毫毛的形状做成的，针的长度是一寸六分，主要是用来治疗在经络由邪气导致的寒热和疼痛痹阻的疾病。

第八种针具是长针。是仿照綦针的样子做成的，针的长度是七寸，主要是用来治疗久远的疾病。

第九种针具是大针。仿照锋针做成的，针的尖端显得比较圆，针的长度是四寸，主要是用来施针于阳气无法通利关节导致积水成肿的疾病。上面介绍的就是九针的形状以及大小长短的情况。

黄帝说：我想知道人的身体各部应于九野的情况。

岐伯回答：请允许我为您讲解人的形体相应于九野的情况。春夏属阳，气从左而升，因此左足的位置在东北方艮宫，在节气上相应于立春日，主司戊寅、己丑二日；左胁的位置在东方震宫，在节气上相应于春分日，主司乙卯；左手的位置在东南方巽宫，在节气上相应于立夏日，主司戊辰、己巳二日；前胸、咽喉、头面的位置在南方离宫，在节气上相应于夏至日，正是阳气极盛之时，主司丙午；右手的位置在西南方坤宫，在节气上相应于立秋日，主司戊申、己未二日；右胁的位置在西方兑宫，在节气上相应于秋分日，主司辛酉；

右足的位置在西北方乾宫，节气上相应于立冬日，主司戊戌、己亥二日；腰、臀和下窍的位置在北方坎宫，节气上相应于冬至日，这时阴气极盛，主司壬子；六腑和胸膈以下的肝、脾、肾三脏的位置在中宫，它的大禁日就是太一移行各宫的日子和每个戊己的日子。以上所述的内容可用来推测八正的位置。按照九宫所主左右上下的方位，凡身体各部患有臃肿的，如果要进行治疗，切不可在它相应的时日里，刺破排脓，这就是所谓的天忌日。

形体比较安逸，精神比较苦闷的人，多发生经脉疾病，应当用艾灸和针刺治疗；形体比较劳苦，心志比较愉悦的人，多发筋脉疾病，应当用熨法来导引治疗；形体比较安逸，心志比较愉悦的人，多在肌肉处发生疾病，应当用针法和砭石治疗；形体比较劳苦，精神也比较苦闷的人，多发声音嘶哑、咽喉堵塞或呼吸不畅的疾病，应当用甘和的药物治疗；多次遇到惊恐的人，筋膜就会不利，多发生肌肤麻木不仁的疾病，应当用按摩和酒剂治疗。以上所述就是五种形态发病时各自的特征和治疗方法。

五藏之气失调，各有所主的病症：心气不舒，常表现为嗳气比较多；肺气不利，常表现为咳嗽比较多；肝气郁结，常表现为语言比较错乱；脾气不和，常表现为喜好吞酸；肾气衰竭，常表现为哈欠比较多。

六腑之气失调，各有所主的病症：胆气郁而不畅，常表现为愤怒比较多；胃气上逆，常表现为发生气逆呃逆的现象；小肠清浊不分、大肠传导不利的话，就常表现为出现泄泻；膀胱出现气虚而不能约束的话，常表现为会发生遗尿；下焦水道出现不通，水液就会泛溢于皮肤，就会出现水肿。

五味进入到胃以后，按照它们的属性各归其相应的脏腑。酸味性质属木，进入到肝；辛味性质属金，进入到肺；苦味性质属火，进入到心；甘味性质属土，进入到脾；咸味性质属水，进入到肾。这就是五味归于脏腑的情况。

五藏的精气并聚到一脏的病症：精气并聚到肝脏，则肝气郁闷而生忧虑；精气并聚到心脏，则心气亢盛而嬉笑不止；精气并聚到肺脏，肺脏抑郁而悲伤；精气并聚到肾脏，则水气亢盛，火气衰败，多发心悸、惊恐等症；精气并聚到脾脏，脾气过盛而胆气衰虚，就会出现胆小、多畏的症状。五藏的精气并聚到某一脏而引起的病变就是这样。

五藏根据各自不同的性能而各有所恶：肝主筋，风大的时候筋脉就会发生拘急，所以恶风；心主血脉，太热的时候就会灼伤到血脉，扰乱心神，因此恶热；肺主气，遇寒的话就会气滞不宣，皮毛就会发生闭塞，所以恶寒；肾主水，天性喜润，太燥的话就会伤精，还会骨枯髓消，因此恶燥气；脾主土，太湿的话会使得脾受困，所以恶湿。五藏所憎恶的五气的情况就是这样。

五藏化生的体液的情况是：心脏主化生汗液，肝脏主化生泪液。肺脏主化生涕液，肾脏主化生唾液，脾脏主化生涎液。五液与五藏的联系就是这样。

五种劳逸过度引起的损伤是：长久地视物，会损伤血；长久地躺卧，会损伤气；长久地坐着，会损伤肉；长久地站立，会损伤骨；长久地行走，会损伤筋。五种劳逸失调引起的病变就是这样。

五味按其属性在入于五藏时各走向情况分别是：酸味是进入到肝的，肝主筋，所以酸走筋；辛味是进入到肺的，肺主气，所以辛走气；苦味是进入到心的，心主血脉，所以苦走血；咸味是进入到肾的，肾主骨，因此咸走骨；甘味是进入到脾的，脾主肌肉，所以甘走肉。五味趋向人体部位的不同情况就是这样。

患病后对五味的禁忌情况：酸味收敛，筋宜柔软而不宜收敛，所以有筋病病人不宜食用酸味的食物；辛味发散，气宜聚敛不喜发散，所以气病病人不可过食辛味的食物；咸能软坚，骨宜坚不喜软，所以骨病病人不宜食用咸味的食物；苦味主燥，血不喜燥，所以血病病人不宜食用苦味的食物；甘味壅滞，肌肉不喜壅滞，所以病在肌肉的人不宜食用甘味的食物。假如病人偏嗜某味的食物而想要食用的话，也不要过量，一定要自我节制。这就是节制饮食五味的具体情况。

五藏病变，各发生在其相应的部位和季节：肾为阴脏而主骨则肾阴的病多发生在骨；心为阳脏而主血，则心阳的病多发生在血；脾为阴脏而主肌肉，则脾阴的病多发生在肌肉；肝为阳脏而主春，则属于肝脏的阳病发源于冬季；肺为阴脏而主秋，则属于肺脏的阴病发源于夏季。

五种邪气侵扰发生的病变分别是：邪气进入到阳分而为阳邪，邪热炽热，病人就会神志狂乱；邪气进入到阴分而为阴邪，阴盛就会营血凝滞不通，引发血痹症；邪气进入到阳分，并且邪与阳相搏，阳气受伤，病人就会出现头部的疾病；邪气进入到阴分，并且邪与阴相搏，阴气受伤，病人就会失音不语；邪气自阳分转入到阴分，病人常表现为静默少言；如果邪气是自阴分出于阳分，病人常表现为多烦躁喜怒。

五藏各有所藏的精神意识活动为心藏神，肺藏魄，肝藏魂，脾藏意，肾藏精和志。

五藏对躯体各部分分别有其所主心主脉，肺主皮毛，肝主筋，脾主肌肉，肾主骨。

六经中的气血有多少的差异，在针刺治疗疾病时，应根据气血的多少制定治疗法则。气多血多的，可以用泻法；气少血少的，就不能用泻法。阳明经中多血多气，所以针刺时，既可以泻其气，又可以泻其血；太阳经中多血少气，所以针刺时，只宜泻其血，不宜泻其气；少阳经中多气少血，针刺时只宜泻其气，不宜泻其血；太阴经中多血少气，针刺时只宜泻其血，不宜泻其气；厥阴经中多血少气，针刺时只宜泻其血，不宜泻其气；少阴经中多气少血，针刺时只宜泻气，不宜泻血。

足三阳经和足三阴经的表里相配：足阳明胃经相表里于足太阴脾经，足少阳胆经相表里于足厥阴肝经，足太阳膀胱经相表里于足少阴肾经，这是足三阳经和足三阴经的表里配属关系。手阳明大肠经相表里于手太阴肺经，手少阳三焦经相表里于手厥阴心包经，手太阳小肠经相表里于手少阴心经为表里。这是手三阴经相表里于手三阳经的情况。

岁露论第七十九

　　黄帝问岐伯：医经里面说：如果夏天被暑邪所伤，秋天就会引起疟疾。但是疟疾的发作有一定的时间性，这里面的道理是怎么样的呢？

　　岐伯说：暑虐之邪是从督脉的风府穴侵入人体的，然后就顺着脊椎向下运行。人体的卫气在一个日夜里面就会运行五十周次，月初时按常规首先会合于风府穴，与稽留于风府穴的邪气相遇，疾病就会发作，随着时间的推移，卫气的会合，循着脊椎逐日下行一节，这样卫气与邪气相遇，就一天晚于一天。因为邪气是先侵入到脊背，所以每次卫气运行到风府的时候，腠理就会开泄，邪气就会乘隙侵入，疟疾就会发作。邪气一天天深入，卫气逐日逐节下移，因此疟疾发作的日子，总是会向后推迟。

　　卫气的运行，月初首先出入会合于风府，然后每天沿脊椎下行一节，历时二十一日，就向下运行到尾骶骨。第二十二天就会进入到脊里面，流注于伏冲脉，并至此开始向上运行。到月底总共移行九天，上出于左右两个缺盆之间。因为此时期卫气向上运行一天天升高，因此发病的时间就一天比一天早。邪气内迫五脏，连系于募原，因为邪气已经深入，和体表距离较远，不能及时与外出的卫气相搏，因此疟疾无法每天都发作，要积到第二天相遇才发作，于是形成了隔日发作的疟疾。

　　黄帝问：卫气每次运行到风府时，腠理就会开泄，邪气就会乘隙侵入，导致疟疾发作。但是，卫气逐日逐节下降，并不是每天都达到风府穴，疟疾为什么还会发发作呢？

　　岐伯回答：邪气侵入人体，并没有固定的部位，它并非永远从风府穴侵入。卫气每日下行一节，其相应的部位，腠理必定开放，只要邪气留止在这个地方，必然引起邪正交争的反应。所以凡是有卫气运行出入，有邪气停留的地方，就会发病。

　　黄帝说：您说得真好。风邪所引起的疾病和疟疾相似而属同类，但是风邪引发的病症，总是持续存在的，疟疾的发作却是间歇性的，这又是为什么呢？

　　岐伯说：因为风邪通常停留在肌表组织之间，卫阳之气不时地与之相遇交争，因此症状会持续存在；但是疟邪通常是顺着经络深入，内迫五脏。因此只是在卫气运行到疟邪所在的时候，疟疾才会发作。

黄帝说：您说得很好。

黄帝问少师：我听说四季里面当八方正风侵害到人体，有寒暑气候的不同。如果寒冷的话，皮肤就会出现紧急，腠理就会发生闭塞；如果炎热的话，皮肤就会发生弛缓，腠理就会出现开泄。那么，贼风邪气是乘人体皮肤腠理开泄时侵入到人体呢？还是一定在四时八风气候异常时才侵入？

少师回答：不是完全这样的。贼风邪气侵害到人体的时间不固定，并不是刻板地依据四时八风的规律，但必须在人体的皮肤腠理出现开泄时，才能乘虚而入，这时人体内部往往精亏气虚，卫表不固，邪气容易深陷。在这种情况下，病情就要严重些，发病也较急促。如果在皮腠闭合时，即使邪气侵入，因人体正气不亏，也只能逗留在表浅部位，病势就会较轻，发病也比较迟缓。

黄帝问：有时气候的寒温比较适宜，人们的腠理也没有出现开泄，但是还是有人会突发疾病，这是为什么呢？

少师回答：邪气侵入的原因你不知道吗？就算是生活起居正常，但腠理的开闭和缓急情况，是有其内在的原因和固定的时间规律的。

黄帝说：可以听你讲讲吗？

少师说：人与天地自然变化密切相关，日月运行亏满也会对人体产生影响。因此，在月轮圆满的时候，海水在西方盈满旺盛而形成大潮。这时候，人体的血气就会比较充盈，肌肉就会比较紧实，皮肤就会比较致密，毛发就会比较柔韧，腠理就会比较周密，皮肤脂垢就会比较多。这个时候，就算贼风邪气侵入，侵害的也会比较浅的部位而不深入；到了月轮残亏的时候，海水在东方盈满而形成大潮，人体的血气就会出现衰减，卫气就会发生衰退，外形虽然正常，但肌肉就会比较瘦弱，皮肤就会比较松弛，腠理发生开泄，毛发就会比较枯悴，皮肤肌肉的纹理就会比较疏浅，皮肤脂垢就会比较少。这个时候，如果贼风邪气侵犯，侵害的部位就会比较深，疾病的发作也迅急。

黄帝问：假如有人突然发病或是死亡，是什么缘故呢？

少师回答：假如人的身体原本就虚弱，又遇到三虚的情况，内外相因病，人就会突然发病或是死亡的状况；假如病人处于三实的环境下，邪气就无法侵害到人体。

黄帝说：我想知道三虚是什么。

少师说：在岁气不及的虚年，月晦无光，四时气候也失和的时候，人最容易遭受贼风邪气的侵袭，这就是三虚。如果不了解三虚的理论，即使医毫知识达到相当的高度，也与技术粗浅的庸医毫无差别。

黄帝说：那什么是三实呢？

少师说：在岁气有余的盛年，月亮又盈满，气候四时调和，虽有贼风邪气也不能危害人体，这就叫做三实。

黄帝说：多么精深的理论啊！你讲述得也十分明白。请允许我将它记录下来并且在金匮里面藏着。不过，这只是有关一个人发病的道理。

黄帝又说：我还想听听在一年之中，有许多人得相同的病，疾病呈现出流行的趋势的情况。这是什么原因造成的呢？

少师说：这要靠观察八节时，四正、四隅气候的正常与异常对人体的影响来得知。

黄帝问：那么，如何来对这一类疾病进行诊察呢？

少师回答：这种观察气象的方法，通常是在北斗星指向正北方的子正之位，太阳运行黄道北极，时间交至冬至，到了这一天，如果有风雨天气的出现，并且风雨从南方来的，叫做虚风。这是能够伤害人体的贼风邪气。如果风雨来时正在半夜，人们都居于室内安睡，邪气无从冒犯，这就预示着当年很少人生病。如果风雨出现在白天，人们多在室外活动而防范松懈，就容易被虚风邪气所中伤，因此生病的人就较多。在冬季感受了虚邪，由肾深潜入骨而不及时发病，形成伏邪，到了立春阳气渐渐旺盛的时候，腠理就会开泄，那么伏邪就会待机发动，假如立春这天再出现西风，百姓们又遭受立春这天与时令不相当的虚邪损害，伏邪合并新邪，留结在经脉之中，两种邪气交结，就会发病。凡是这样，在正交八节之时迎面而来的虚风邪气，都会给人们带来普遍的危害。一年之内出现的这种异常的风雨，称为岁露。总之，一年之中气候调和，或很少有异常气候的出现，人们患病的就少，死亡也会少。相反，一年之中寒温不时，风雨不调，人们患病的就多，死亡也会比较多。

黄帝问：虚风邪气伤害人体的轻重程度，怎么判断呢？

少师回答：在正月初一这天，月建在寅，太一的位置在东北方的天留宫，这天假如刮西北风但是没有下雨的话，人生病死亡的就比较多。正月初一的时候刮北风，那么春季患病的人死亡的就比较多。正月初一的早晨刮北风，就比较多人患病，大约是十分之三；正月初一的中午刮北风，到了夏天，疾病就会呈流行趋势，而且死亡较多。正月初一的傍晚刮北风，到了秋天，就会有很多人因病而死。假如整天都在刮北风的话，就会有大病流行，大约有十分之六的人会死亡。正月初一的时候，假如风自南方刮来，就是旱乡；自西方刮来，就是白骨，这时将有大病在全国流行，人们死亡就较多。正月初一的时候，假如风自东方刮来，并且使得房屋摇撼，飞沙走石，摧毁树木，给人们造成大的灾难。正月初一的时候，如果风自东南方刮来，病人到春天就会死。正月初一的时候，如果气候比较温和，不刮风，就便预示这一年风调雨顺、五谷丰收、粮价低廉、人民康泰。正月初一的时候，如果天气比较寒冷并且刮风，就歉收年景的先兆，将会灾荒四起，粮价昂贵，人们也多灾多病。

这说明，可以在正月初一的这一天，通过观察天气和风向，预测当年虚邪伤人发病多少的情况。

在二月的丑日，假临近春分多风的时候，如不起风的话，患心腹疾病的人就比较多；在三月的戌日，春天即将过去，夏天即将到来的时候，天气还没有暖和的话，生寒热病的人就比较多；在四月的巳日，天之阳气开始旺盛，夏天已至时，天气还没有热的话，得瘅热病的人就比较多；在十月的申日，冬天已经到来，地之阴气开始旺盛，天气还没有冷的话，暴死的人就比较多。

上面所说的风，指的都是能使得房屋损坏、树木折断、出现飞沙走石的大风，使得人们的毫毛竖起，腠理出现开泄，伤人致死。

大惑论第八十

　　黄帝问岐伯：我攀登过很高的清冷之台，当我走到台阶的中层的时候，向四处瞭望，然后俯身向前行进，就会感到头晕眼花，精神迷惑。这种不正常的感觉，让我心里觉得很奇怪，尽管我闭目冥神或睁眼观看，安心定气，想要镇静下来，但是过了很久也无法消除这种感觉，还是会觉得头晕目眩，即便披散开头发，赤脚而跪在台阶上，力求形体舒缓，使精神轻松，但是当我又向下看的时候，眩晕还是很久无法停止。可是有时在突然之间，这种情况却自动消失了，这是为什么呢？

　　岐伯回答：五脏六腑的精气，都是向上输注到眼睛，而让眼睛能看得见东西。肾脏的精气滋养瞳孔，肝脏的精气在滋养黑眼，心脏的精气滋养内外眼角处的血络，肺脏的精气滋养白睛，脾脏的精气滋养眼胞。脾脏的精气包裹着肝、肾、心、肺的精气，与经络合并，形成目系，向上运行相连属于脑，向后面运行与颈部的中间连系。如果邪气侵害到颈部，如果又碰到病人的身体比较虚弱的时候，邪气侵入的部位就会比较深，并顺着目系侵入到脑部。邪气侵入到脑部后，会使人感觉头脑晕转，并引发目系的拘急，进而导致两目眩晕的病症。

　　假如邪气侵害到眼部的精气，使精气在外离散，就会发生视歧。所说的视歧，就是会出现把一件物品看做是两件的情况。眼睛既是五脏六腑精气的会聚的地方，也是营、卫、气、血、精、神、魂、魄循行和贮藏的地方，其视物清晰的功能，是以神气为基础的。

　　因此，人太过劳累的话，魂魄就会出现离散，意志就会出现错乱，眼睛迷离而无神气。瞳孔属于肾，黑睛属于肝，二者为阴脏的精气所滋养；白睛属肺，眼球的赤脉属于心，二者依赖阳脏的精气所滋养。因此只有阴脏的精气阳脏的精气相互和调并且会聚，目睛才会视物清明。眼睛能视物清明，主要受心的掌握，心脏是心神的藏守的地方。假如精神出现离散，阴脏的精气和阳脏的精气不能相互协调，突然看到异常的景物，就会引起心神不安，精失神迷，魂飘魄散，所以发生迷惑眩晕的症状。

　　黄帝问：您的说法是否是正确的，我心里面有怀疑。每次我去东苑登高观望的时候，都会发生心神不定的情况，待到离开那里以后就又会恢复正常了。难道只有我在东苑才劳神吗？这种怪异的事情是什么原因造成的呢？

岐伯回答：并不是这样。每个人都有自己喜好的东西，也有厌恶的东西，一旦喜恶这两种情绪相遇，精气就会发生逆乱，从而出现视觉错乱、迷乱晕眩症状。而当离开当时的环境后，精神就会随之转移，以后就会恢复正常。总之，出现这种症状，较轻的仅是精神一时迷糊，好像不能辨别方向似的，较重的就会出现精神迷乱而头目眩晕。

黄帝问：有的人比较健忘，这是为什么呢？

岐伯回答：这是因为人的心、肺之气不足，上部之气就虚；肠胃之气充实，下部之气就盛。因为心肺之气虚，营气和卫气就在肠胃里面长久地留滞而无法按时向上宣布敷布，神气得不到充养，人就会出现比较健忘的症状。

黄帝问：有的人经常有饥饿感但是却没有食欲，这是为什么呢？

岐伯回答：这是因为饮食入胃后化生的精气，输送于脾。如果邪热之气在胃腑里面独留。由于胃腑有热而消化力增强，人就常觉得饥饿；邪气迫使胃气上逆，导致胃脘滞塞，不能接受和容纳食物，所以食欲不振。

黄帝说：人因病而不能入睡，这是为什么呢？

岐伯说：卫气在白天行于阳分，人处于清醒状态，夜间卫气入于阴分，人就能入睡。如果卫气不能入于阴分，经常停留在阳分，就会使卫气在人体的阳分处于盛满状态，相应的阳跷脉就偏盛，卫气不能入于阴分，就形成阴气虚，阴虚不能敛阳，所以就不能安睡。

黄帝说：人因病而出现两目闭合不能视物，这是为什么呢？

岐伯说：这是因为卫气滞留于阴分，不能外行于阳分。留滞在阴分使阴气偏盛，阴跷脉随之而盛满，卫气既然不得行于阳分，便形成阳虚，所以愿意闭目而不欲视物。

黄帝说：有的人有嗜睡病症，是什么原因引起的呢？

岐伯说：这种病状的人，肠胃比较宽大，皮肤比较涩滞，肌肉间不润滑。肠胃大的话，卫气停留在人体的时间就会比较长；皮肤涩滞的话，分肉之间不润滑，卫气在体表的运行就会比较迟缓。卫气在人体运行的正常规律是白天在阳分运行，夜间在阴分运行。当卫气随昼夜交替在人体阳分运行已尽，由阳入阴时，人就入睡了；卫气在人体阴分运行已尽，由阴出阳，人便觉醒。因为这种人肠胃比较大，卫气在体内稽留的时间过久，加上皮肤比较涩滞，分肉不滑利，卫气在体表运行比较缓慢，所以人就精神不振，困倦而嗜睡；肠胃比较小，皮肤就会比较滑利并且弛缓，分肉也比较解利，卫气在阳分运行的时间也比较长，所以睡眠较少。

　　黄帝说：有的人不是经常嗜睡，而是突然出现嗜睡的症状，这是为什么呢？

　　岐伯说：邪气在上焦留滞，使上焦气机闭塞不通，如果在饱食后，病人又暴饮热汤，卫气停滞在胃肠中，就会在阴分久留而无法于阳经，因此会突然出现嗜睡的症状。

　　黄帝说：说得很好。以上这些疾病怎样治疗呢？

　　岐伯说：首先要观察脏腑的虚实，辨明病变的部位，即使是轻微邪气，也必须先加以消除，然后再调理营卫之气。邪气盛的话就用泻法，正气虚的话就用补法。但一定要先掌握病人形体的劳逸和情志的苦乐情况，再根据明确的诊断才能进行治疗。

痈疽第八十一

黄帝说：我听说肠胃受纳饮食物以后，所化生的精气沿着不同的通道运行于全身。这里面的卫气出于上焦，能够使得肌肉和皮肤得到温养，使筋骨关节得到荣养，使腠理得到开通。这里面的营气出于中焦，如同雨露润泽大地一般，流注于人体肌肉的大小空隙之间，而且渗进细小的孙络里面，相并于津液而调和，通过心肺的气化作用，就化成红色的血运行在人体的脉道中。血液运行和顺而秩序井然，孙络就会首先出现盈满，才会输注到络脉，络脉全都盈满而溢泄，才会输注到经脉，这样阴经、阳经的血气充盛，就会伴着呼吸运动流畅地运行于周身。营卫的运行有一定的规律和循环道路，与天体的运行一样，周而复始，无休无止。发病的时候，要根据病人的虚实情况然后给予调治。用泻法去治疗实证，就能使邪气衰减，但泻得太过，反会损伤正气。泻法宜急速出针，可迫使邪气衰减，若仅用留针法，不能及时泻邪，则病情先后如一，仍不见好转。相反，用扶正的方法，可以消除虚弱的现象，但过于补了，也会助长邪之势。经过调治，气血就会协调，形体和神气也就可以保持正常的生理活动了。有关血气是否平和的道理，我已经了解了，但是还不知道为什么会发生痈疽的原因和机理如何掌有痈疽形成和败坏的时间，又怎样推断病人的死亡的期限，你能说给我听吗？

岐伯说：经脉里面气血的运行，循环不止，同天地的运动规律一致，因此在天体运转失常的时候，就会发生日蚀和月蚀；如果地上的江河阻塞或决溃的话，地面上就会泛滥成灾，导致不长草木，不生五谷；道路不通，民众不能往来，常年居住在城镇和乡村的百姓分居在不同的地方。人体里面运行的气血也是这样，让我讲解一下这里面的道理。人体的血脉营卫循环运行没有休止，在上相应于星宿的运转，在下相应于河水的流动。寒邪侵入到经络里面，会使血液运行发生滞涩，血行滞涩，卫气就会在局部留聚，无法反复循行而郁结在某处，形成痈肿。寒邪郁久而化热，热气亢盛，肌肉就会溃烂化脓，脓液无法外泄，就会使得筋膜腐烂而伤骨，骨受伤以后骨髓也会消损，假如脓毒不在骨节的空隙，热毒就不能向外排泄，如此的话就会导致血液枯竭，使筋骨和肌肉都得不到荣养，经脉就会随着出现衰败和损伤，热毒就会深入到五脏的本体。严重损害到五脏，人就会死。

黄帝说：我想希望能全面地了解一下痈疽的形状、生死期限和名称。

岐伯说：在咽喉发生痈疽，就是猛疽。此病不及时治疗的话，就容易化脓，脓液无法排泄，咽喉就会出现堵塞，半天以内就会死。如果是已经化了脓的，先施针排脓，再在口中含凉的猪油，三天以后就会痊愈。

在颈发生部痈疽，就是夭疽。夭疽发病的部位比较肿大，颜色呈现赤黑，不及时治疗的话，热毒就会发生下移，侵入到腋下的渊腋穴，向前面可损伤任脉，在内灼伤肝肺，十几天以内就会死亡。

邪热亢盛，滞留于颈部，上侵而消烁脑髓，就是脑烁。病状是神情凄惨，闷闷不乐，颈项发生如同用针刺一般的疼痛。如果热毒内侵而心中烦躁的话，就是无法医治的死证了。

痈疽发生在肩部及臂膊部位的，就是疵痈。症状是局部呈现为赤黑，应当抓紧进行治疗。患这种痈疮的人会出汗，直到足部，因为致病的毒气浮浅在体表，不能深陷，就不会损伤五脏，即使在发病已四五天，但只要速用艾灸治疗，也会很快痊愈。

痈疽发生在腋下部位的，常表现为色赤而质坚的，就是米疽。米疽在治疗的时候应当用细而长的石针稀疏地砭刺患处，然后涂上猪油膏，不需包扎，六天以内就能痊愈。如果是米疽的质地比较坚硬并没有溃烂的话，就是马刀挟瘿类的疾病，应当赶快采取适宜的方式治疗。

痈疽发生在胸部的话，就是井疽。其形状就如同大豆一般，此证如果在刚发生的三四天内不赶快治疗的话，疮毒就会侵入到腹中，成为不治的死证，病人七天以后就会死亡。

痈疽发生在胸部两侧的话，就是甘疽。其局部为青色，形状如同楮实或者瓜蒌一般，病人常常发冷或发热，发生此病后应当尽快治疗，驱逐寒热。如果治疗不及时，可拖延十年之久而死亡，死后疮口还会有脓液流出来。

痈疽发生在胁部的话，就是败疵。败疵是女子容易得的疾病。如果拖延时间过久，就会发展为大的脓肿，其中还生有赤小豆大小的肉芽。治疗的时候，把一升连翘的茎叶和一升它的根切碎，用一斗六升水加以煎煮，煮成三升，趁热服用，还要穿上厚暖的衣服，坐在热水锅的旁用蒸汽熏，就能使病人全身出汗直到足部，病就能痊愈。

痈疽发生在大腿和小腿的话，就是股胫疽。此病的外部没有显著变化，但是痈肿所化的脓液紧附在骨上的话，如果不及时治疗，三十天之后病人就会死亡。

痈疽发生在尾骶部的话，就是锐疽。锐疽症状为外形肿大并且质硬，颜色呈现为红赤，应当赶快治疗，否则三十天以后病人就会死。

痈疽发生在大腿的内侧的话，就是赤施。如果不及时治疗的话，六十天之后病人就会死。痈疽同时发生在两腿的内侧，就是毒邪耗损真阳，多属不治的死证，十天之后病人就会死亡。

痈疽发生在膝部的话，就是疵痈。疵痈症状为外形肿大，肤色不会改变，时常发冷发热，患处坚硬，这是还未化脓的表现，一定不能用砭石进行刺疗，如果要用砭石刺疗的话，就会导致病人死亡。必须要等到质地变软之后才能用砭石刺疗，排脓泻除毒邪，疾病就可以治愈。

痈疽发生在关节，并且内外、上下、左右相应地发生各种痈疽，就无法治愈了。痈疽发生在阳经所在的部位，一百天之后病人就会死；发生在阴经的位置，三十天之后病人就会死。

痈疽发生在胫部的话，就是兔啮。兔啮病状为外形红肿，毒邪可深入到骨，应当及时治疗，如果无法及时治疗的话，就会危害到生命。

痈疽发生在内踝的话，就是走缓。走缓症状为外形和痈一样，但是肤色没有变化。用石针在患病的地方多次砭刺，用以消除寒热的症状，病人就不会死亡。

痈疽发生在足心、足背部的话，就是四淫。四淫症状和大痈一样，如果无法及时治疗的话，一百天之后病人就会死亡。

痈疽发生在足傍的话，就是厉痈。厉痈症状为外形不是很大，从足小趾开始发病，并呈现黑色，应当迅速治疗以消除黑色，假如黑色不仅不退，反而还加重的，就是不治的死证，一百天之后病人就会死亡。

痈疽发生在足趾的话，就是脱痈。脱痈症状如果表现为赤黑色，就表示毒气太重，就是无法医治的死证；如果没有呈现赤黑色，就表明毒气较轻，就是能治愈的生证。假如通过治疗病情还是没有缓解，就要尽快切除病人的病趾，否则毒气内侵至脏腑。就会死亡。

黄帝问：你所说的痈和疽，应该怎样辨别呢？

岐伯回答：营气在经脉里面滞留，血液也就会随着出现涩滞不畅，就会影响卫气，卫气也会无法畅达，使壅积于内而化生毒热。毒热继续发展，便使肌肉腐烂化脓。但是这种毒热仅仅浮浅在体表，不能深陷到骨髓，所以骨髓不会被烧灼而消铄枯竭，五脏也不会被它损伤，这种疾病就是痈。

黄帝说，疽是什么呢？

岐伯说：如果热毒亢盛，深陷于肌肤的内部，使筋膜溃烂，骨髓焦枯，并影响到五脏，使气血耗竭。因为其发病部位比痈的发病部位深，使得筋骨肌肉等都溃烂无遗，这就是疽。疽的特点是病人皮色枯暗，质地比较坚硬就好像牛颈皮，而痈的特点是皮比较薄并且比较润泽。这就是痈和疽的不同之处。